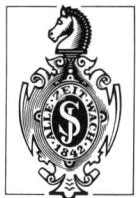

Anke Johannsen

Persönlichkeit und Körperschema

von Patienten mit chronischen Störungen
im Herz-Kreislauf- und Magen-Darm-Bereich

Mit einem Geleitwort von Professor Dr. med. Thure von Uexküll

Mit 269 Abbildungen

Springer-Verlag Berlin Heidelberg New York
London Paris Tokyo

Dr. Anke Johannsen
Schauenburger Straße 50, 2000 Hamburg 1

ISBN 3-540-16902-4 Springer-Verlag Berlin Heidelberg New York
ISBN 0-387-16902-4 Springer-Verlag New York Heidelberg Berlin

CIP-Kurztitelaufnahme der Deutschen Bibliothek
Johannsen, Anke:
Persönlichkeit und Körperschema von Patienten mit chronischen Störungen im Herz-Kreislauf-
und Magen-Darm-Bereich.
Anke Johannsen.
Berlin, Heidelberg, New York, London, Paris, Tokyo:
Springer, 1986
ISBN 3-540-16902-4 (Berlin ...)
ISBN 0-387-16902-4 (New York ...)

Satz: Hagedorn, Berlin
Druck: Ruksaldruck, Berlin
Bindearbeiten: Lüderitz & Bauer, Berlin

2119/3020 — 543210

Geleitwort

Wie erleben Menschen ihren Körper, und wie können sie dieses Erleben sich selbst und anderen sprachlich vermitteln? Unsere Sprache ist fast ausschließlich optisch-taktil. Töne, Gerüche oder Geschmackserlebnisse können wir nur mit Hilfe von Metaphern wiedergeben, die aus dem optischen oder taktilen Bereich stammen. Wer Beschreibungen musikalischer Erlebnisse, etwa eines Konzerts oder Beschreibungen von Geschmacksqualitäten verschiedener Weinsorten studiert, kann dabei interessante Erfahrungen machen.

Noch größere Schwierigkeiten haben wir, wenn wir versuchen körpereigene Erlebnisse zu beschreiben. Hunger, Sättigung, Durst, Schmerzen oder Übelkeit, lassen sich weder sehen noch tasten. Wir sagen, daß Schmerzen „scharf", „dumpf" oder „reißend" sind, daß sie „an- oder abschwellen", daß ihre Intensität erträglich oder unerträglich ist, und versuchen damit Hinweise zu geben, die einem anderen ermöglichen sollen, sich ein Bild zu machen was wir von oder in unserem Körper erleben.

Unser Körper sind wir selbst, und die Beziehung, die wir zu unserem Körper haben, ist von der Beziehung zu uns selbst nicht zu trennen. Es ist ein anthropologisch bedeutsames Faktum, daß unsere Sprache uns so wenig entgegenkommt, wenn wir versuchen, uns über diese Beziehung Rechenschaft zu geben.

Für den Arzt bedeutet das eine große Schwierigkeit. Er muß versuchen, sich aus der Schilderung seiner Patienten ein Bild zu machen, nicht nur ob und wie Klagen über Schmerzen, Druck, Beklemmung oder andere Körpererlebnisse auf ein bestimmtes Organ und Störungen seiner Funktion hinweisen; er sollte auch in Erfahrung bringen, wie der Patient mit sich selbst und mit seinem Körper steht, und wie er damit umgeht. Das ist oft genug eine schwierige, zeitraubende und manchmal nur unbefriedigend zu lösende Aufgabe.

In diesem Buch wird eine Methode dargestellt, mit deren Hilfe der schwierige Dialog erleichtert werden kann: Wenn der Patient zeichnet, wie er seinen Körper oder bestimmte Teile seines Körpers erlebt, gewinnen beide, der Patient und der Arzt ein zusätzliches Ausdrucksmittel. Zeichnung und sprachliche Schilderung können sich gegenseitig interpretieren.

Sicher muß die diagnostische Reichweite und Zuverlässigkeit dieser Methode noch weiter untersucht und durch Gruppenvergleiche erhärtet werden. Aber die dargestellten Untersuchungsergebnisse zeigen, daß solche weiteren Untersuchungen lohnend sein werden und interessante Aufschlüsse versprechen. Vor allem sollte geprüft werden, wie weit die Methode nicht nur diagnostische, sondern auch therapeutische Ansätze enthält. Es ist zu vermuten, daß die Selbstbeobachtung des Beschwerdebildes, die dann in der Zeichnung festgehalten wird, dem Patienten auch helfen kann, die Beziehung zu sich und dem eigenen Körper zu verbessern.

Freiburg, im September 1986   Professor Dr. med. Thure von Uexküll

Danksagung

Die Anregung zur Auseinandersetzung mit dem Thema „body image" verdanke ich Frau Dr. F. Teegen, Psychologisches Institut der Universität Hamburg.

Mein Dank gilt den Herren Dr. Koeffler von der Herz-Kreislauf-Klinik in Bad Bevensen und Dr. Steinicke von der LVA-Klinik in Malente, die bei der Patienten-Vermittlung für diese Untersuchung behilflich waren.

Für die Anregungen zur Auswertung der Patienten-Zeichnungen danke ich Herrn Dr. H. R. Leppien, Direktor und Hauptkustos der Hamburger Kunsthalle, Herrn Jörg Möller von der Kunsthochschule Hamburg und Herrn Ulrich Hohenhaus, Kunsterzieher am Gymnasium St. Georg.

Herrn Prof. Dr. W. Sehringer von der Pädagogischen Hochschule Heidelberg danke ich für seine konstruktive Kritik zu den Kapiteln, die sich mit den zeichnerischen Darstellungen befassen.

Hamburg, im September 1986   A. Johannsen

Inhaltsverzeichnis

1 Einführung

Zu dem Begriff „psychosomatische Störungen" gibt es in der Fachliteratur unterschiedliche Definitionen: Zum einen werden funktionelle Störungen, also Störungen ohne organischen Befund als psychosomatische Störungen bezeichnet (Bräutigam u. Christian 1975), zum anderen umfaßt der Begriff Beschwerdebilder mit organisch nachweisbaren Befunden (z. B. Ulkus, Asthma bronchiale, Hypertonie). Die Übergänge von funktionellen (psychovegetativen) Reaktionen zu organisch erkennbaren Veränderungen können fließend sein.

Im Laufe der Sozialisation werden körperliche Reaktionen wie auch Affekte und Emotionen zunehmend unterdrückt. „Spontane Äußerung von Gefühlen, Affekten, Emotionen oder gar Leidenschaften sind nämlich in der heutigen Zivilisation ebensowenig erwünscht wie körperliche Reaktionen" (Kutter 1984).

Uexküll (1963) nannte Körperfunktionsstörungen, bei denen bereitgestellte Affekte nicht abgeführt werden, „Bereitstellungskrankheiten".

Dabei stellen die psychosomatischen Störungen einen Versuch des Individuums zur Kompromißbildung dar, mit dem Ziel, den dahinterliegenden Konflikt zu vermeiden.

Aus der Sicht der Psychoanalyse werden Patienten mit funktionellen Oberbauchbeschwerden (z. B. Gastritis, Reizmagen) so beschrieben, daß sich „klinisch wie testpsychologisch bei durchschnittlich zwei Drittel der Patienten eine neurotische Symptomatik" (Uexküll [3]1986) findet. Diese Patienten stellen „Versorgungsansprüche", deren Nichterfüllung zum Konflikt führt.

Bei Patienten mit funktionellen Unterbauchbeschwerden (z. B. Colon irritabile, Colitis mucosa) „sind weniger häufig umschriebene neurotische Symptome zu beobachten. Die Patienten erscheinen viel eher ‚übernormal'. Häufiger sind Persönlichkeitszüge zu finden, die ihnen die Äußerungen von Affekten, insbesondere von Ängsten und unmittelbaren Aggressionen verbieten und mit ihrem Wunsch nach Unabhängigkeit von anderen und ihrem Streben nach überdurchschnittlichen Leistungen zu tun haben" (Uexküll 1986).

Patienten mit kardiovaskulären Symptomen werden von Schonecke u. Hermann (1986) als allgemein ängstlich beschrieben. Sie zeigen eine ausgeprägte Schonhaltung. Es wird oft eine depressive Stimmungslage geschildert; die Patienten seien unfähig, aggressiven Gefühlen oder Impulsen Ausdruck zu geben.

Obwohl in der neueren Forschungsliteratur zunehmend von einem statistischen Deskriptionsmodell der Persönlichkeit bei Patienten mit psychosomatischen Störungen Abstand genommen wird, tauchen immer wieder Arbeiten auf, die auf ein Vorhandensein eines Persönlichkeitsprofils bei bestimmten körperlichen Störungen hinweisen (z. B. Berger et al. 1979).

So soll mit dieser Untersuchung auch geklärt werden, ob bei Patienten mit chronischen kardiovaskulären Beschwerden und bei Patienten mit Störungen im gastrointestinalen Bereich ein spezifisches Persönlichkeitsprofil vorliegt.

Aus verhaltenstherapeutischer Sicht werden psychosomatische Erkrankungen als Funktionsstörungen und pathologische Organveränderungen gesehen, die durch zu intensive, heftige oder lang andauernde physiologische und motorische gelernte Reaktionen auf emotionale Reize entstanden sind (Birbaumer 1977). Der verhaltenstherapeutischen Behandlung dieser Störungen ist erst seit ca. 10 Jahren mehr Beachtung geschenkt worden.

> Selbst in neueren Darstellungen werden körperbezogene Erkrankungen nur am Rande berücksichtigt, und sie erfahren oft eine ähnliche Wertung wie in der analytischen Psychotherapie, nämlich als eine Art von Scheinproblem, das nur auf psychologische Zusammenhänge zurückgeführt und dann entsprechend behandelt werden müßte. Es scheint geradezu, als hätten sich viele Verhaltenstherapeuten den Mitscherlichschen Satz zueigen gemacht, nach dem der psychosomatisch Kranke zunächst in einen Neurotiker überführt werden müßte, um einer Behandlung zugänglich zu sein (Schwarz 1981).

Pieper-Räther (1978) versteht psychosomatische Störungen als „respondente Reaktionen bzw. Folgen respondenter Reaktionen auf bestimmte Lebenssituationen, die ihrerseits wiederum Ergebnis bestimmter Defizite im Kommunikationsverhalten sind". Sie erwähnt darüber hinaus die mögliche instrumentelle Funktion dieser Verhaltensweisen „z. B. als Mittel zur Herbeiführung erwünschter Reaktionen der Umgebung, für deren Herbeiführung andere, angemessene Verhaltensweisen nicht zur Verfügung stehen".

Schwarz (1982) faßt die folgenden 4 Bereiche zur „Bedingungsanalyse" psychosomatischer Beschwerden zusammen:

1) Organische Bedingungen

Hierbei sind z. B. die familiäre Häufigkeit der Symptomatik, bezogen auf frühkindliche Prägungen oder Lernprozesse, aber auch organische Voraussetzungen als Dispositionen für die Störung zu berücksichtigen.

Auch akute Einflüsse, wie etwa chemisch-pharmakologische, werden als mögliche Faktoren für Auslösung und Aufrechterhaltung herangezogen.

2) Umweltbedingungen

Hierzu gehören soziale Gegebenheiten und Interaktionen wie auch aktuelle Lebensereignisse („life events"). Nach Schwarz ist der iatrogene Faktor (ca. 40% aller untersuchten Fälle bei funktionellen Herzbeschwerden) als Auslösung und zur Aufrechterhaltung der Störung von nicht geringer Bedeutung.

3) Verhaltens- und Lernbedingungen

In der frühen Lernphase scheinen Modellernprozesse eine bedeutsame Rolle zu spielen. Nach Schwarz (1982) finden sich bei der von ihm untersuchten Stichprobe von Patienten mit funktionellen Herzbeschwerden in ca. 45% aller Fälle familiäre Herzsymptome. Richter u. Beckmann (1973) weisen bei 34% aller Herzneurotiker eine familiäre Belastung nach.

Bedeutsam für die Analyse auslösender und aufrechterhaltender Bedingungen der aktuellen Störung sind die respondenten Lernvorgänge (Kopplung bestimmter Reaktionen im physiologischen, motorischen und verbal-kognitiven Bereich) und die operanten Lernbedingungen, wie z. B. Erfahrung und Zuwendung anderer bei Auftreten der Störung.

4) „Programmbedingungen"

Das sind Grundeinstellungen und Bewältigungsstrategien des Individuums, die früh erworben sein können (z. B. das Muster der „erlernten Hilflosigkeit"; vgl. Seligmann 1979).

Psychotherapeuten und Ärzten fällt im Umgang mit psychosomatisch gestörten Patienten häufig der Wunsch nach „Versorgung" — d. h. der Wunsch nach wiederholten körperlichen Untersuchungen und Kontakten mit dem Helfer — auf sowie deren Hoffnung, daß „etwas Organisches" gefunden werden möge.

Der Interaktionsstil ist geprägt durch emotionale Verschlossenheit, d. h. die Patienten sind meist unerreichbar für Fragen, die ihr Gefühlsleben betreffen.

Sifneos (1973) und Marty und de M'Uzan (1978) sahen diese Verschlossenheit als Kernproblem von psychosomatisch gestörten Patienten an. Ihre Untersuchungen sind unter den Begriffen „Alexithymie" und „pensée opératoire" in der Fachliteratur diskutiert worden.

Damit sind die „sachlichen", unemotionalen Berichte dieser Patienten über ihre Beschwerden gemeint. Die Schilderungen wirken phantasiearm, farblos-trocken, so als würden funktionale, objektive Ereignisse berichtet, die nichts mit dem Patienten zu tun haben. Es scheint so, als gäbe es wenig Bezug zum inneren Erleben.

„Es ist der geringe oder ganz fehlende Symbolgehalt der Sprache, ihre Armut an privaten, konnotativen Bedeutungen, der sie eher als Handlungsfragment denn als Produkt einer psychischen Verarbeitung von Ereignissen erscheinen läßt" (Rad u. Zepf, zit. nach Uexküll [3]1986).

Diese Defizite wurden am Sprachverhalten von psychosomatisch gestörten Patientengruppen untersucht (z. B. bei Colitis-ulcerosa-Patienten).

Um die emotionale Verschlossenheit von psychosomatisch gestörten Patienten zu verändern, wurde die Zeichnung eingeführt.

Angeregt durch die Arbeiten von Schilder (1923) und Machover (1949) sehe ich die Zeichnung als eine sinnvolle Ergänzung der Diagnostik gerade dieser Patientengruppen an. Sie kann einen emotionaleren Zugang — diagnostisch und therapeutisch — zu psychosomatisch gestörten Patienten ermöglichen und Informationen zur Körperwahrnehmung und zum Erleben der Störung bieten.

2 Methodische Durchführung der Untersuchung

2.1 Auswahl und Beschreibung der untersuchten Gruppen

Die insgesamt 144 Teilnehmer an dieser Untersuchung setzten sich aus 3 Gruppen zusammen:

Gruppe I: Gesunde (Kontrollgruppe; n = 48),
Gruppe II: Patienten mit chronischen Herz-Kreislauf-Störungen mit unterschiedlichen Ausprägungsgraden (n = 48),
Gruppe III: Patienten mit chronischen Magen-Darm-Störungen mit unterschiedlichen Ausprägungsgraden (n = 48).

Teilgenommen an dieser Untersuchung haben sowohl Patienten mit organischen Grunderkrankungen als auch Patienten mit psychovegetativen Erkrankungen, d. h. ohne somatischen Befund. Als entscheidend für die Teilnahme wurde die „Organwahl" angesehen.

Demographische Daten (Alter, Schulbildung, Beruf, Geschlecht)

a) Altersverteilung (n = 144)

Alter	Gruppe I	Gruppe II	Gruppe III
20–30 Jahre	16	—	13
31–40 Jahre	20	23	17
41–50 Jahre	7	14	11
51–60 Jahre	5	11	7
61 und älter			

Das Durchschnittsalter aller Probanden betrug rund 39 Jahre mit einer Standardabweichung von 11 Jahren.

Die Verteilung macht die Abhängigkeit des Auftretens der Symptomatik vom Alter deutlich. So gab es in der Altersklasse 20–30 Jahre wohl Patienten mit Magen-Darm-Störungen, jedoch keine Herz-Kreislauf-Patienten.

b) Schulbildung (n = 144)

	Gruppe I	Gruppe II	Gruppe III
Volksschule	5	23	8
Mittelschule	22	12	16
Gymnasium	21	13	24

Die Überrepräsentation der Volksschulbildung bei der Gruppe II (Herz-Kreislauf-Patienten) mag im Zusammenhang mit den Erhebungsorten stehen, z. B. LVA-Rehabilitationszentrum, Malente, in denen Angestellte und Facharbeiter (s. auch Berufsverteilung) bevorzugt vertreten waren.

c) Berufe (n = 144)

	Gruppe I	Gruppe II	Gruppe III
Freier Beruf und Selbständige	5	6	6
Beamte	8	4	8
Angestellte	26	16	21
Facharbeiter	4	12	5
Hausfrauen, Rentner, übrige	5	10	8

d) Geschlecht (n = 144)

	Gruppe I	Gruppe II	Gruppe III
Männer	25	26	26
Frauen	23	22	22

2.2 Ablaufschema der Diagnostik

Alle 144 Probanden wurden gebeten, an einem ca. 1½ stündigen Interview teilzunehmen. Diese Interviews wurden z. T. in der Praxis und z. T. in den Ambulanzen bzw. in den Rehabilitationszentren durchgeführt.
In dem ca. 1½ stündigen Interview wurden den Probanden die gemäß nachstehendem Ablaufschema gestalteten Fragebogen vorgegeben:

— Strukturiertes Interview
  18 Items, mündlich erhoben
  Freie Antwortmöglichkeit
— Fragebogen zur vermuteten Ursache der Störung
  18 Items
  Vorgegebene Antwortmöglichkeit
— Spontanzeichnungen zum Körperschema (Ganzbild)
— Interpretationsfragebogen zu den Spontanzeichnungen
  5 Items, mündlich erhoben
  Freie Antwortmöglichkeit
— Fragebogen zum Beschwerdebild
  7 Items, mündlich erhoben
  Vorgegebene Antwortmöglichkeit
— Spontanzeichnungen zum gestörten Körperbereich

— Interpretationsfragebogen
  4 Items, mündlich erhoben
  Freie Antwortmöglichkeit
— Diagnostik zum Persönlichkeitsprofil:
  — Phobiefragebogen
    Fear Survey Schedule (FSS) von Hallam u. Hafner (1978)
    45 Items
    Vorgegebene skalierte Antwortmöglichkeit
    Anhang zum Phobiefragebogen Behinderung durch die geschilderten Ängste im Tagesablauf
  — Fragebogen zu „sozialen Ängsten"
    Fear Survey Schedule (FSS) von Hallam u. Hafner (1978)
    10 Items
    Vorgegebene skalierte Antwortmöglichkeit
    Anhang zum Fragebogen
  — Depressionsfragebogen (D-S) von Zerssen (1976)
    16 Items
    Vorgegebene skalierte Antwortmöglichkeit
  — FPI-Persönlichkeitsfragebogen von Fahrenberg et al. (1978)
    114 Items
    Dichotomisierte Skalierung vorgegeben
— Beschwerdebogen (GBB) von Brähler (1978)
  57 Items
  Vorgegebene skalierte Antwortmöglichkeit

Die Fragebogen zur Diagnostik des Persönlichkeitsprofils wurden von den Probanden schriftlich beantwortet.

3 Zur sozialen Entwicklung der Patienten

Anläßlich einer früheren Untersuchung (Johannsen u. Vogt 1980), an der 22 Patienten mit chronischen Beschwerden im gastrointestinalen Bereich teilnahmen, hatte es sich gezeigt, daß diese Patienten unter Defiziten in bestimmten sozialen Situationen litten. Es bestanden Ängste in der aktiven Auseinandersetzung mit Konfliktsituationen und Defizite in der Selbstakzeptanz. Den Patienten fiel es schwer, Gefühle zu verbalisieren und Anzeichen für Überforderungen wahrzunehmen. Der kranke Bereich des Körpers wurde als „nichtfunktionierend", als störend und als nicht zum übrigen Körper zugehörig erlebt. Die Patienten neigten zu einer eher mechanistischen Auffassung von sich selbst.

Um diese Erkenntnisse vertiefen und spezifizieren zu können, wurde eine weitere Gruppe mit chronischen körperlichen Beschwerden, und zwar im Herz-Kreislauf-System, sowie eine Kontrollgruppe, die sich frei von psychischen und somatischen Beeinträchtigungen fühlte, befragt. Diese Gruppen sollten miteinander verglichen werden. Über ein „strukturiertes Interview" sollten folgende Fragen geklärt werden:

Wie wird der Erziehungsstil geschildert? Gibt es Auffälligkeiten in früheren und heutigen sozialen Interaktionen? Welche Erfahrungen liegen im Erlernen und im Umgang mit Konfliktsituationen vor?

Die nachfolgende Übersicht soll die Ergebnisse aus der Befragung veranschaulichen.

3.1 Zusammenfassung der signifikanten Ergebnisse aus dem strukturierten Interview

Tabelle 1

	Beide Patientengruppen zeigen Unterschiede zur Kontrollgruppe (Herz-Kreislauf- und Magen-Darm-Patienten)	*Eine* Patientengruppe zeigt Abweichungen von den anderen Gruppen	Kontrollgruppe (Gesunde)
1) Erziehungsstil	– eher lieblos – starker mütterlicher Einfluß – körperfeindlich (vorwiegend ohne körperliche Kontakte)		– eher liebevoll – schwacher mütterlicher Einfluß – körperfreundlich (vorwiegend mit körperlichen Kontakten)

	Beide Patientengruppen zeigen Unterschiede zur Kontrollgruppe (Herz-Kreislauf- und Magen-Darm-Patienten)	*Eine* Patientengruppe zeigt Abweichungen von den anderen Gruppen	Kontrollgruppe (Gesunde)
2) Umgang mit Konflikten (Modelllernaspekt)	– verdecktes Austragen von elterlichen Konflikten bei belastender Atmosphäre	Elterliche Konflikte	*Kontrollgruppe und Herz-Kreislauf-Gruppe* – deutlich mehr Nennungen bei offenem Austragen von elterlichen Konflikten als die Magen-Darm-Patienten
		Magen-Darm-Patienten – Konflikte zwischen Eltern und Kind wurden verdeckt ausgetragen	– offenes Austragen von Konflikten zwischen Eltern und Kind (vergleichbar hohe Nennungen wie *Herz-Kreislauf-Patienten*)
3) Entwicklung des sozialen Kontakts		*Magen-Darm-Patienten* a) – Geschwisterkontakt früher: eher distanziert	– Geschwisterkontakt eher eng (vergleichbar mit *Herz-Kreislauf-Patienten*)
		Herz-Kreislauf-Patienten b) – Partnerbezug heute: deutlich mehr (!) Nennungen als *Kontrollgruppe* zu einem positiven Partnerbezug	– Partnerbezug heute: positiv
		Magen-Darm-Patienten – eher unbefriedigend	

Beide Patientengruppen zeigen Unterschiede zur Kontrollgruppe (Herz-Kreislauf- und Magen-Darm-Patienten)	*Eine* Patientengruppe zeigt Abweichungen von den anderen Gruppen	Kontrollgruppe (Gesunde)
	Magen-Darm-Patienten	
c) Gute Freunde heute:	Gute Freunde heute:	
– deutlich mehr „Nein"-Angaben als Kontrollgruppe	– überwiegend „Ja"-Angaben (vergleichbar mit Herz-Kreislauf-Patienten)	

3.1.1 Erläuterungen zu den Tabellen

1) Erziehungsstil

Die erste Frage war, ob sich bei den beiden untersuchten Patientengruppen — verglichen mit einer Kontrollgruppe — Defizite oder Auffälligkeiten im Erziehungsstil und im sozialen Kontakt zeigen.

Die Zusammenfassung der Ergebnisse verdeutlicht, daß die beiden Patientengruppen eine eher lieblose Erziehung schildern, während die Kontrollgruppe eine eher liebevolle Erziehung angibt.

Überraschenderweise gibt es dann aber bei den nachfolgenden Fragen („Was ich von meiner Mutter, meinem Vater gebraucht hätte, aber nicht bekommen habe, ist …") keine signifikanten Unterschiede mehr zwischen den 3 Gruppen. Auch die Kontrollgruppe, die eine eher liebevolle Erziehung genannt hatte, nennt Defizite sowohl in der mütterlichen wie in der väterlichen Erziehung. Es war erwartet worden, daß bei den Fragen nach den Defiziten aus der Erziehung die Gruppen, die einen eher lieblosen Erziehungsstil geschildert hatten, hier häufigere Nennungen haben würden. Im Gegensatz dazu nennen alle 3 Gruppen Defizite und hätten sich „mehr Verständnis", „mehr Zuwendung" (Mutter) und „mehr Anerkennung", „mehr Anwesenheit" (Vater) gewünscht. Wie läßt sich dieser Widerspruch erklären?

Es wäre möglich, daß die Items vorwiegend die Qualität der Nennung, nicht jedoch den quantitativen Aspekt erfaßt haben, d. h. daß hier individuell sowohl Angaben darüber gemacht wurden, daß „etwas gefehlt" hat, wie auch, daß „etwas Vorhandenes nicht ausreichend" war.

Die individuelle Konnotation für „eher lieblose Erziehung" läßt sich wohl nicht „greifbar" in einer generellen Defizitnennung erfassen, so daß diese Items nicht ausreichten, um eine Erklärung für die als eher lieblos empfundene Erziehung abzugeben.

Die beiden Items könnten zu global formuliert worden sein, so daß jede Gruppe hierzu positive Antworten geben kann. Für eine bessere Differenzierung hätten evtl. mehrere Items herangezogen werden müssen, oder die Einzelitems hätten detaillierter formuliert werden müssen.

Beide Patientengruppen geben einen starken mütterlichen Einfluß in ihrer Erziehung an, während die Vergleichsgruppe einen eher schwachen mütterlichen Einfluß in ihrer Erziehung angibt. Hierin könnte ein Ansatz zur Erklärung der „eher lieblosen" Erziehung der Patientengruppen liegen: der mütterliche dominante Erziehungsstil. Das Kind mag die mütterliche Rigidität als einschränkend und gleichermaßen als lieblos empfunden haben.

Es wäre denkbar, daß die Kontrollgruppe, die ja auch Defizite schildert, Verständnis und Zuwendung unter eher schwachem mütterlichen Einfluß erfahren haben mag, dabei aber die Quantität anspricht, d. h. noch mehr Verständnis und Zuwendung erwartet hätte.

Studt (1983) untersuchte 50 Patienten im vergleichbaren Durchschnittsalter, die das Klinikum Steglitz in Berlin wegen akuter Herzbeschwerden konsultiert hatten. In seiner „tiefenpsychologisch erweiterten Anamnese" fand er heraus, daß die frühe Kindheit dieser Patienten „durch eine eher verwöhnende, aber auch dominierende Mutter" geprägt war. Er schreibt: „Das Erziehungsmilieu in der Kindheit, das durch die Eigenschaften der Mutter und des Vaters geprägt ist [...], wurde bei den Herzneurotikern ungünstiger beurteilt als bei einer somatischen Vergleichsstichprobe."

Nach meinen Befunden kann zwar nicht von einer „verwöhnenden Mutter" gesprochen werden, die Ergebnisse von Studt können aber, was das Erziehungsmilieu und die Mutterdominanz betrifft, bestätigt werden. Beide Aspekte sind nicht nur Merkmale für die Erziehung von Patienten mit kardiovaskulärer Symptomatik, sondern treffen auch für solche mit gastrointestinalen Störungen zu. Es wäre möglich, daß psychosomatische Patienten überhaupt diese spezifischen Entwicklungsmerkmale aufweisen. Doch dies müßte im Rahmen einer größeren Untersuchung geklärt werden.

2) Konfliktverhalten

Beim Betrachten der Anzahl der Nennungen in obiger Übersicht fällt auf, daß die Kontrollgruppe vergleichbar hohe Nennungen in den Bereichen „verdecktes" und „offenes" Austragen von elterlichen Konflikten angibt. Bei den Patientengruppen zeigt sich dagegen, daß die Anzahl der Nennungen im Bereich „offenes" Austragen deutlich niedriger ist. Bei der Gruppe der Magen-Darm-Patienten ist der Unterschied zur Kontrollgruppe extrem.

Daraus könnte man schließen, daß die Kontrollgruppe die Möglichkeit zum Erlernen beider Verhaltensweisen hatte und dadurch auch die Möglichkeit nutzte, die belastende häusliche Atmosphäre bei elterlichen Auseinandersetzungen durch offenes Ansprechen zu entlasten.

In der Übersicht fällt ferner auf, daß Kontroll- und Herz-Kreislauf-Gruppe kaum Unterschiede in ihren Nennungen aufweisen. Beide Gruppen geben mehrheitlich ein offenes Austragen von Konflikten zwischen Eltern und Kind an, d. h. Regelverstöße durch das Kind und Strafmaßnahmen durch die Eltern wurden besprochen und für das Kind nachvollziehbar gemacht.

Bei der Magen-Darm-Gruppe überwiegen die Angaben in Richtung „verdeckt", d.h. Strafen folgten ohne Erklärung, so daß dem Kind verborgen blieb, was es falsch gemacht hatte.

Der große Unterschied zwischen der Magen-Darm-Gruppe und den beiden anderen Gruppen scheint mir im Zusammenhang mit der Möglichkeit zum „Modellernen" im aktiven Umgang mit sozialen Konflikten wesentlich zu sein. Die Gruppe der Magen-Darm-Patienten mag in dieser Hinsicht in ihrer Erziehung benachteiligt worden sein. Bei ihr kann man anders als bei den Herz-Kreislauf-Patienten und der Kontrollgruppe von einem erzieherischen Defizit sprechen, das zu einem erlernten „spezifischen Konflikt" geführt hat. In der verhaltenstherapeutischen Gruppenarbeit mit diesen Patienten zeigt sich auffallend häufig, daß starke Ängste vor einem aktiven Umgang mit emotional-konflikthaften Situationen bestanden und von Magen-Darm-Beschwerden begleitet wurden. „Emotionalkonflikthaft" steht hier im Gegensatz zu „sachlich problematischen Diskrepanzen" wie z.B. im fachlichen Bereich (Arbeit etc.); gerade in diesen eher sachlichen Bereichen vermag sich der Magen-Darm-Patient meist erfolgreich einzubringen.

Die Ängste in emotionalen Konfliktsituationen beziehen sich auf Zuneigungsentzug bei einem offenen Austragen des Problems. Selbstzweifel und eine vorwiegend negative Sichtweise des eigenen Verhaltens bei einem hohen Maß an Selbstkritik beeinflussen die sozialen Interaktionen. Auch ein überempfindliches Registrieren der Reaktionen anderer auf das eigene Verhalten ist auffällig.

Der Magen-Darm-Patient „erleidet" die emotionalen sozialen Konflikte, ohne sie aktiv — d.h. offen — austragen zu können. Gerade in diesen Situationen reagieren Magen und Darm mit Beschwerden, wie sich anhand der über mehrere Wochen geführten Protokolle zu den Auslösesituationen feststellen ließ.

Basler et al. (1979) gehen auf die Frage der Organspezifität ein, die bislang — auch im lerntheoretischen Ansatz — ungeklärt ist. Die Autoren halten es für möglich, daß hier Modellernen eine entscheidende Rolle spielt: „Kinder lernen im Laufe ihrer Sozialisation, auf Belastungen mit einem in der Familie vorhandenen somatischen Reaktionsmuster zu antworten."

Nach der kognitiven Verhaltenstherapie und dem Konzept der „erlernten Hilflosigkeit" (Seligman 1978) sind nicht allein die objektiven Reizbedingungen für das Entstehen einer physiologischen Reaktion verantwortlich, sondern bestimmt wird diese weitgehend durch die Erwartungen, die eine Person in bezug auf die Kontrollierbarkeit des Stressors hat (Birbaumer 1977).

Übertragen auf die Ergebnisse zum Konfliktverhalten der Magen-Darm-Patienten (Modellernaspekt) könnte hier ein Ansatz zur Erklärung liegen: Der Stressor, die belastende häusliche Atmosphäre, bedingt durch das Bestehen einer verdeckt ausgetragenen Konfliktsituation, war nicht kontrollierbar.

Der „Lerneffekt" aus dieser Erfahrung während der Entwicklung der Probanden könnte sein, daß Konfliktsituationen nicht kontrollierbar, nicht angehbar sind. Die Kopplung an Störungen des Magen-Darm-Traktes in diesen Konfliktsituationen scheint mit dem in der Familie vorhandenen somatischen Reaktionsmuster, d.h. mit der Häufigkeit des Auftretens der Magen-Darm-Störungen in der Familie, zusammenzuhängen: Rund 60% der Magen-Darm-Patienten geben an, daß ein Elternteil die gleichen Beschwerden hat.

Hammers (1984) nimmt dazu wie folgt Stellung:

Viele der muskulären Prozesse sind angeboren oder genetisch vorgebahnt. Sie funktionieren autonom und sind Gegenstand der Medizin, Biologie etc. Für die Therapietheorie werden sie erst relevant, wenn sie zu Trägern komprimierter psychischer Prozesse werden. Die Regulation auf dieser Ebene geschieht sehr schnell und ohne Belastung des Bewußtseins, was besonders bei automatisierten Fertigkeiten nach dem Ökonomieprinzip ein großer Vorteil ist.

Handelt es sich aber um eine Fehlregulation, dann bleibt das Erleben zwar weiterhin frei von störenden und ängstigenden Gefühlen und Gedanken, dieser Gewinn wird aber nach einiger Zeit mit dem Auftauchen muskulärer Fehlregulationen bezahlt, die sich auf Dauer chronifizieren. [...] wichtig ist, daß der nicht mehr unmittelbar sicht- und erlebbare Plan für diese Fehlregulationen kognitiver Art ist und durch Verkürzung aus dem Erleben ins Somatische abgesunken ist. Die Symptome sind demnach auch nicht Ausdruck von etwas eigentlich ganz anderem (Psychoanalyse), sondern das unmittelbare Ergebnis und damit auch ein integraler Bestandteil einer komplexen Fehlregulation des ganzen Organismus.

3) Entwicklung des sozialen Kontakts

Nach den therapeutischen Erfahrungen mit Magen-Darm-Patienten und deren Ängsten im Umgang mit einer offenen Austragung von emotionalen Konflikten schien es mir wesentlich zu erfahren, wie sich der emotionale Kontakt zu anderen Menschen im Verlauf der Lebensgeschichte entwickelt hatte.

Als Basis wurde das Verhältnis zu den Geschwistern während ihrer Kindheit und Jugend erfragt, ferner der emotionale Kontakt zu den heutigen Partnern und Freunden.

Die Entwicklung des sozialen Kontaktes, beginnend mit der Beschreibung des Bezugs zu den Geschwistern, verläuft bei den Magen-Darm-Patienten insgesamt unbefriedigender als bei den Herz-Kreislauf-Patienten und den Gesunden der Kontrollgruppe.

So war der Kontakt zu den Geschwistern während der Kindheit und Jugend eher distanziert. Auch der heutige Partnerbezug wird als eher unbefriedigend geschildert. Auf die Frage „Haben Sie einen oder mehrere gute Freunde?" gibt es deutlich mehr „Nein"-Angaben als bei den übrigen Gruppen.

Die als unbefriedigend geschilderten Kontakte in sozialen Interaktionen können einerseits sicher mit dem Konfliktvermeidungsverhalten dieser Gruppe erklärt werden. Es ist möglich, daß ein distanzierter Bezug zu Partnern und Freunden als „erträglicher" angesehen wird, da er emotionale Auseinandersetzungen weniger wahrscheinlich werden läßt.

Andererseits ist die verstärkte Selbstkritik dieser Patienten, verbunden mit einem hohen Anspruchsniveau an die eigene Leistung und Perfektion in den Verhaltensweisen, einem positiven Selbstbild abträglich, so daß in sozialen Situationen schnell Verunsicherungen eintreten, die zu Resignation und Rückzug führen.

Weitaus positiver verläuft die soziale Entwicklung der Herz-Kreislauf-Patienten. Ihr Kontakt zu den Geschwistern in Kindheit und Jugend wird als „eng" angegeben und ist damit vergleichbar mit dem der Kontrollgruppe. Geradezu auffällig positiv wird das Verhältnis zum Partner geschildert, deutlich positiver, als die Normalgruppe ihre Partnerkontakte einschätzt.

Auf die Frage nach vorhandenen guten Freunden (einem oder mehreren) fallen die Antworten ebenso positiv aus wie die der Kontrollgruppe.

Man kann daraus ersehen, daß die Gruppe der Herz-Kreislauf-Patienten zumindest in der Einschätzung des Kontakts zum Partner die Zufriedenheit der

Kontrollgruppe noch übertrifft. Zu diesen besonders positiven Antworten der Herzpatienten bei der Frage über die Partnerbeziehung muß einschränkend erwähnt werden, daß ein Großteil dieser Patienten in Rehabilitationszentren befragt wurde. Es wäre durchaus denkbar, daß durch die mehrwöchige Abwesenheit des Partners, die bei den beiden übrigen Gruppen in diesem Maße nicht vorhanden war, eine Art „Idealisierung" der Beziehung eingetreten sein könnte. Ein anderer Aspekt der häufigen positiven Nennungen könnte aber auch in einer besonderen Anpassungsfähigkeit dieser Patientengruppe gesehen werden.

Um diese Ausführungen etwas lebendiger werden zu lassen, soll nun je eine Lebensgeschichte einer Patientin mit Herz-Kreislauf- und eines Patienten mit Magen-Darm-Beschwerden folgen.

3.2 Soziale Entwicklung — Fallbeispiele

Frau K., 39 Jahre alt, Herz-Rhythmus-Störungen seit 8 Jahren mit starken Unruhe- und Angstzuständen; Auftreten der Beschwerden mehrmals wöchentlich, deren Intensität von ihr als „mittelschwer" eingeschätzt werden. Im Gespräch wirkt sie lebhaft und aufgeschlossen. Sie ist sprachlich sehr gewandt, besitzt viel Vorstellungskraft.

Frau K. erinnert sich genau an den Beginn ihrer Herzbeschwerden. Sie arbeitete ganztags im Einzelhandel, fühlte sich durch die Arbeit sehr überanstrengt; sie machte trotzdem Überstunden. Abends ging sie ungern nach Hause, weil sie sich mit dem Ehemann sehr schlecht verstand. Es gab keine Streitereien; äußerlich lief alles wie gewohnt ab, aber ihr wurde zunehmend klar, daß diese Ehe nicht das richtige für sie war.

Sie trug sich mit Scheidungsabsichten, traute sich aber nicht, dies dem Ehemann mitzuteilen. Im Sommer 1977, beim Abendessen mit dem Ehemann, das wie üblich schweigsam verlief, bekam sie plötzlich Herzrasen, zitterte am ganzen Körper, litt unter starker Angst. Sie dachte an einen Herzinfarkt. Der Ehemann bemühte sich um sie, rief den Notarzt. Seitdem kontrolliert Frau K. täglich mehrmals ihren Pulsschlag; die Anfälle treten mehrmals wöchentlich auf, verbunden mit starken Angstzuständen.

Organisch gab es keinen Befund; der Arzt verordnete zwischen 1977 bis 1984 mehrere Kuraufenthalte.

Ab ca. Mitte 1984 gab es starke Spannungen mit den Arbeitskollegen; sie fühlte sich mißachtet, konnte das gar nicht verstehen, weil sie sonst überall sehr beliebt gewesen war. Etwa ab Ende 1984 treten zusätzlich zu den Herzbeschwerden des öfteren Atemnot und — damit verbunden — ein Engegefühl im Hals auf.

Frau K. selbst findet keine Erklärung für ihre Beschwerden, nur die, daß sie wohl recht hektisch sei; alles ginge ihr zu langsam; möglicherweise sei hier ein Zusammenhang zu sehen

Lebensgeschichte von Frau K.

Schilderung der frühen Kindheit bis zur Einschulung: Geboren 1946 in einem Dorf in Süddeutschland. Katholische Erziehung. Aufgewachsen auf einem Gutshof außerhalb des Ortes. Es gab Deputatshäuser und viele Landarbeiter. Die Großeltern bewohnten ein Deputatshaus. Sie wurde unehelich geboren, wuchs in der Hofgemeinschaft bei der Mutter auf.

Als sie 2 Jahre alt war, wurde der Halbbruder geboren, und die Mutter heiratete. Sie akzeptierte den Stiefvater als ihren Vater. Die Ehe war gut, sie habe eine harmonische Kindheit mit dem Vater erlebt; der Vater tat viel für sie, sie hatte ein enges Verhältnis zu ihm.

Beschreibung der Mutter: Eher still, aber hin und wieder „rebellisch", wenn ihr etwas nicht paßte; die Mutter arbeitete viel und hart auf dem Hof mit. An Zärtlichkeiten von der Mutter kann sich Frau K. nicht erinnern. „Sie versorgte mich, herzlich war sie nicht." Die Mutter hatte zu Hause das Sagen.

Der Vater war offener, kontaktfreudiger, vielseitig interessiert. Er hatte keine Ausbildung, arbeitete auch auf dem Hof. Auf dem Hof gab es viele Spielkameraden. „Es war sehr harmonisch."

Selbstbeschreibung: Sehr lebhaft und wißbegierig, „ich hatte eine besondere Stellung, alle kümmerten sich um mich." Man habe ihr erzählt, daß sie mit 8 Monaten bereits „trocken" gewesen und nach 9 Monaten gelaufen sei. Kurz vor der Einschulung wurde sie vom Stiefvater adoptiert, das teilte man ihr in der Schule mit, zu Hause sei darüber nicht gesprochen worden.

Entwicklung ab Einschulung bis zum Ende der Schulzeit: Einschulung im April 1952 (mit 6 Jahren) in die Dorfschule. Es waren täglich 4 km Schulweg zu Fuß zurückzulegen. Sie ging meist allein. Man hatte sie früh vor „bösen Männern" gewarnt, es sei im Dorf auch einiges passiert. So habe sie die Dorfstraße immer in großer Angst hinter sich gebracht; wenn sich ein Auto näherte, habe sie sich ins Gebüsch geworfen, um nicht gesehen zu werden.

Im November 1952 starb der Stiefvater. Er verunglückte an einem Samstag, kam unter eine Maschine, die ihn erdrückte [weint stark beim Erzählen]. Man hatte sie aufs Feld geschickt, um ihn nach Hause zu holen. Viele Leute kamen angerannt, sagten, sie solle zurückgehen. Dann kam der Verwalter und sagte der Mutter, daß der Vater verunglückt sei.

Der Schock sei stark gewesen, sie könne diesen plötzlichen Tod nicht verwinden. Die Mutter und sie hätten stark um ihn getrauert; ein Jahr trug sie auf Veranlassung der Mutter Trauerkleidung. Es durfte kein Radio angestellt werden. Noch heute würde sie mit der Mutter den Todestag des Vaters begehen; die Trauer um den Vater würde sie beide verbinden.

In der Schule sei sie eine sehr gute Schülerin gewesen, der Lehrer bevorzugte sie, setzte sich sehr für sie ein. In den Leistungen sei sie immer sehr gut gewesen, das Lernen brachte ihr Spaß. Die Kontakte zu den Mitschülern waren nicht gut, das habe z. T. an der räumlichen Entfernung ihres Wohnortes gelegen, zum anderen wohl daran, daß sie der Liebling des Lehrers gewesen sei. Zu Hause hatte sie viele Spielkameraden, war oft mit den anderen Kindern zusammen.

Als sie 9 Jahre alt war (1955), war die Mutter wieder schwanger; der dicke Bauch der Mutter sei ihr peinlich gewesen. Die Familie sei wegen der unehelichen Kinder der Mutter „Gesprächsstoff" im Dorf gewesen. Geburt der Stiefschwester. An den Freund der Mutter könne sie sich nicht erinnern. Er lebte nicht bei ihnen.

1956 (4. Klasse/10 Jahre): Es stellte sich die Frage, ob sie die Oberschule besuchen sollte. Der Lehrer sei sehr dafür gewesen, sie habe auch gewollt. Da es aber finanziell nicht tragbar war, blieb sie auf der Volksschule.

1957 (11 Jahre): auf Veranlassung der Großmutter lebte sie ein Jahr im Rheinland, ging dort auch zur Schule. Den Anlaß für den Aufenthalt bei der Großmutter weiß sie nicht mehr. Auch dort hatte sie viele Kontakte zu anderen Kindern in der Nachbarschaft. Im November 1957 kam sie wieder zur Mutter zurück. Inzwischen war ein zweiter Stiefbruder geboren. Sie sei erschrocken gewesen, daß nun noch ein Kind da war, davon hatte man ihr nichts gesagt.

In der alten Klasse sei sie nicht gut aufgenommen worden. Es wurde über ihre Mutter geredet. Der Freund der Mutter hatte sich von ihr getrennt; sie blieb mit der Mutter und den 3 Geschwistern auf dem Hof zurück. Sie habe viel helfen müssen, finanziell sei es schwieriger geworden, man habe ihnen einige Zuwendungen gestrichen.

Ihr leiblicher Vater schickte hin und wieder Pakete; sie kannte ihn als „Onkel Heiner" und erfuhr erst später (mit ca. 10 Jahren), daß das ihr Vater war.

Zu Hause gab es viel Arbeit; sie als ältestes Kind mußte der Mutter zur Seite stehen. Das Verhältnis zur Mutter war wenig herzlich, für Gespräche oder Zuwendungen gab es keine Zeit.

Was die Mutter anordnete, mußte ohne Widerspruch getan werden. Es gab nur selten Schläge, und wenn, sei ihr immer klar gewesen, weswegen. Die Mutter hielt sich mit Kritik nicht zurück; sie selbst sei auch nicht gerade schüchtern gewesen. Mit den Geschwistern gab es zwar oft Ärger, insgesamt verstand sie sich gut mit ihnen.

Erste Regel mit 13 Jahren (1959); sie sei nicht aufgeklärt worden, dachte, sie sei krank.
Frühjahr 1960 (14 Jahre): Abschluß der Volksschule.

Sie wundere sich selbst, daß ihr Erinnerungsvermögen bis zur Einschulung wesentlich besser sei
als für die Jahre danach. Für sich selbst habe sie die Erklärung gefunden, daß dies mit der starken
Trauer um den Stiefvater zusammenhängen müßte. Die Trauer um ihn sei irgendwie „unnatür-
lich" gewesen, der Tod war ein starker Einschnitt, danach habe es nichts Erfreuliches mehr
gegeben.

Entwicklung nach dem Ende der Schulzeit: Ab April 1960 begann sie eine Lehre in einem
Feinkostladen im Ort der Großmutter im Rheinland. Die habe sie sich selbst gesucht. Kurz
vorher sei die Großmutter fortgezogen, so daß sie wegen einer Wohnmöglichkeit an den
Lehrherrn geschrieben habe. Man erlaubte ihr, dort auch zu wohnen. Sie stand unter der Aufsicht
eines Amtsvormundes. Die Ausbildung machte ihr Spaß, doch bald nach Lehrbeginn ließen sich
Chef und Chefin scheiden. Das sei eine schwierige Zeit gewesen. Am besten habe ihr gefallen, daß
es dort „ganz ordentlich" gewesen sei, zu Hause war das nie der Fall.

Obwohl sie mit der Familie lebte, habe sie sich nie vertraut gefühlt, es seien eher
Respektspersonen für sie gewesen; wenn Besuch kam, habe sie das Zimmer verlassen müssen.
Ab ca. 1961 (15 Jahre) hatte die Mutter einen neuen Freund; der gefiel ihr gar nicht; sie fuhr nur
noch in den Ferien nach Hause. 1963 (17 Jahre) heiratete die Mutter den Freund; sie ging nicht zur
Hochzeit, die nur in kleinem Rahmen stattfand. Im gleichen Jahr war die Geburt eines weiteren
Stiefbruders. 1966 wurde noch ein Stiefbruder geboren.

Lehrabschluß im April 1963.

Mit 16 Jahren erstes sexuelles Erlebnis mit einem ca. 5 Jahre älteren Mann: „Es war nicht
abstoßend, aber schmerzhaft." Einige Monate blieben sie zusammen. Sie trennte sich von ihm (er
war krankhaft eifersüchtig). Er verfolgte sie noch eine Weile. Sie hatte kein Interesse mehr an ihm.
Es gab mehrere enge Kontakte zu Kolleginnen und Freundinnen.

Mit 17 Jahren befreundete sie sich mit einem Soldaten. Sie war ca. 9 Monate mit ihm
zusammen, dann mußte er zurück in seinen Heimatort. Sie trennten sich einvernehmlich.

Im März 1965 (fast 19 Jahre) lernte sie bei einer Tanzveranstaltung ihren späteren Ehemann (4
Jahre älter) kennen, verlobte sich Ende 1965 mit ihm.

Nach dem Lehrabschluß blieb Frau K. noch bis Ende 1966 (20 Jahre) in der Lehrfirma. Ab
Januar 1967 zog sie nach Hamburg zum Verlobten um, wohnte mit ihm bei seiner Mutter.
Während der Kontakt zu ihrer Mutter immer distanzierter wurde, entwickelte sich ein herzliches
Verhältnis zur Mutter ihres Verlobten.

Ab 1967 (21 Jahre) arbeitete sie im Einzelhandel (Feinkost). Der Ehemann war Verkäufer in
einem Tabakgeschäft. Die Heirat war auf Wunsch des Mannes im Juli 1967. Die ersten Ehejahre
verliefen recht gut. Auch sexuell sei es sehr befriedigend gewesen.

Allerdings gab es wenig Gemeinsamkeiten, bedingt durch beiderseitige lange Arbeitszeiten. Sie
hatte zu Hause das Sagen. Sie regelte alles. Er war eher ruhig, einfach und gutmütig, ging sehr auf
sie ein, fand gut, was sie machte. Seit etwa 1974 wünschte sie sich ein Kind, wurde aber nicht
schwanger. Seit dem Umzug in eine neue Wohnung (etwa 1972) war ihr Verhältnis zum Ehemann
distanzierter geworden, der Mann bemühte sich sehr um sie. Ab ca. 1975 wurde ihre
Unzufriedenheit mit der Ehe zunehmend stärker. Der Kontakt zum Ehemann wurde immer
schwieriger: gemeinsame Gespräche wurden gemieden, man ging sich aus dem Weg. Sie fand den
Ehemann wegen seiner Inaktivität zunehmend langweiliger und ging nur noch ihren eigenen
Interessen nach.

Im Sommer 1977 begannen während eines gemeinsamen schweigsamen Abendessens die
Herzbeschwerden: Frau K. litt unter starkem Herzrasen und Angstzuständen. Der Ehemann war
sehr besorgt um sie und rief den Notarzt. Von diesem Zeitpunkt an stellten sich mehrmals
wöchentlich Herzrasen und gleichzeitig starke Angstzustände ein.

Sie litt stark darunter, daß sie sich nicht traute, ihren Mann in ihre Scheidungsabsichten
einzuweihen. Der Hausarzt verschrieb ihr wegen der körperlichen Beschwerden ab 1977 mehrere
Kuraufenthalte, bei denen sie sich immer gut erholte; anschließend traten die Herzbeschwerden
allerdings immer wieder auf.

Im Juni 1979 lernte Frau K. während eines Kuraufenthalts einen Mann kennen, mit dem sie
eine Beziehung einging. Gleich nach dem Ende dieser Kur teilte sie ihrem Mann mit, daß sie sich

von ihm trennen wollte. Ab August 1979 wohnte sie bereits in einer eigenen Wohnung. Der Ehemann litt sehr unter der Trennung.

Ab 1.4.1980 nahm sie eine neue Stellung in einer PR-Agentur an. Sie mußte viel hinzulernen, viel arbeiten, aber der Kontakt zu den Mitarbeitern und zum Chef war sehr gut. Im Büro herrschte starke Hektik, Frau K. konnte auch im Urlaub nicht abschalten.

Ende 1980 erlitt sie einen Zusammenbruch, der durch die ständige Arbeitsüberlastung ausgelöst worden war. Es folgte ein Kuraufenthalt. Ab 1.7.1981 trat Frau K. eine neue Stelle als Sekretärin in einem Architekturbüro an. Die Scheidung wurde im Dezember 1981 ausgesprochen. Die Herzrhythmusstörungen traten weiterhin sporadisch auf. Ende 1982 folgte ein weiterer Kuraufenthalt. Bis August 1983 gab es mehrere kurzfristige Partnerschaften, die von Frau K. als positiv erlebt wurden und die von ihr aus verschiedenen Gründen abgebrochen wurden (z.B. Wohnortwechsel, Kennenlernen eines neuen Partners etc.). Ihren jetzigen Partner, einen 9 Jahre jüngeren Seemann, lernte sie Anfang 1984 kennen. Zu ihm besteht eine sehr enge, harmonische Beziehung. Frau K. kann sich nicht vorstellen, sich von ihm zu trennen.

Ende 1984 fuhr der Freund für mehrere Monate zur See; er war weder brieflich noch telefonisch erreichbar für sie. Etwa seit diesem Zeitpunkt trat die Symptomatik verstärkt auf, zusätzlich stellten sich Halsenge und Atemnot ein. Seit dieser Zeit kontrolliert Frau K. den Herzschlag täglich mehrmals (gedanklich und durch Fühlen des Pulsschlags). Sie schützt sich vor körperlichen Anstrengungen, um das Herz zu schonen.

Aus diesen Schilderungen wird die wenig liebevolle Erziehung der dominanten Mutter deutlich („was die Mutter anordnete, mußte getan werden."). Es gab keine körperliche Zuwendung, wie überhaupt wenig engere Kontakte zwischen Mutter und Kind. Der Stiefvater wird idealisiert, die Trauer um ihn ist die Verbindung zwischen Mutter und Tochter. Zu Geschwistern und Spielkameraden hatte Frau K. positive Kontakte, die sich in ihren späteren Partnerbeziehungen fortsetzen. Fleiß und Pflichtbewußtsein werden früh für sie bedeutsam, der Leistungsaspekt ist bis heute stark ausgeprägt.

Nachfolgend sind die Zeichnungen der Patientin zum Selbstbild und zur Darstellung der körperlichen Beschwerden wiedergegeben (Abb. 1 und 2).

Herr M., 37 Jahre alt, Magen- und Darm-Beschwerden seit ca. 21 Jahren; die Beschwerden treten täglich mit starker Intensität auf. Herr M. wirkt sehr nervös, seine Schilderungen sind „sachlich" und detailreich; für seine Feststellungen führt er Argumente an; alles was er sagt, wirkt durchdacht und irgendwie abgeschlossen, wenig emotional.

Herr M. hat seine Beschwerden seit der Lehrzeit (1962–1965). Er habe selbst recht hohe Ansprüche an seine Leistungen während der Lehre (als Werkzeugmacher) gestellt, wollte „überperfekt" sein. Kontakte zu anderen Lehrlingen hatte er kaum; der Vater hatte ihn in der Firma untergebracht, arbeitete selbst auch dort in einer anderen Abteilung. Damals habe Herr M. die Beschwerden nicht so wichtig genommen; sie seien aber seit der Lehrzeit bis heute immer wieder aufgetreten.

Seit ca. 13 Jahren ist Herr M. in ärztlicher Behandlung, d.h. er läßt in jährlichen Abständen immer wieder Untersuchungen zum Magen-Darm-Bereich durchführen, die bisher als „Gastritis" oder „Reizmagen" diagnostiziert wurden.

Seit April 1984 leidet er unter wesentlich häufigeren und intensiveren Beschwerden. Er selbst sieht einen Zusammenhang zwischen dem Kennenlernen seiner Freundin und der Zunahme seiner Beschwerden. Er habe große Ängste, die Freundin an einen anderen Mann zu verlieren; er kontrolliert die Freundin telefonisch und dadurch, daß er sie beobachtet und hinter ihr herfährt. Sie fühle

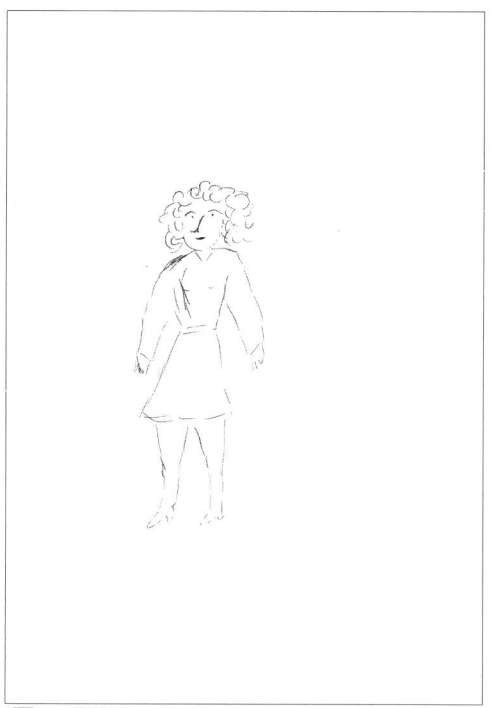

Abb. 1

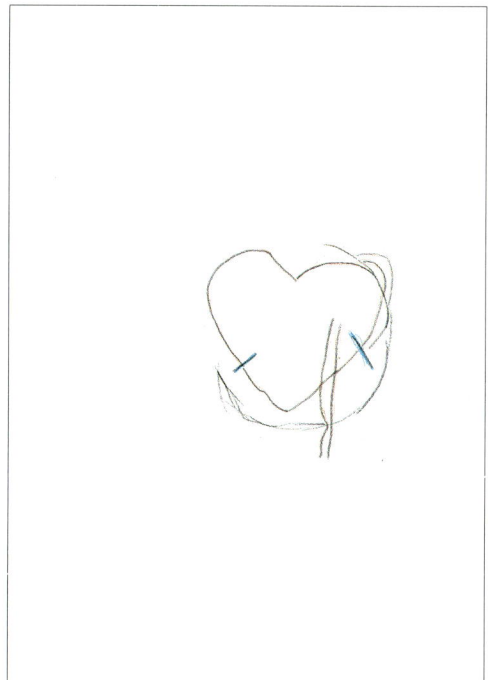

Abb. 2

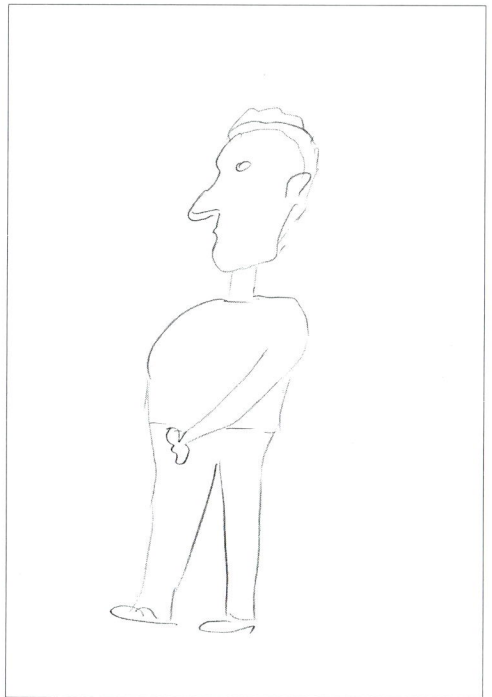

Abb. 3

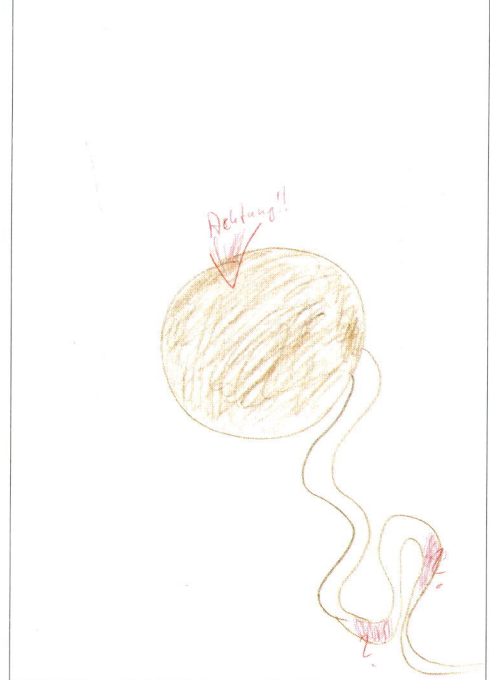

Abb. 4

sich durch seine Verdächtigungen eingeengt und sei recht kühl. Er sei überhaupt Frauen gegenüber, wie auch in engeren Kontakten zu Freunden, sehr mißtrauisch.

Lebensgeschichte von Herrn M.

Schilderung der frühen Kindheit bis zur Einschulung: Herr M. wurde 1948 in einer Kleinstadt geboren. Er hat eine Schwester (2½ Jahre älter). Der Vater war Kfz-Mechaniker, die Mutter Büroangestellte und Hausfrau.

Erste Lebensjahre: Die Mutter arbeitete im eigenen Geschäft des Vaters (Kohlenhandel) und im Hause. Die Familie hatte eine Mietwohnung in einem Dorf in der Nähe der Kleinstadt.

Hauptbezugsperson war die Mutter; diese war meist überfordert, gereizt, distanziert. Keine Erinnerung von Herrn M. an Zärtlichkeiten, auch nicht zwischen den Eltern; keine Gespräche. Es gab einen Freund in der Nachbarschaft. Kontakt zur Schwester bestand kaum, „sie hatte andere Interessen."

Der Vater sah ihn als schwächlich an, als „zart"; er fühlte sich nicht akzeptiert. Für den Vater war er nutzlos, da er für das Tragen von Säcken zu schwach war.

Als Schulkind war Herr M. ein „Einzelgänger"; er habe nur einen Schulfreund gehabt, spielte nicht mit mehreren. Die Eltern hätten seine „Ausgeschlossenheit" bagatellisiert. Es sei noch heute schwierig für ihn, vertiefte Kontakte herzustellen. Er selbst könne aktiv keine Kontakte herstellen (zu Männern), würde bei Sympathie warten, daß der andere auf ihn zugeht.

Herr M. wurde zur Einschulung wegen einer Kur um 1 Jahr zurückgestuft; zu der Zeit hatte er starkes Heimweh. Er sei von der Mutter in den Zug „reingeschwindelt" worden, man habe ihn während der Kur belogen, ihm nicht gesagt, daß er 6 Wochen wegbleiben würde. Er habe nur geweint, sei sehr allein gewesen. Das Essen habe man ihm hineingeprügelt.

Trotzdem sei er überglücklich gewesen, anschließend seine Mutter wiederzuhaben, und er habe ihr die Enttäuschung über das Verhalten vorher nicht nachgetragen.

Insgesamt hat Herr M. wenig Erinnerung an die Vorschulzeit.

Entwicklung ab Einschulung bis zum Ende der Schulzeit: Herr M. wurde 1954 eingeschult. Die Lehrer waren sehr freundlich zu ihm. Der Hausarzt habe Herzrhythmusstörungen festgestellt, daher sei er vom Sport ausgeschlossen gewesen, habe alle Überanstrengungen meiden müssen; die Eltern „bremsten" ihn stark.

Er habe Bastelarbeiten angefertigt, konnte sich stundenlang mit Knöpfen beschäftigen. Er habe nichts anderes gedurft, da die Eltern ihn im Hause beschäftigt sehen wollten. Später — nach dem Ende der Schulzeit — stellte sich heraus, daß er gar keine Herzkrankheit gehabt hatte.

1956 sei die Schwester in ein Internat gekommen; er war allein zu Hause. Die Mutter hatte im Geschäft zu tun. Die Erziehung beschränkte sich auf das Ahnden von Fehlern, d. h. wenn er etwas falsch gemacht hatte, schlug ihn der Vater abends. Er habe den ganzen Tag vor der Strafe Angst gehabt.

Selbstbeschreibung: „Nach außen wohlerzogen, innerlich total verängstigt, unterwürfig" (kein Eigenleben, „ich war ein Produkt"). Er sei streng katholisch erzogen worden.

Vertrauen zu seinen Eltern habe er nicht gehabt. Geborgenheit hätte er nie empfunden. Die Mutter sei zu Hause beherrschend gewesen, sie habe dem Vater alles weitererzählt, was er ihr anvertraute. Die Schwester war ihm immer „überlegen", sie sei „geistig weiter" gewesen, habe eine bessere Schulbildung und bessere Argumente als er gehabt. Die Beziehung sei eher distanziert gewesen, wie „Hund und Katze". Er sei ein Klotz am Bein der Schwester und unselbständig gewesen.

Herr M. fühlte sich nicht krank, durfte aber keine spontanen Aktivitäten zeigen. Er war ausgeschlossen. Es gab einen Freund im Haus: „Nicht der, den ich wollte, sondern der, der da war". In der Klasse habe er sich aus Angst Prügel gefallen lassen, sich nicht gewehrt. „Ich kam mir wie Aschenputtel vor, sehr ärmlich gekleidet, damit die Kunden des Vaters nicht dachten, man hätte zu viel Geld." Es gab Hänseleien im Schulhof, er stand in der Ecke. Freunde hatte er in der Klasse nicht. Leistungen: mittelmäßig, oft starker Abfall, weil er sich nicht akzeptiert fühlte.

Die Atmosphäre zu Hause war seit einem Hauskauf angespannt. Damals war er 10 Jahre alt. Man beherbergte Kurgäste, um das Haus zu finanzieren. Die Mutter — ständig tätig — war überlastet. Hin und wieder gab es Kontakt zu den Kurgästen, keine Großeltern, kaum verwandtschaftlichen Kontakt.

Herr M. blieb auf der Volksschule; eine weiterführende Schule sei aus finanziellen Gründen nicht in Frage gekommen. Mit 14 Jahren schloß er die Volksschule mit der 8. Klasse ab.

Private und berufliche Entwicklung nach der Schulzeit: Nach der Schule begann Herr M. eine Lehre als Werkzeugmacher in einer Firma, in der auch der Vater arbeitete. Die Lehrzeit machte ihm Spaß. Er verhielt sich dabei passiv, habe getan, was man von ihm wollte. Sein Anspruch an die Arbeit sei immer hoch gewesen, er wollte überperfekt sein. Das sei heute noch so.

Zu der Zeit habe er zum ersten Mal unter Magenbeschwerden gelitten; er habe sie aber nicht weiter ernst genommen. Er habe sich damals sehr um die Anerkennung seiner Leistungen bemüht. Es gab einen anderen Lehrling in der Firma, mit dem er befreundet war, sonst hatte er kaum Kontakt.

Die Schwester lebte ihr eigenes Leben, zu ihr habe er nie ein engeres Verhältnis entwickeln können. Nach der Lehre holte er die Fachschulreife nach und besuchte dann eine Ingenieurschule in einer anderen Stadt.

Um diese Zeit lernte er seine erste Freundin kennen. Die räumliche Trennung von ihr fiel ihm sehr schwer (wegen des Schulbesuchs konnte er sie nur am Wochenende sehen); weil er oft an sie denken mußte, konnte er sich in der Schule nicht konzentrieren. Mit 20 Jahren lernte er auf der Hochzeit der Schwester seine spätere Ehefrau kennen. Sie wohnte in Lübeck. Er besuchte sie in den Semesterferien; sonst blieb ihm nur der briefliche Kontakt.

Nach 3 Semestern brach er die Ingenieurschule ab, irgendwie fehlte ihm das rechte Interesse an der Schule, andererseits wollte er auch in der Nähe der Freundin sein. Er traute sich nicht, den Eltern vom Abbruch der Schule Mitteilung zu machen, meldete sich mehrere Monate nicht bei ihnen. Die Eltern ließen ihn schließlich polizeilich suchen.

Er wohnte inzwischen bei der Freundin in Lübeck, fand das Leben viel reizvoller als zu Hause. Mit 22 Jahren heiratete er die Freundin. Er dachte, die Frau „seiner Träume" gefunden zu haben. Außerdem hatte es die Frau bei ihrer Stiefmutter sehr schwierig gehabt, dem hatte er ein Ende setzen wollen.

Die Eltern waren mit seiner Wahl sehr einverstanden, die Ehefrau sorgte für guten Kontakt. Er arbeitete in der Gartenbaufirma des Schwiegervaters. Später holte er eine Ausbildung als Gärtner nach. Mit 25 Jahren machte er sich selbständig.

Seine Frau war eher unterwürfig; er war sich ihrer sicher. In der Ehe gab es außer Alltagsärgernissen keine Probleme, obwohl er oft den Gedanken hatte, ob er es „so" noch weitere 20 Jahre aushalten könnte. In seinem Beruf war er sehr engagiert, erhielt viel Anerkennung von den Kunden.

Im Winter 1975 lernte er während eines gemeinsamen Urlaubs mit der Ehefrau eine andere Frau (5 Jahre älter) beim Tanzen kenn. Die Frau interessierte sich „ganz auffällig" für ihn. Nach 4–6 Wochen teilte er seiner Frau bereits seine Scheidungsabsicht mit, obwohl es nach dem Urlaub nur briefliche und telefonische Kontakte zu der anderen Frau gab. Er fand den Kontakt dennoch sehr intensiv. Der Reiz des Neuen war ihm wichtig.

Seine Frau litt zunächst darunter, fand sich aber dann damit ab und zog aus. Er fuhr jede Woche 2- bis 3mal nach Offenburg, wo die neue Freundin wohnte.

Anfang 1976 wurde er geschieden; die Scheidung verlief problemlos. Er wunderte sich selbst über seine Härte und Kühle seiner Exfrau gegenüber. Ein Jahr später zog seine Freundin zu ihm nach Lübeck.

Die Freundin war sehr attraktiv und temperamentvoll; von ihr sei eine starke Spannung ausgegangen, es sei nie langweilig und sexuell sehr reizvoll mit ihr gewesen. Man war viel unterwegs. Er habe sie nicht „im Griff" gehabt, er habe sie bewundert. Er sei nie sicher gewesen, ob sie ihn liebte, war immer mißtrauisch.

Er spionierte hinter ihr her, meinte, daß sie, wenn sie allein wegging (z. B. Firmenfeier), neue Verhältnisse suchte. Er fühlte sich abhängig, trennte sich mehrmals, beobachtete wie weiter, begann das Verhältnis erneut.

Im November 1979 trennte sich die Freundin von ihm, nahm eine Stellung in Süddeutschland an. Er war einerseits erleichtert, hegte andererseits „Rachegedanken" gegenüber Frauen.

Seit der Scheidung hatte er kontinuierliche Kontakte zu seiner ehemaligen Frau beibehalten, die auch im Geschäft mitarbeitete. Er würde sie als gute Freundin sehen und versuchen, ihre Zuneigung zu übersehen, weil er sich sonst in die Enge getrieben fühlte.

Der Gartenbaubetrieb sei so weitergelaufen, mal besser mal schlechter. Von sich und den Angestellten würde er „Höchstleistungen" fordern.

Nach der Trennung von der Freundin hatte er (seit 1980) mehrere Beziehungen zu Frauen. „Solange es etwas zu erobern gibt", sei es reizvoll für ihn, wenn er es dann erreicht habe, würde es langweilig für ihn. Er hält Kontakte dadurch aufrecht, daß er sich ständig trennt und wieder neu beginnt, um sich die Spannung zu erhalten.

Was Frauen betrifft, so habe er große Ängste, nicht genug gemocht oder verlassen zu werden. Er sei ständig mißtrauisch, auch Bekannten und einem Freund gegenüber.

Herr M. hat keine Erinnerung an Zärtlichkeit während seiner Kindheit. Die Mutter war beherrschend, vor dem Vater hatte er Angst. Das Verhältnis zu Eltern und zur Schwester war distanziert. Er hatte kaum Freunde. Auch heute sind seine Beziehungen zu anderen eher von Mißtrauen und Distanz geprägt, sie werden als unbefriedigend empfunden. Herr M. neigt zum „Perfektionismus", er fordert „Höchstleistungen" von sich und anderen.

4 „Persönlichkeit" der Patienten

4.1 Persönlichkeitsprofil oder spezifischer Konflikt?

Während in früheren Arbeiten, ausgehend von Dunbar (1954), die Annahme eines bestimmten Persönlichkeitsprofils im Zusammenhang mit dem Auftreten bestimmter organischer Krankheiten vorherrschte, konnten neuere Arbeiten diese Annahme nicht bestätigen (Uexküll 1986).

Heute läßt sich eine Tendenz in Richtung der Annahme des Modells von Alexander (1951) feststellen, der von einem „spezifischen Konflikt" ausgeht und nach dem bei ganz verschiedenen Persönlichkeitsmerkmalen eine Disposition für die gleiche Krankheit vorliegen soll, wenn bestimmte konfliktspezifische Voraussetzungen gegeben sind.

Trotzdem tauchen in der neueren Literatur (z. B. Studt et al., 1983, Ahrens, 1983) immer wieder Untersuchungen auf, die die Annahme eines Persönlichkeitsprofils bei psychosomatischen Patienten nachzuweisen versuchen. Um zu diesem Thema Stellung nehmen zu können, wurde mit den beiden Patienten-Gruppen mit Herz-Kreislauf- bzw. Magen-Darm-Störungen eine detaillierte Diagnostik durchgeführt.

Durch eine detaillierte Fragebogenerhebung sollte geklärt werden, ob sich bei den beiden Patientengruppen Abweichungen von der Kontrollgruppe zeigen, die Schlüsse auf ein spezifisches Persönlichkeitsprofil zulassen.

Falls sich in den einzelnen Merkmalen Abweichungen von der Kontrollgruppe zeigen, so sollte auch geklärt werden, inwieweit sich diese Abweichungen den Werten einer umschriebenen klinischen Stichprobe (z. B. Phobikern oder Depressiven) annähern, um den Ausprägungsgrad des Merkmals zwischen einer Normalgruppe und einer definierten klinischen Stichprobe neu bestimmen zu können.

Die Fragebogen wurden so zusammengestellt, daß ein möglichst breites Spektrum von Informationen über Persönlichkeitsmerkmale und Persönlichkeitsstörungen erfaßt werden konnte.

Für die Erfassung der „Persönlichkeitsvariablen" wurde das Freiburger Persönlichkeitsinventar (FPI) von Fahrenberg, Hampel und Selg, 1978, ausgewählt, ein mehrdimensionaler Persönlichkeitsfragebogen mit dichotomisierter Antwortmöglichkeit. Aus ökonomischen Gründen wurde die Halbform A herangezogen, die 114 Items enthält.

Die Auswertung der Antworten erfolgt über 9 Standard- und 3 Zusatzskalen. Die Reliabilität und die Validität des FPI kann als gut bzw. zufriedenstellend bezeichnet werden.

Um die Bereiche „Nervosität" (psychosomatische Störungen) und „Depressivität", die das FPI bereits in den Skalen 1 und 3 aufnimmt, detaillierter klären zu können, wurden zusätzlich 2 zweitere Fragebogen eingesetzt, nämlich der GBB und der D-S.

Beim GBB (Gießener Beschwerdebogen) handelt es sich um ein Verfahren zur Klärung der subjektiv empfundenen psychosomatischen Beeinträchtigungen. Der Depressionsfragebogen (D-S von Zerssen) erfaßt über 16 Items mit skalierter Antwortmöglichkeit Tendenzen in Richtung „ängstlich-depressiver Verstimmtheit als Ausdruck einer neurotischen Fehlanpassung".

Um spezifische Angstbereiche und Angstausprägungsgrade für diese Patientengruppe ermitteln zu können und um eventuelle Unterschiede zwischen Magen-Darm- und Herz-Kreislauf-Patienten herauszufinden, wurden ein Phobiefragebogen und ein Fragebogen zu sozialen Ängsten vorgegeben.

Hinweise auf die Bedeutung von Ängsten, besonders im sozialen Bereich, ergaben sich aus einer früheren Untersuchung an 24 Magen-Darm-Patienten (Johannsen u. Vogt 1980).

Der Phobiefragebogen enthält 45 Items zu den Bereichen Agoraphobie, Ängste vor Verletzungen und Krankheiten, Kleintierphobie sowie sonstige Ängste. Die Skalierung reicht von 0 (keine Angst) bis 3 (panische Angst).

Der Fragebogen zu „sozialen Ängsten" enthält 10 Items soziale Interaktionen betreffend, die Skalierung ist die gleiche wie beim Phobiefragebogen.

Beide Fragebogen wurden von Hallam u. Hafner (London, 1978) entwickelt.

Der nachfolgenden Untersuchung liegen die Daten von insgesamt 144 Probanden zugrunde, nämlich je 48 Personen mit chronischen Magen-Darm-Störungen (Gruppe III), 48 Personen mit chronischen Herz-Kreislauf-Störungen in unterschiedlichen Ausprägungsgraden (Gruppe II) und einer Kontrollgruppe von ebenfalls 48 Probanden (Gruppe I).

Außerdem wurde den beschriebenen 3 Gruppen noch eine weitere klinische Stichprobe mit jeweils symptomatischer psychischer Störung (Gruppe IV) gegenübergestellt (z. B. „Phobiker" und „Depressive"), um Ausprägungsgrade von Persönlichkeitsstörungen vergleichen zu können.

Die Kontrollgruppe sollte im Hinblick auf Alter, Schicht und Geschlechtsspezifität soziologisch in etwa den Patientenstichproben vergleichbar sein.

Es sollte sich um Personen handeln, die weder psychisch noch somatisch „auffällig" waren, d. h. sich selbst als „gesund und intakt" einschätzten, zum Zeitpunkt der Untersuchung weder in psychotherapeutischer noch in ärztlicher Behandlung waren. Süchte (Alkohol, Drogen, Medikamente, starkes Rauchen) waren ebenfalls ausgeschlossen.

Das Durchschnittsalter der Teilnehmer an dieser Untersuchung betrug 39 Jahre (Standardabweichung: 11 Jahre).

Der Berufsstand der Angestellten war am häufigsten vertreten; an der Untersuchung nahmen fast ebenso viele Männer wie Frauen teil.

4.1.1 Ergebnisse aus der Fragebogendiagnostik

Die Ergebnisse werden in den Abbildungen 5–9 veranschaulicht und in den nachfolgenden Übersichten tabellarisch dargestellt (Tab. 2).

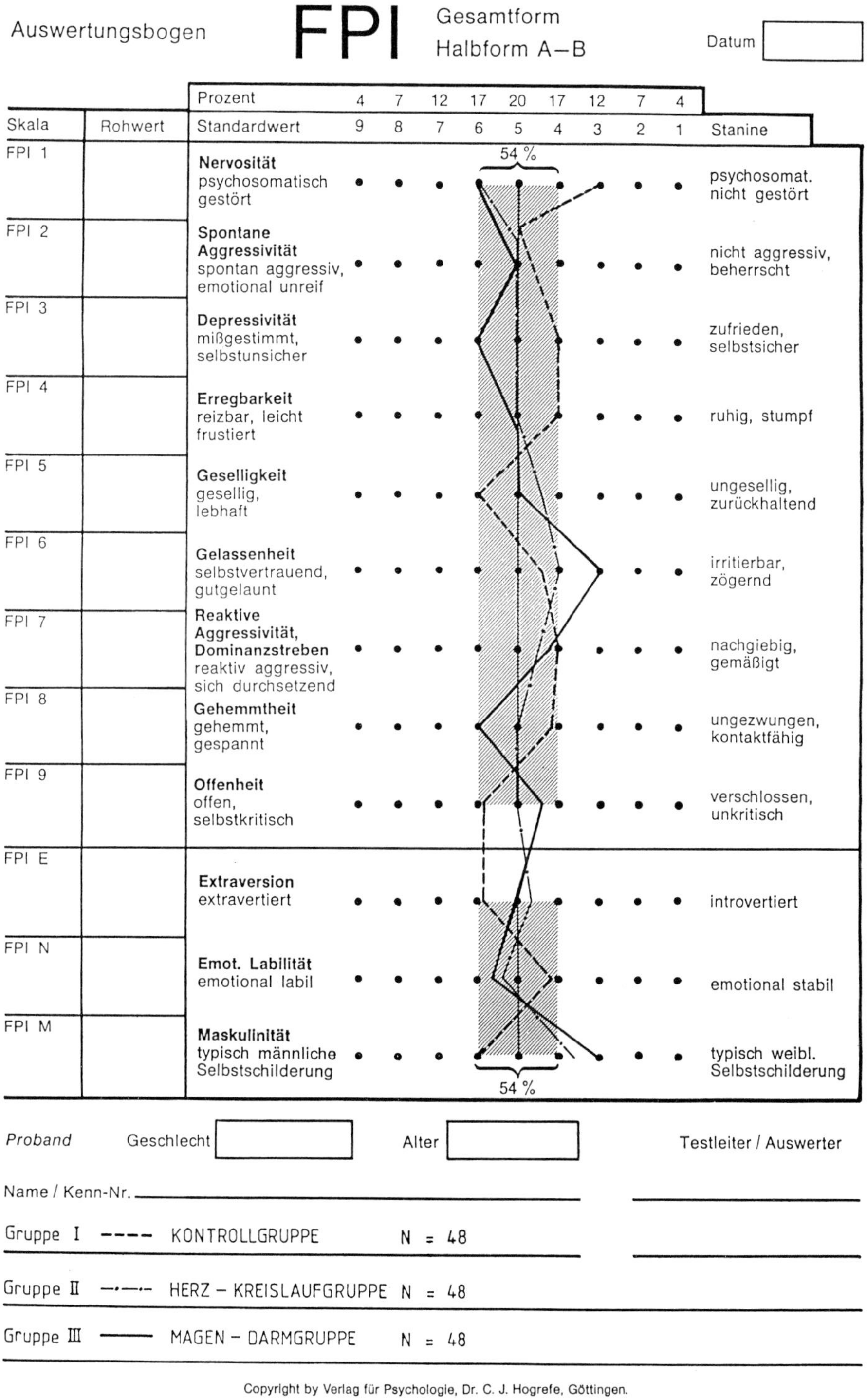
Auswertungsbogen
FPI
Gesamtform
Halbform A–B
Datum
Prozent 4 7 12 17 20 17 12 7 4
Skala
Rohwert
Standardwert 9 8 7 6 5 4 3 2 1
Stanine
54 %
FPI 1
Nervosität
psychosomatisch gestört
psychosomat. nicht gestört
FPI 2
Spontane Aggressivität
spontan aggressiv, emotional unreif
nicht aggressiv, beherrscht
FPI 3
Depressivität
mißgestimmt, selbstunsicher
zufrieden, selbstsicher
FPI 4
Erregbarkeit
reizbar, leicht frustiert
ruhig, stumpf
FPI 5
Geselligkeit
gesellig, lebhaft
ungesellig, zurückhaltend
FPI 6
Gelassenheit
selbstvertrauend, gutgelaunt
irritierbar, zögernd
FPI 7
Reaktive Aggressivität, Dominanzstreben
reaktiv aggressiv, sich durchsetzend
nachgiebig, gemäßigt
FPI 8
Gehemmtheit
gehemmt, gespannt
ungezwungen, kontaktfähig
FPI 9
Offenheit
offen, selbstkritisch
verschlossen, unkritisch
FPI E
Extraversion
extravertiert
introvertiert
FPI N
Emot. Labilität
emotional labil
emotional stabil
FPI M
Maskulinität
typisch männliche Selbstschilderung
typisch weibl. Selbstschilderung
54 %
Proband
Geschlecht
Alter
Testleiter / Auswerter
Name / Kenn-Nr.
Gruppe I ---- KONTROLLGRUPPE N = 48
Gruppe II —·—· HERZ – KREISLAUFGRUPPE N = 48
Gruppe III —— MAGEN – DARMGRUPPE N = 48
Copyright by Verlag für Psychologie, Dr. C. J. Hogrefe, Göttingen.

Abb. 5

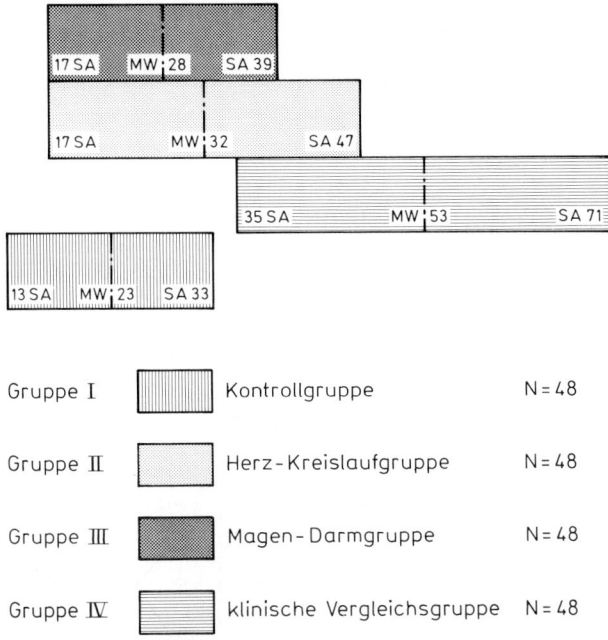

Abb. 6. **Phobien, Vergleich mit klinischer Stichprobe „multiple Phobien"**

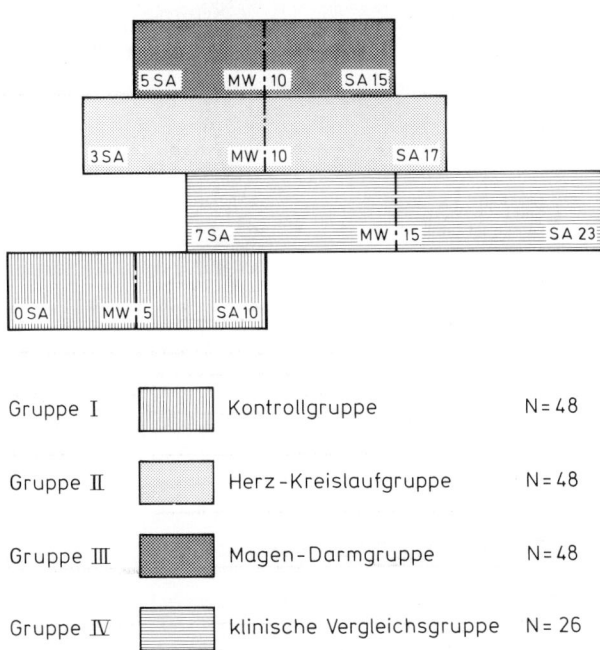

Abb. 7. **Depression, Vergleich mit klinischer Stichprobe**

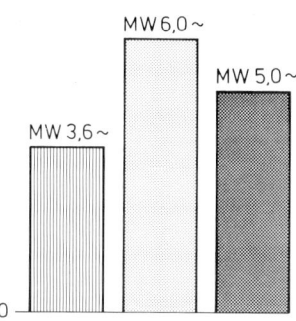

Skala 1
Erschöpfung

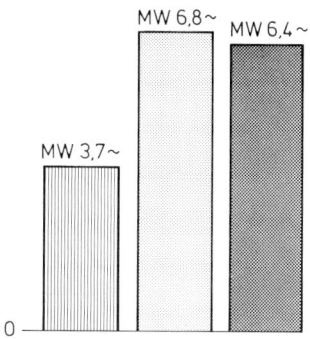

Skala 3
Gliederschmerzen

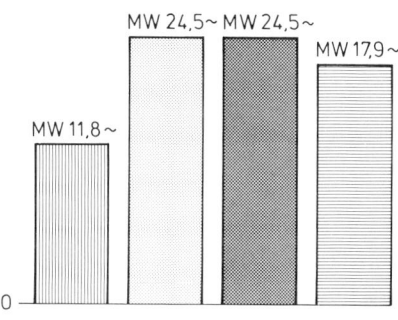

Skala 5
Allgemeine Klagsamkeit

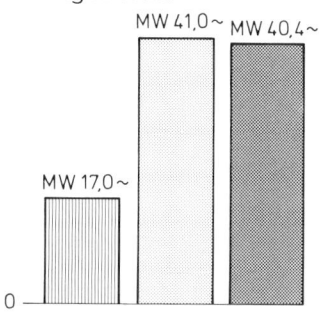

Behinderung durch die
Beschwerden im
Tagesablauf

Gruppe I   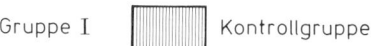   Kontrollgruppe   N = 48

Gruppe II   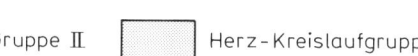   Herz-Kreislaufgruppe   N = 48

Gruppe III   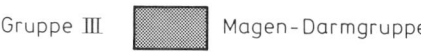   Magen-Darmgruppe   N = 48

Gruppe IV   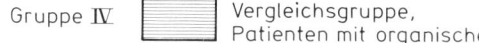   Vergleichsgruppe,
                                        Patienten mit organischen Störungen   N = 30

Abb. 8. Gießener Beschwerdebogen (GBB)

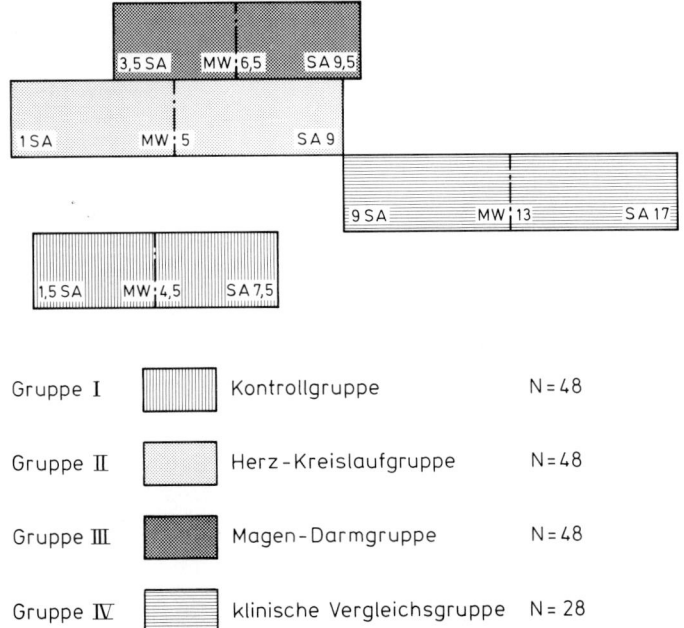

Gruppe I		Kontrollgruppe	N = 48
Gruppe II		Herz-Kreislaufgruppe	N = 48
Gruppe III		Magen-Darmgruppe	N = 48
Gruppe IV		klinische Vergleichsgruppe	N = 28

Abb. 9. Soziale Ängste, Vergleich mit klinischer Stichprobe „sozial Gehemmte"

4.1.2 Zusammenfassung der Ergebnisse zum Persönlichkeitsprofil

Tabelle 2

	Beide Patientengruppen unterscheiden sich im Mittelwert signifikant von der Kontrollgruppe	*Eine* Patientengruppe zeigt signifikante Mittelwertsabweichungen von den beiden anderen Gruppen	Keine wesentlichen Unterschiede zur Kontrollgruppe
a) Persönlichkeitsfragebogen			Herz-Kreislauf-Patienten und Magen-Darm-Patienten
		(Magen-Darm-Patienten: – 29% Mangel an „Offenheit" Skala 9 – Tendenzen: soziale Gehemmtheit, irritierbar, zögernd)	

	Beide Patientengruppen unterscheiden sich im Mittelwert signifikant von der Kontrollgruppe	*Eine* Patientengruppe zeigt signifikante Mittelwertsabweichungen von den beiden anderen Gruppen	Keine wesentlichen Unterschiede zur Kontrollgruppe
b) Phobien (gesamt)		Herz-Kreislauf-Patienten	
Teilbereich BVK-Phobie		Herz-Kreislauf-Patienten	
Teilbereich Agoraphobie		Herz-Kreislauf-Patienten	
Meiden bzw. Aussetzen der phobischen Situationen		Herz-Kreislauf-Patienten setzen sich seltener aus	
c) Soziale Ängste		Magen-Darm-Patienten	
d) Depression	Herz-Kreislauf-Patienten und Magen-Darm-Patienten		
e) Beschwerdebogen			
Skala 1: Erschöpfung		Herz-Kreislauf-Patienten	
Skala 3: Gliederschmerzen	Herz-Kreislauf-Patienten und Magen-Darm-Patienten		
Skala 5: Allgemeine Klagsamkeit	Herz-Kreislauf-Patienten und Magen-Darm-Patienten		
Behinderung im Tagesablauf	Herz-Kreislauf-Patienten und Magen-Darm-Patienten		
Einschätzung zur körperlichen oder seelischen Bedingtheit der Beschwerden	– eher seelisch bedingt		

4.1.3 Interpretation und Diskussion der Ergebnisse

Es sollte die Frage, ob es Hinweise auf ein „spezifisches Persönlichkeitsprofil" bei den untersuchten Patientengruppen gibt, geklärt werden. Das mehrdimensionale Persönlichkeitsinventar (FPI) gibt insgesamt keine wesentlichen Abweichungen zur Kontrollgruppe wieder; die Werte der beiden Patientengruppen liegen im Normbereich oder im „erweiterten Normbereich".

Es kann jedoch für die untersuchten Magen-Darm-Patienten von einer Tendenz in Richtung „sozialer Gehemmtheit" gesprochen werden, und bei 29% dieser Patienten gibt es einen Hinweis auf Antworttendenzen in Richtung „sozialer Gehemmtheit".

Im Bereich der Phobien unterscheiden sich die Herz-Kreislauf-Patienten von den beiden anderen Gruppen, wobei die Bereiche Blut-, Verletzungs- und Katastrophen-(BVK)- sowie die Agoraphobie die prägnantesten Befunde ergeben haben.

Das Itemspektrum bei der BVK-Phobie reicht von Angst vor Krankenhäusern über Spritzen und kleinere Operationen, Gedanken an den Tod, Ohnmächtigwerden bis Herzstillstand, Herzinfarkt. Hierbei erreicht die Herz-Patienten-Gruppe besonders hohe Werte, da die bekannte Störung gezielt angesprochen wird.

Es wäre auch möglich, daß der langjährige Arzt-Patient-Kontakt (im Mittel 6, 7 Jahre) und Klinikaufenthalte zu einer sensibilisierten Art der Körperbeobachtung und einer höheren Sorge vor „Verletzungen" in diesem Bereich geführt haben. Die Gruppe der Magenpatienten und die Normalgruppe könnten hier eher Antworten aus der Vorstellung gegeben haben.

Nach Hallam (1978) ist die Agoraphobie kein zentrales Kernbild eines phobischen Syndroms, sondern eher ein variables Gefüge von neurotischen Ängsten.

Marks (1970) definiert die Agoraphobie als ein multiples Syndrom und spricht vom Auftreten dieser Symptomatik z. B. nach Krankheiten; er definiert die Phobie als spezielle Form der Angst, die

— den Bedingungen der Situation nicht angemessen ist,
— weder durch Erklärungen noch durch rationale Begründungen beseitigt werden kann,
— keiner freiwilligen Kontrolle unterliegt,
— zu einer Vermeidung der gefürchteten Situation führt.

Bartling et al. (1980) führen an, daß besonders durch das „Weiterdenken" bzw. „Hochrechnen" der weiteren Entwicklung („Wenn ich hier bleibe, bekomme ich einen Herzinfarkt") eine bestimmte Situation bedrohlich wird.

Es entsteht eine situationsbezogene Dissonanz, die in dem Unterschied zwischen üblicher Einschätzung der Situation und dem eigenen Erleben dieser Situation entsteht. Der Phobiker hat mehrere Möglichkeiten der Dissonanzreduktion; eine Möglichkeit besteht darin, die im Verlauf der phobischen Reaktionen auftretenden körperlichen Sensationen, die häufig besonders deutlich im Herz-Kreislauf-System registriert werden, als Ursache zu attribuieren.

Die Gruppe der Herz-Kreislauf-Patienten weist in diesem Teilbereich signifikante Werte auf. Das könnte auf Angst vor Kontrollverlust in „unstrukturierten

Räumen" (Flächen, Plätze) einerseits hinweisen, andererseits aber auch auf ein Sich-angewiesen-fühlen auf soziale Kontakte (Hilfe) beim Auftreten der Störung. Es wäre denkbar, daß diese Patienten, die ihre Störung als bedrohlich und angstauslösend wahrnehmen, sich unter „kontrollierten" Bedingungen (vertraute Umgebung, Ansprechpartner) wohler fühlen.

Während die Gruppe der Herz-Kreislauf-Patienten eher höhere Werte in agora- bzw. klaustrophobischen Situationen und im Bereich der BVK-Phobien angibt, zeigt die Magen-Darm-Gruppe signifikante Angstwerte in sozialen Situationen.

Bei näherer Betrachtung der Fragebogen zeigt sich, daß die höchsten Werte (starke−panische Angst) und die meisten Nennungen (ein Drittel der Gesamtstichprobe) beim Item 1 des Fragebogens liegen („vor einer größeren Anzahl von Menschen sprechen oder handeln").

Auch hier könnte man, wenn man die Situation „vor einer größeren Anzahl von Menschen" als eine Gruppe betrachtet, von einer möglichen Angst vor Kontrollverlust sprechen, und zwar in dem Sinne, daß hier „der andere" als Bedrohung empfunden wird: Kontrollverlust insofern, als das eigene System als nicht stark genug wahrgenommen wird, dem anderen begegnen zu können — Angst, dem eigenen Anspruch nicht gerecht werden zu können, Schwächen nicht verbergen zu können, „enttarnt" zu werden.

Daß die im Vergleich zur Kontrollgruppe hohen Werte in diesen Ängsten sich im Vergleich mit einer klinischen Gruppe sozial Gehemmter relativiert, mag darin begründet sein, daß die Magen-Darm-Patienten im Gegensatz zur klinischen Gruppe mit den geschilderten sozialen Ängsten äußerlich im Alltag „funktionsfähig" bleiben.

Beide Patientengruppen weisen vergleichbar hohe Depressionswerte auf, die signifikant von den Angaben der Kontrollgruppe abweichen. Die Angaben zu diesem Merkmal könnten Ausdruck der Resignation gegenüber der Krankheit sein.

Beide Gruppen befanden sich zum Zeitpunkt der Untersuchung jahrelang (im Mittel rund 6 bzw. 7 Jahre) ohne Erfolg, d.h. ohne positive Veränderung der Symptomatik, in ärztlicher Behandlung. Es ist wahrscheinlich, daß sich dies belastend ausgewirkt hat.

Der Beschwerdebogen weist für die Gruppe der Herz-Kreislauf-Patienten einen signifikanten Wert für „Erschöpfung" aus, was ein Ausdruck der Schwankungen von Puls- und Blutdruckverhalten bei dieser Patientengruppe sein könnte.

Die Patienten geben als Einschätzung zur Ursache für die Beschwerden „eher seelisch bedingt" an; das bedeutet, daß unverarbeitete Konflikte oder ein insgesamt als Belastung erlebter Alltag für die Patienten die Basis für die körperlichen Störungen bildet.

In den Bereichen „Gliederschmerzen", „allgemeine Klagsamkeit" und Behinderung durch die Beschwerden im Alltag fühlen sich die beiden Patientengruppen etwa gleich belastet.

Wenn man die ermittelten Abweichungen nun mit einer jeweils symptomatisch relevanten klinischen Stichprobe vergleicht (vgl. Abb. 6–9), dann wird deutlich, daß es sich lediglich um „Tendenzen" handelt.

So wird z.B. beim Vergleich der Phobiegesamtwerte ersichtlich, daß die untersuchten Patientengruppen (II und III) in ihren Mittelwerten signifikant unter dem der klinischen Phobikergruppe (IV) bleiben.

Lediglich in den Depressionswerten läßt sich eine Annäherung an den Mittelwert einer klinischen Vergleichsstichprobe feststellen, die mit der Primär-symptomatik „soziale Ängste" in der Psychiatrischen Klinik des Universitäts-krankenhauses Hamburg-Eppendorf ambulant behandelt wurden.

Die Antwort auf die Frage, ob es ein spezifisches Persönlichkeitsprofil bei einer oder beiden der untersuchten Patientenstichproben gibt, muß also nach den vorliegenden Ergebnissen verneint werden. Es kann eher von einer „spezifischen Konfliktkonstellation" — zumindest bei den Magen-Darm-Patienten deutlich sichtbar (s. Kap. „Zur sozialen Entwicklung der Patienten") — ausgegangen werden.

5 Zeichnungen als diagnostisches Instrument

Nach Sehringer (1983) lassen sich 5 Phasen in der Entwicklung der zeichnerischen Verfahren unterscheiden.

Die ersten standardisierten Zeichentestverfahren galten den kindlichen Darstellungen. Schon vor der Jahrhundertwende gab es Erhebungen zum kindlichen Zeichnen. Die zeichnerischen Darstellungen sollten Aufschluß über den Entwicklungsstand des Kindes, die psychologischen und physiologischen Bedingungen und die Intelligenzentwicklung geben; es wurden Vergleiche mit der Kunst von Primitiven gezogen *(1. Phase)*.

In der *2. Phase* (etwa 1908–1928) blieb die Kinderzeichnung weiterhin Gegenstand der Untersuchungen („Begabungstypen", „Erzähltypen", Analyse der Beziehung zwischen Wahrnehmung und Gestaltung des Kindes), aber auch die Zeichnungen Geisteskranker gewannen für die Diagnostik an Interesse (Mohr 1906, Prinzhorn 1923). Die Zeichnung wurde jetzt als Ausdruck der Gesamtpersönlichkeit aufgefaßt; sie war nicht länger nur Maßstab bestimmter Fähigkeiten. Man analysierte die Zusammenhänge zwischen Wahrnehmung und Gestaltung. Ganzheitliche Aspekte wie Farbe, Raum, Form, Dynamik, Gestaltprägnanz etc. rückten in den Vordergrund der Betrachtung.

Parallel zu dieser Wende in der Auffassung der zeichnerischen Darstellungen entstand eine „charakterologische" Systematik (gegen Ende der 20er Jahre bis zum 2. Weltkrieg). Wartegg entwickelte 1939 den nach ihm benannten Zeichenergänzungstest. Er ist der erste Test, der auf dem Hintergrund eines charakterologischen Persönlichkeitsbildes das graphische Produkt zu deuten versucht *(3. Phase)*. Auch der psychoanalytische Ansatz gewann langsam an Bedeutung. Schwerpunkt der Betrachtung war hier die Inhaltsanalyse der Zeichnungen und die Symbolinterpretation; dabei wurde die Sinnhaftigkeit der Inhalte vorausgesetzt.

Den Beginn der *4. Phase* leitete der Aufsatz von Frank (1939, zit. nach Sehringer 1983) ein. Er legte dar, daß Testergebnisse nur dann einen Sinn bekommen, wenn sie als Niederschlag einer dynamischen, prozeßhaft orientierten Persönlichkeitsauffassung betrachtet werden. Das methodische Prinzip heißt nun nicht mehr „erklären", sondern „verstehen". Die Basis der Interpretation einer Zeichnung ist die subjektive Erfahrung; sie erfolgt aufgrund der Ausdrucks- und gestaltpsychologischen Reduktion nach phänomenologischer Typologie.

Die sog. „projektiven" Testverfahren nahmen in den folgenden Jahren einen breiten Raum ein.

Etwa in den 50er Jahren zeichnete sich eine Wende ab (Beginn der *5. Phase*). Die projektiven zeichnerischen Verfahren gerieten zunehmend in den Mittelpunkt der Kritik. Die Grundlagenforschung wurde durch neue Fragen belebt, so z. B. durch die Frage nach den Einsatzmöglichkeiten der zeichnerischen Produktionen (etwa als Bestandteil einer Testbatterie bei einer offenen Persönlichkeitsdiagnostik oder im klinischen Bereich als Sichtbarmachung eines spezifischen Befindlichkeitszustands einer Person). Die zeichnerische Gestaltung wurde als ein bereichernder Teil der Diagnostik aufgefaßt, der einen emotionalen Zugang zum Patienten und der Störung möglich machte.

5.1 Begriff und Bedeutung des Körperschemas für die klinische Diagnostik

Der Begriff „Körperschema" wurde von Pick (1908) eingeführt, der es als „Orientierung am eigenen Körper" beschrieb.

Der Neurologe Head (1918) gab mit seiner Definition zum Begriff „Körperschema" einer ganzheitlichen Auffassung Ausdruck:

> Wir verdanken es der Existenz dieses Schemas, daß wir die Fähigkeit haben, unsere Kenntnisse der Haltung, Bewegung und Lokalisation über die Grenzen unseres Körpers bis zum Ende irgendeines Gegenstandes in unserer Hand zu projizieren. [...] Alles, was an den bewußten Bewegungen unseres Körpers teilnimmt, wird zu einem Modell von uns selbst hinzugefügt und wird damit Teil der Schemata [...]

Schilder (1923) fand folgende Definition:

> Das Körperschema ist das Raumbild, das jeder von sich selber hat. Man darf annehmen, daß dieses Schema in sich enthalte die einzelnen Teile des Körpers und ihre gegenseitige räumliche Beziehung zueinander. Daß zwischen diesem Schema des Körpers und der Wahrnehmung oder Vorstellung des Außenraumes eine Relation bestehe, ist von vornherein recht wahrscheinlich.

Der Autor nimmt an, dieses Bild stelle eine dreidimensionale Einheit aus interpersonalen Umwelt- und Zeitfaktoren dar. Auch Neugier, Gefühle, soziale Beziehungen, sogar Pflicht und Ethik gehen später bei ihm in das Konzept „Körperschema" mit ein.

Im klinischen Bereich untersuchte erstmals Karen Machover (1949) die Bedeutung des Körperschemas für die psychiatrische Diagnostik. Anhand tausender von Patientenzeichnungen kam sie zu ihrer zentralen Hypothese hinsichtlich der Projektion des Körperschemas („body image") in die dargestellten Figuren und den Ausdruck des Selbstgefühls („self concept"). Machover ging davon aus, daß die gezeichnete Figur (Anweisung: „Zeichnen Sie eine Person") ebenso typisch für den Zeichner sei wie seine Handschrift, seine Mimik und Gestik.

Strukturelle Aspekte wie Größe und Plazierung der Figuren und auch formale Aspekte wie Linienführung, statische oder dynamische Darstellung, wesentliche Proportionen des Körpers, Symmetrie, Tendenzen fehlender Teile etc. — alle diese Merkmale bleiben nach Machover über Jahre konstant und typisch für den Zeichner.

Machover führt weiter aus, daß die Zeichnungen in einer signifikanten Anzahl von Fällen Aussagen über Ängste, Schuldgefühle und Aggressionen erlauben. In neuerer Zeit gibt es Untersuchungen zum Körperschema, die — wie z.B. die folgenden Arbeiten — indirekt die Hypothese Machovers bestätigen.

Fisher u. Cleveland (1958) nahmen zu den Körpergrenzendimensionen („body image boundary") Stellung. Sie fanden eine Beziehung zwischen der wahrgenommenen Körpergrenze und dem Ort der psychischen Behinderungen. Sie kamen zu dem Schluß, daß bei inneren Störungen, wie z. B. Magen-Darm- oder Herz-Kreislauf-Beschwerden, die Körpergrenzen als eher offen erlebt werden und nicht als schützend vor äußeren Einflüssen. Patienten mit „äußeren" Beschwerden erleben dagegen ihren Körper als schützenden Wall gegen äußere, bedrohende Einflüsse. Die Autoren sind der Meinung, daß die Wahrnehmung der Körpergrenzen eine ätiologische Rolle bei der Frage der Organwahl spielt. Dieser Bereich sei wesentlich für weite Verhaltensbereiche.

Kahn u. Johnes (1965) untersuchten anhand des „Draw-a-person"-Tests (DAP) Personen vor der stationären psychiatrischen Aufnahme. Sie stellten fest, daß die Personen, die unproportionales Zeichnen von Körperteilen, falsche Plazierung von Körperteilen oder fehlende Körperteile erkennen ließen, signifikant häufig aufgrund anderer psychiatrischer Diagnostiken stationär in die Klinik aufgenommen wurden.

Carter (1973) fand typische Unterschiede zwischen hirngeschädigten, retardierten und normalen Kindern. So zeigten die Zeichnungen Hirngeschädigter weniger Details, weniger Körperteile und schlechtere Proportionen. Die Retardierten wiesen im Verhältnis zum IQ mehr Details als die untersuchte Normalpopulation auf.

Nathan (1973) ermittelte bei 36 übergewichtigen Kindern ein weniger differenziertes Körperschema als bei einer Kontrollgruppe und deutet dies als Schwierigkeit dieser Kinder, ein Wertgefühl zu entwickeln.

Simonton (1982) nahm die Zeichnungen Krebskranker als bedeutsame Information zur Haltung des Patienten zu seiner Störung. Innerhalb der Krebstherapie werden die zeichnerischen Darstellungen der Körper-Krebs-Relation im Rahmen einer Verlaufskontrolle als wichtiger Hinweis zur Veränderung des Krankheitsbildes gewertet.

Baldwin (1964), Harris (1967) und Kokonis (1972) untersuchten das Körperschema Schizophrener; die genannten Autoren fanden signifikante Anzeichen von Desintegration und Störung der „Ich-Grenzen". Carlson et al. (1973, zit. nach Sehringer 1983) wiesen auf die Prüfung des zeichnerischen Niveaus hin, um Irrtümer der Interpretation zu vermeiden.

5.2 Diagnostische Bedeutung der Körperschemazeichnungen in dieser Untersuchung

In dieser Untersuchung soll der Versuch unternommen werden, anhand der zeichnerischen Produkte Kriterien herauszufinden, die evtl. als „störungsspezifisch" für die Patientenstichproben gelten können.

Dabei wurden die zeichnerischen Darstellungen reduziert auf ganzheitliche Eindrucksmerkmale betrachtet und ausgewertet.

Die Spontanzeichnungen zum Körperschema sollten Informationen zu den Dimensionen

— Haltung,
— Eigenschaften,
— Körperempfinden,
— Körpererziehung (Körperkontakt)

geben. Um Aussagen zu den genannten Aspekten machen zu können, wurden Patienten und Kontrollgruppe gebeten, sich selbst zu zeichnen, und zwar „spontan", d. h. ohne viel nachzudenken und ohne zu korrigieren. Wichtig war, daß der Zeichner sich so darstellte, wie er sich selbst sah.

Um die Aussagekraft der Zeichnungen nicht zu entstellen, wurde auf eine „objektive" Deutung verzichtet. Die Patienten interpretierten das Dargestellte mit eigenen Worten.

Dem Hauptkritikpunkt an projektiven Verfahren, nämlich dem Mangel an Auswertungsobjektivität (Beurteilerkompetenz), wurde durch die Wahl der Eigeninterpretation der Zeichnungen durch die Probanden Rechnung getragen.

Der Informationsgewinn wurde höher eingeschätzt als die Standardisierung des Verfahrens. Die Chance, daß sich in der Zeichnung optisch ein „Gesamtzustand" zeigt, ist von eigener Qualität und „durch eine begriffliche Systematik nicht zu ersetzen" (Sehringer 1983).

Nach Sehringer gibt es „latente Faktoren", die die Qualität der Zeichnungen beeinflussen können:

— vergleichbare Altersnormen,
— Geschlechtsunterschiede,
— Status,
— zeichnerische Begabung,
— Motivation.

Zu den Faktoren „Altersnormen", „Geschlechtsunterschiede", „Status" gibt es bisher für testunabhängige Spontanzeichnungen keine relevanten Untersuchungsergebnisse.

Der Faktor „zeichnerische Begabung" dürfte nach der Selbsteinschätzung der Probanden etwa auf gleichem Niveau liegen, da keine Übung mit dem Zeichnen bestand.

Die „Motivation" als eine latente Beeinflussung der zeichnerischen Qualität wird sicherlich unterschiedlich ausgeprägt gewesen sein.

Da es hier jedoch nicht auf die „Schönheit" oder die „gelungene Ausführung" der Darstellung ankam, sondern auf die Aussagen der Probanden zum Dargestellten, kann dieser Aspekt als eine mögliche Fehlerquelle vernachlässigt werden.

Die folgenden Zeichnungen zum Körperschema geben die Vielfalt der „Sichtweisen" wieder. Um die Darstellungen nicht durch „Experteninterpretationen" zu befrachten oder inhaltlich falsch auszulegen, wurden die Zeichner gebeten, ihre Bilder nach standardisierten Fragen selbst zu deuten.

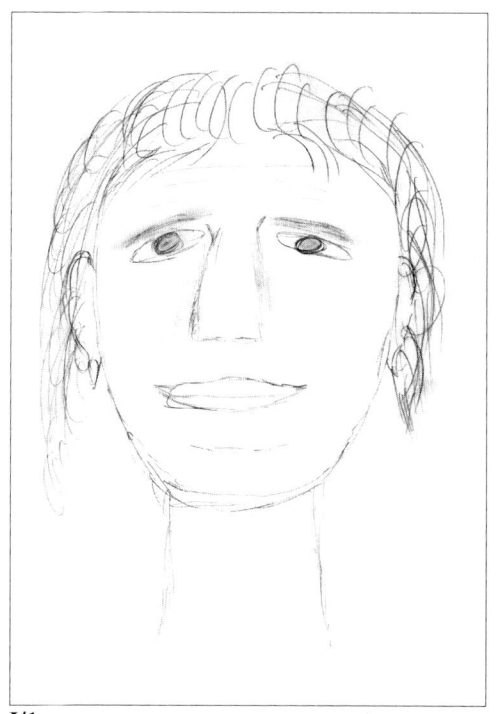

I/1

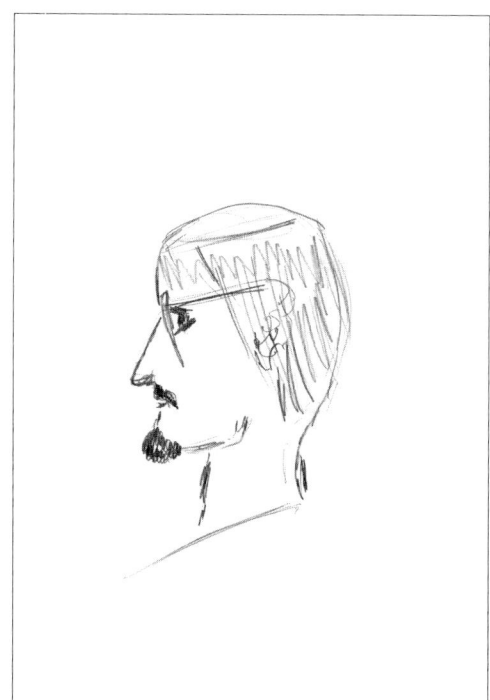

I/2

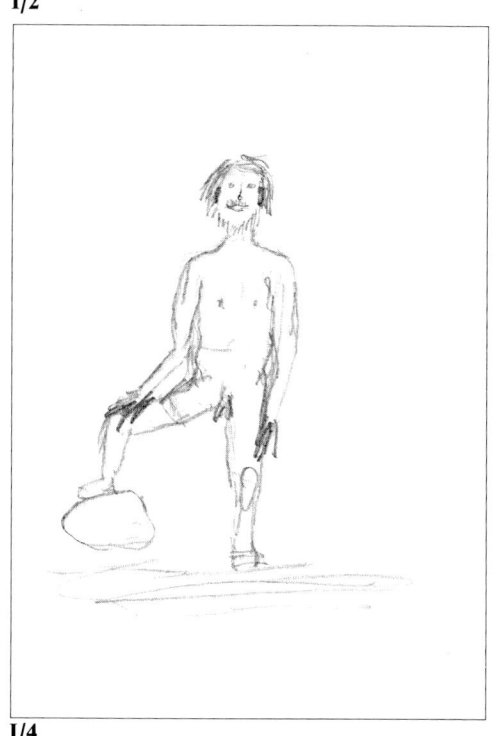

I/3

I/4

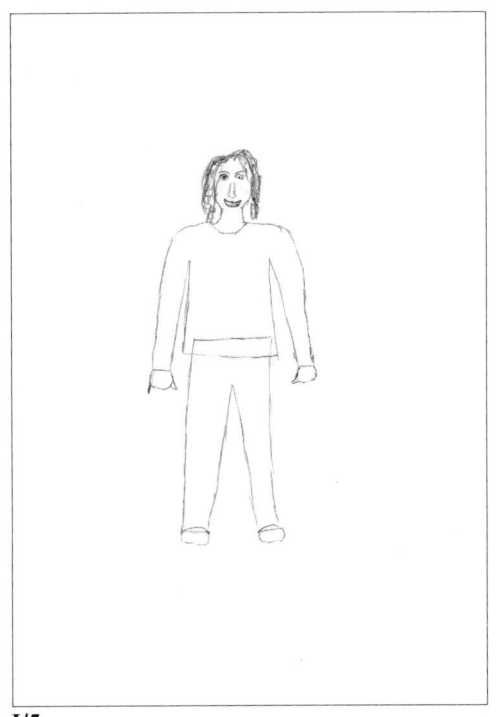

I/5

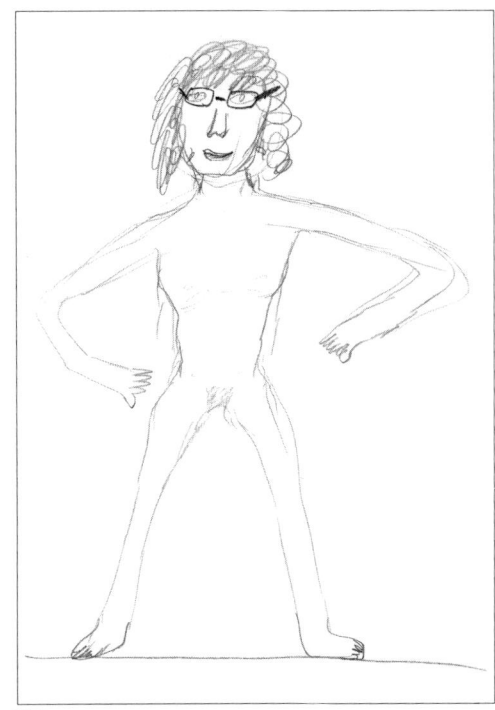

I/6

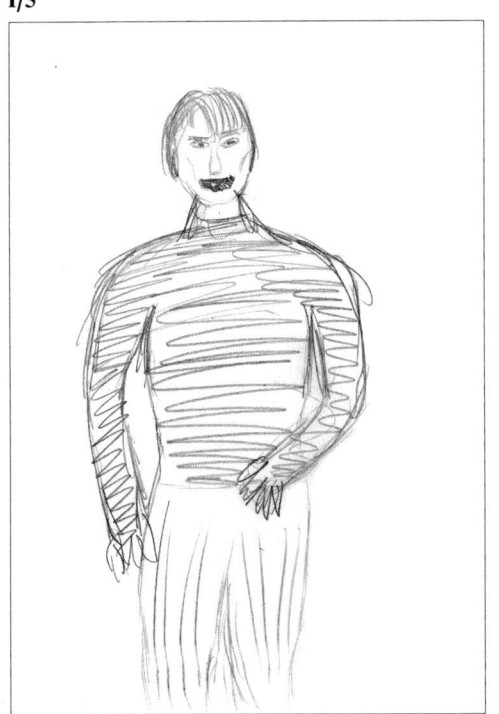

I/7

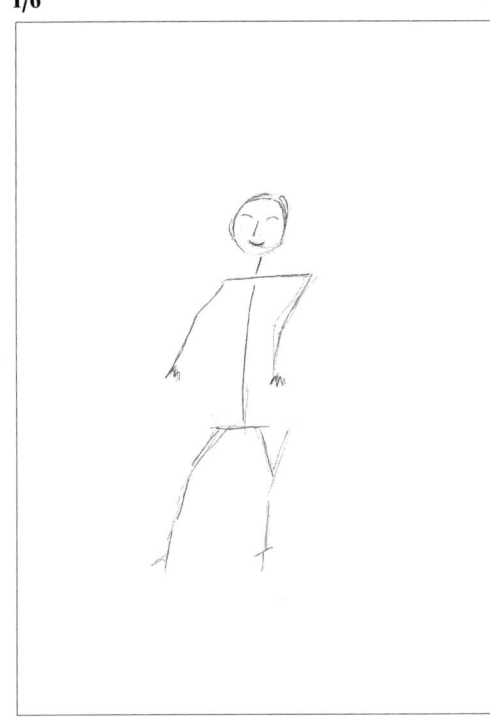

I/8

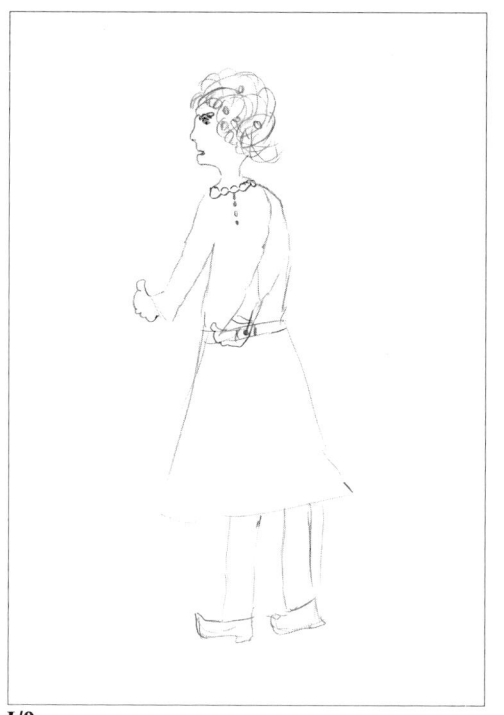

I/9

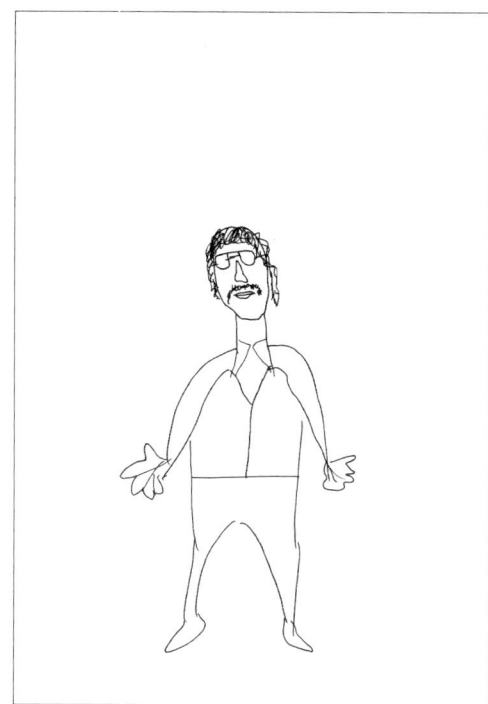

I/10

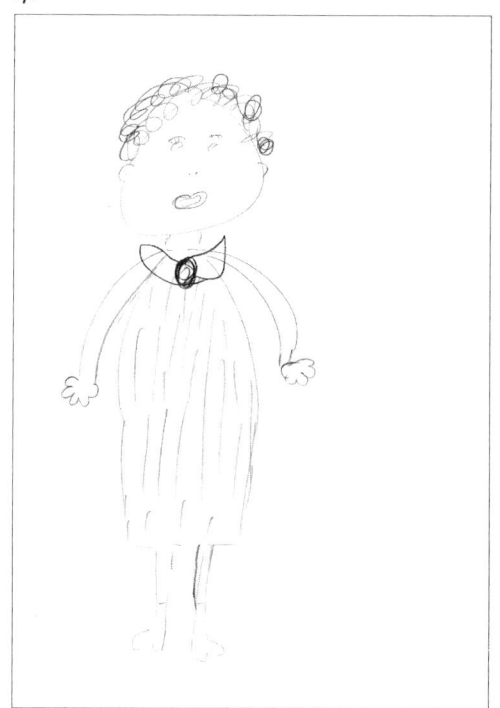

I/11

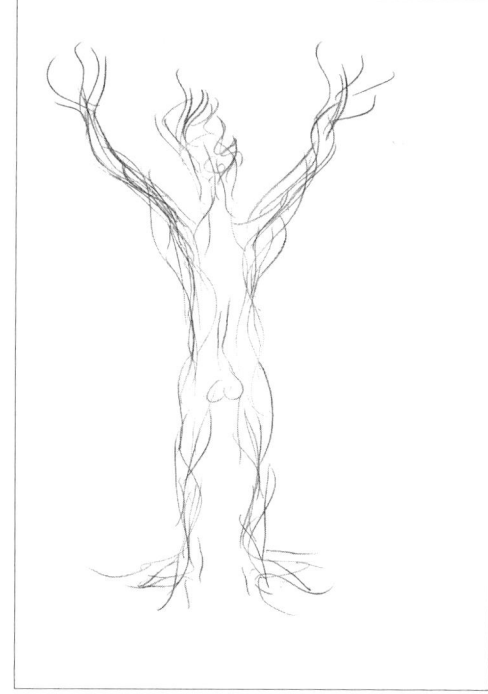

I/12

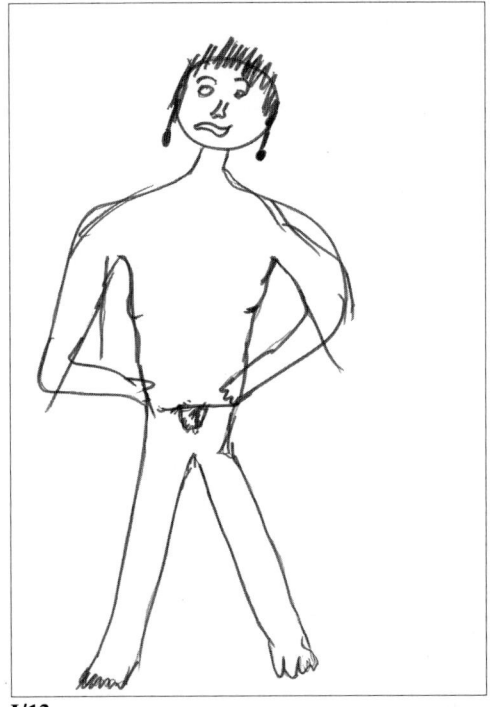

I/13

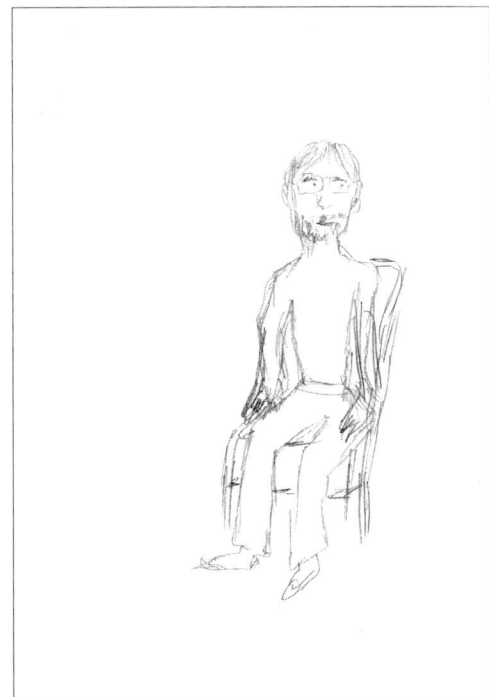

I/14

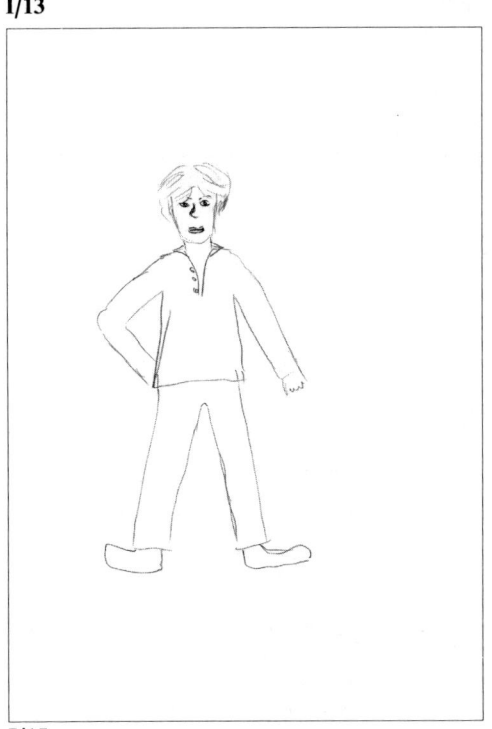

I/15

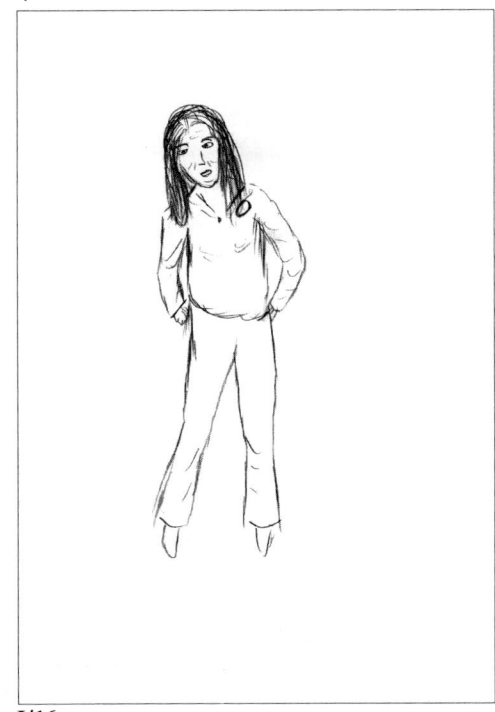

I/16

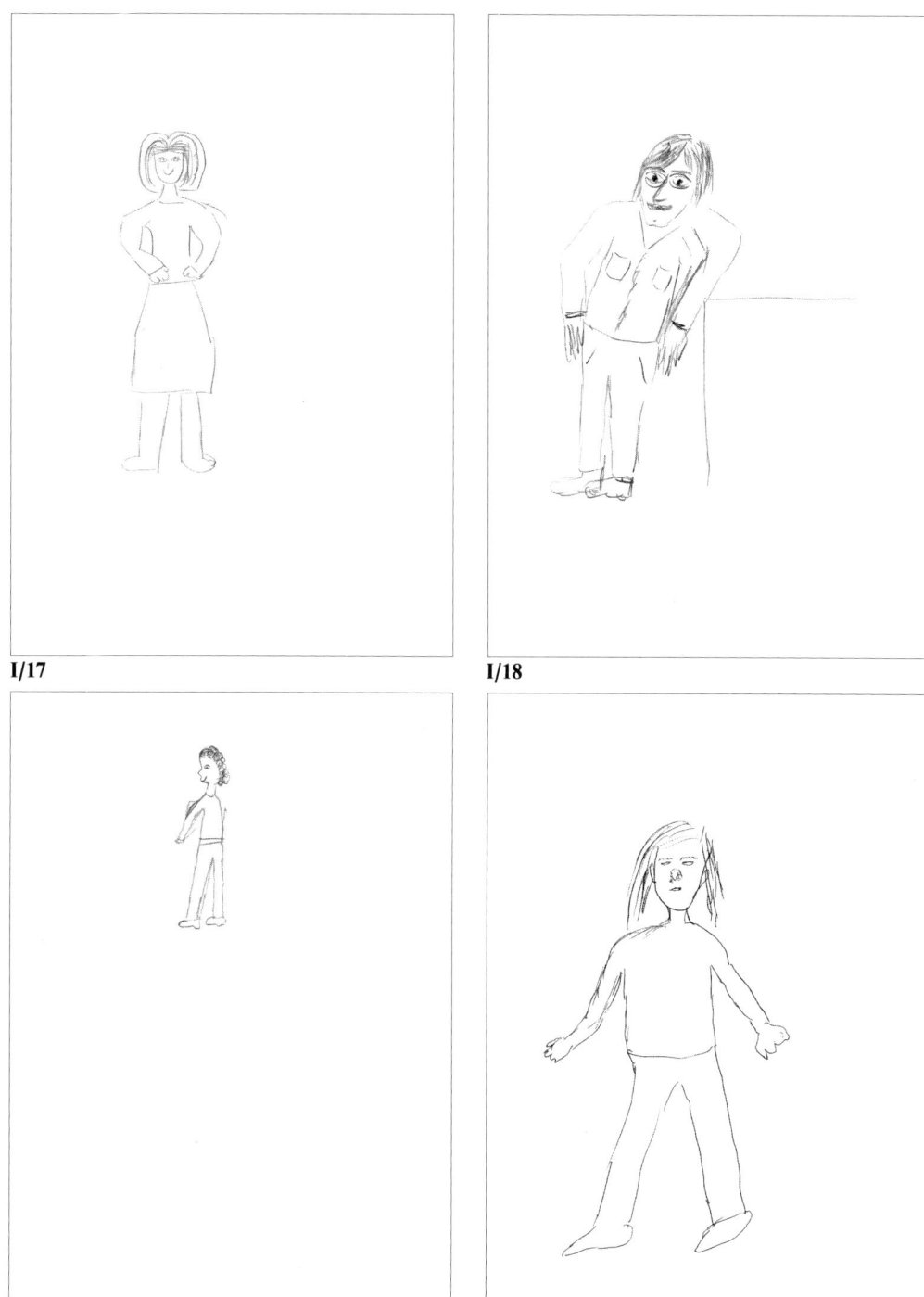

I/17

I/18

I/19

I/20

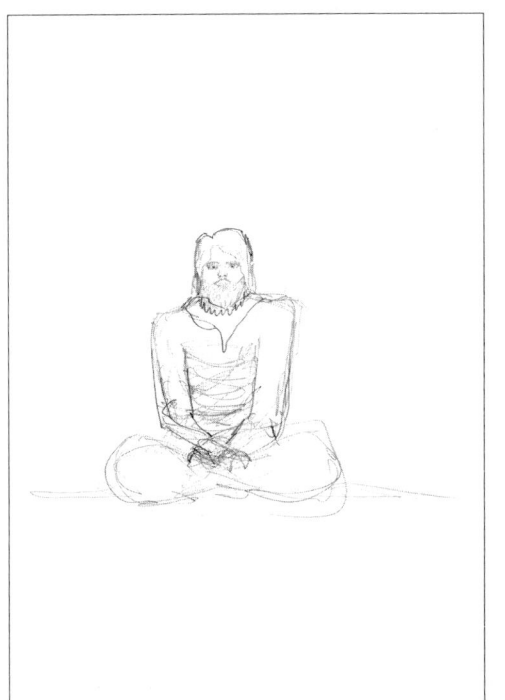

I/21

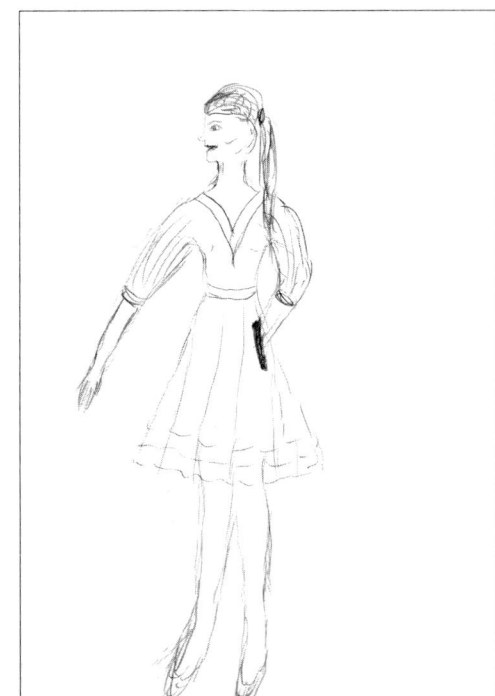

I/22

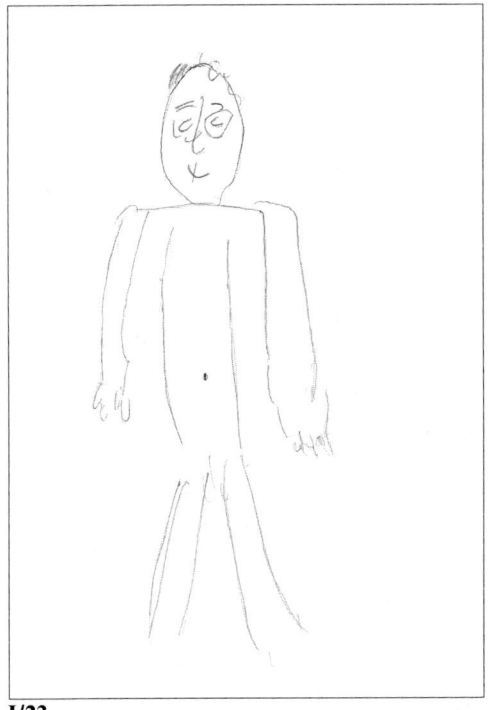

I/23

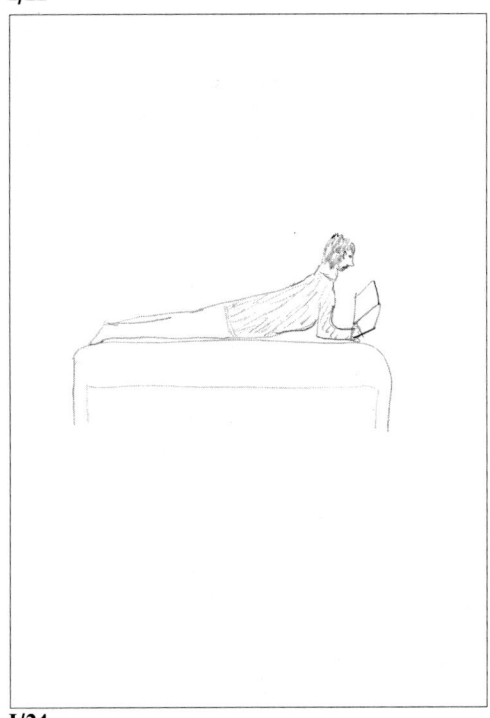

I/24

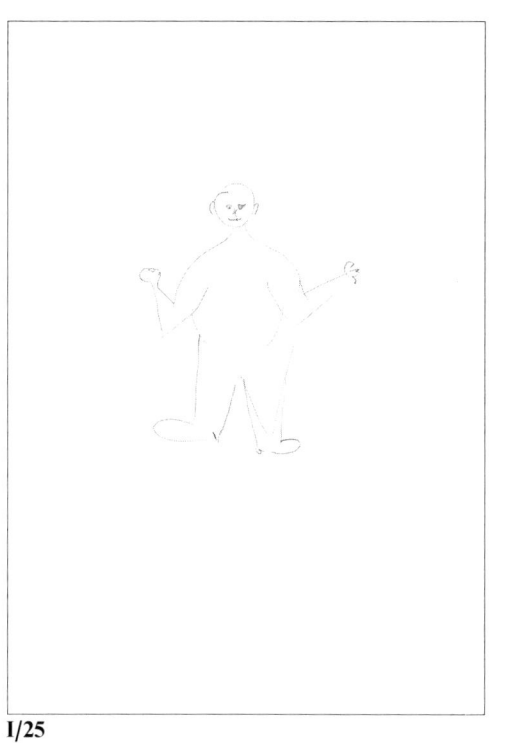

I/25

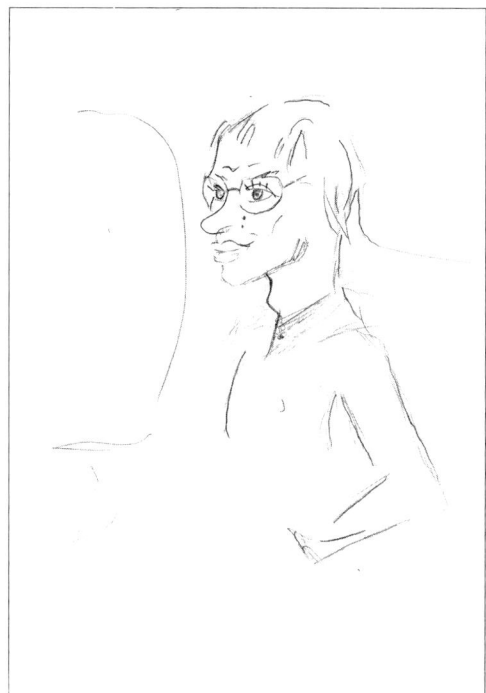

I/26

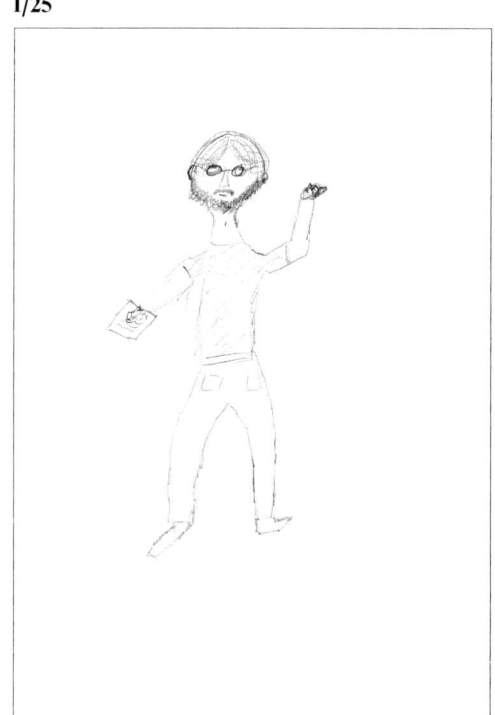

I/27

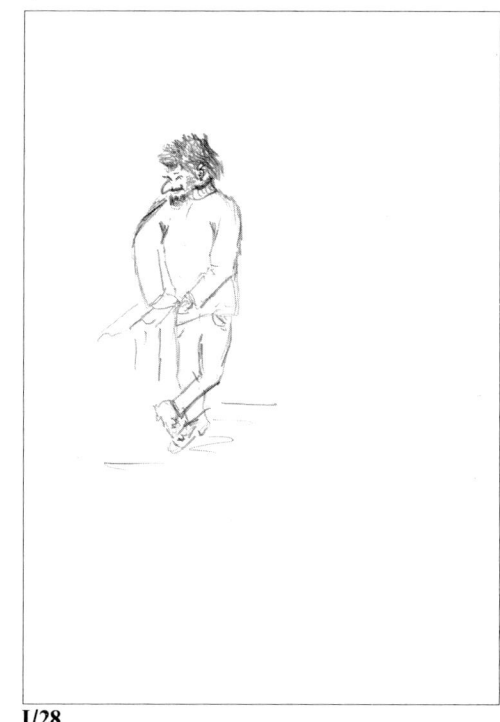

I/28

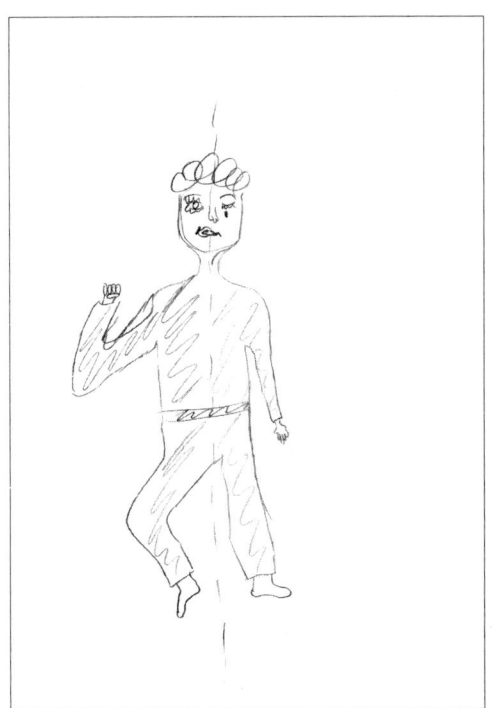

I/29

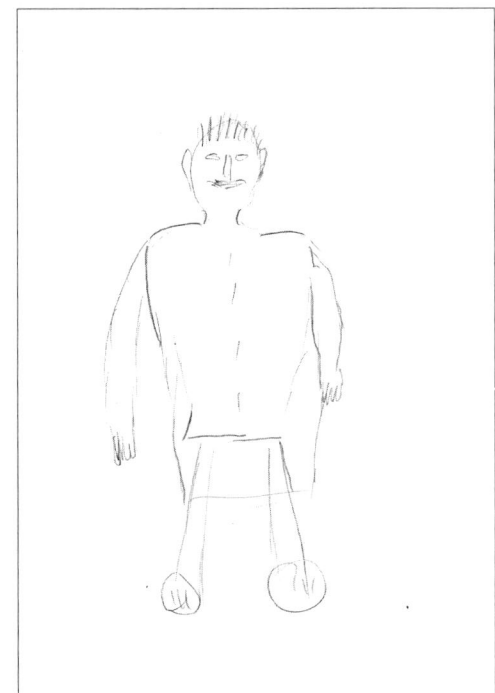

I/30

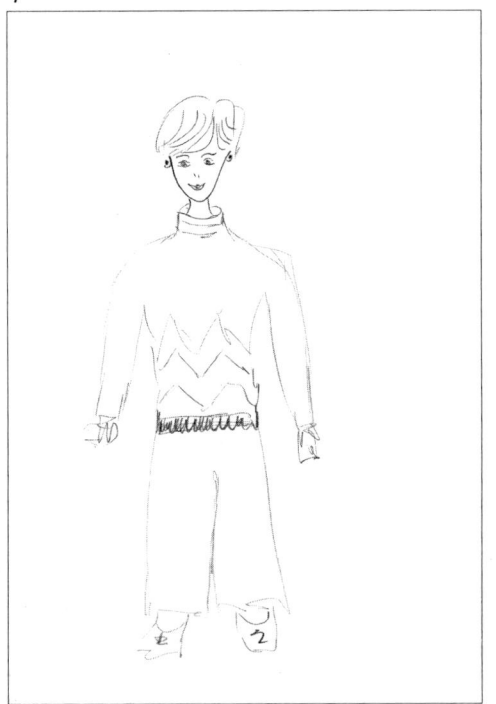

I/31

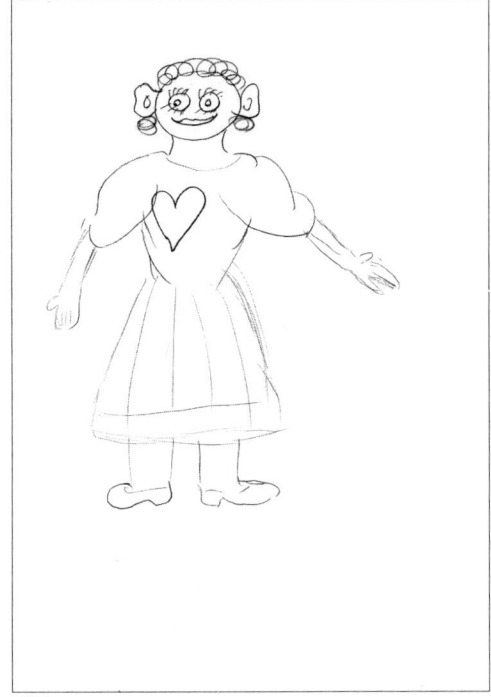

I/32

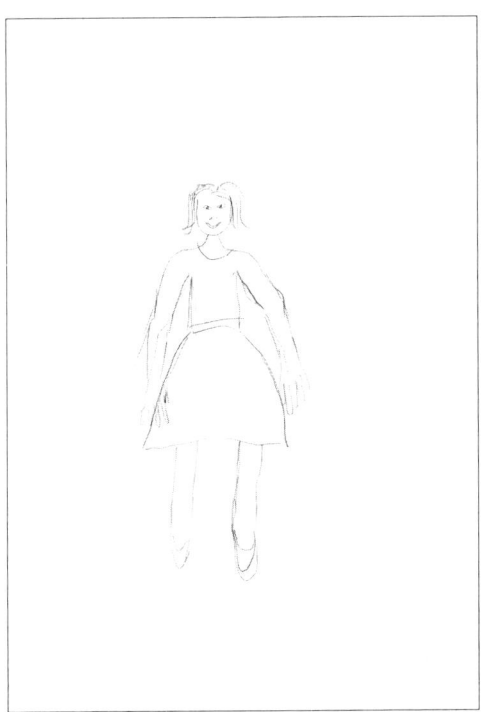

I/33

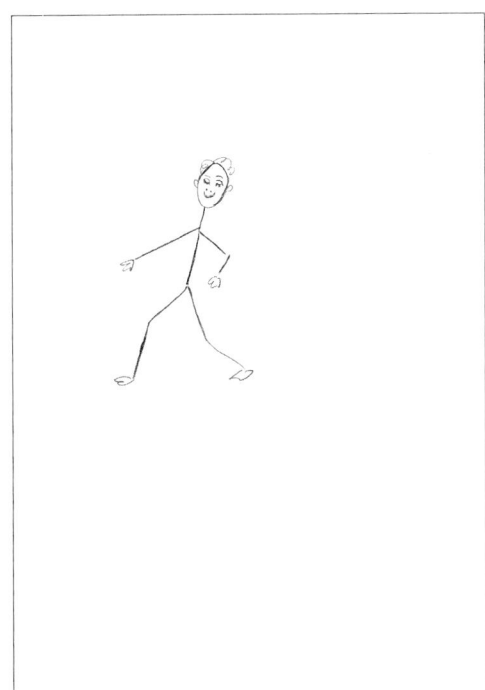

I/34

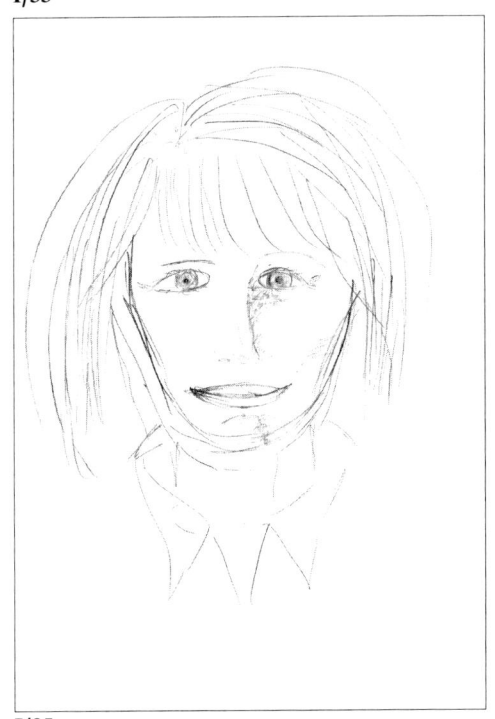

I/35

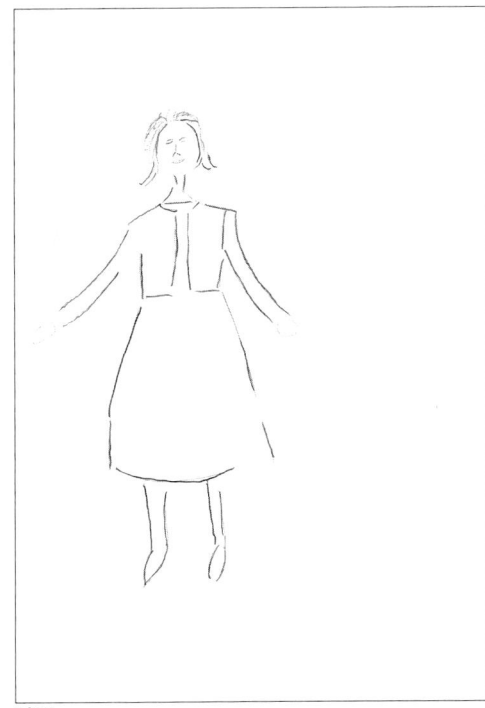

I/36

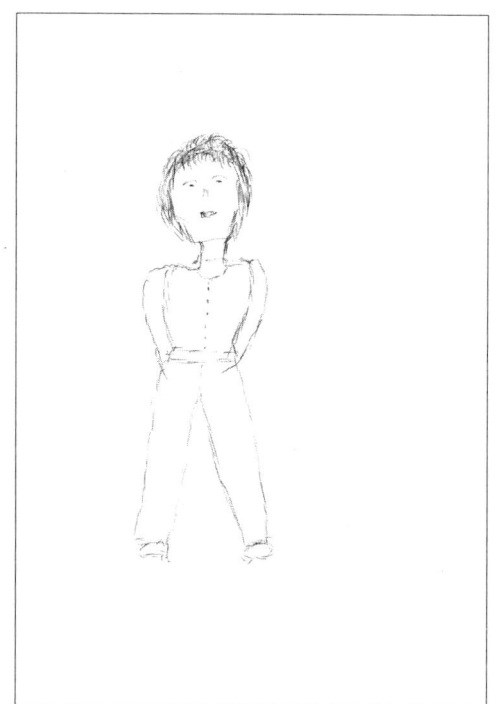

I/37

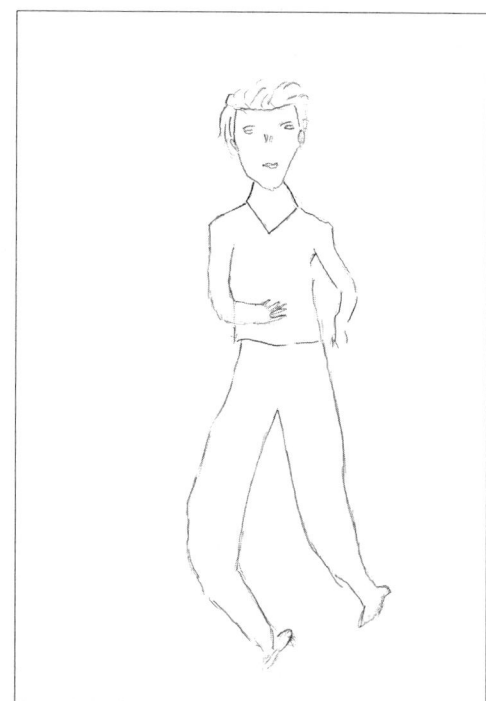

I/38

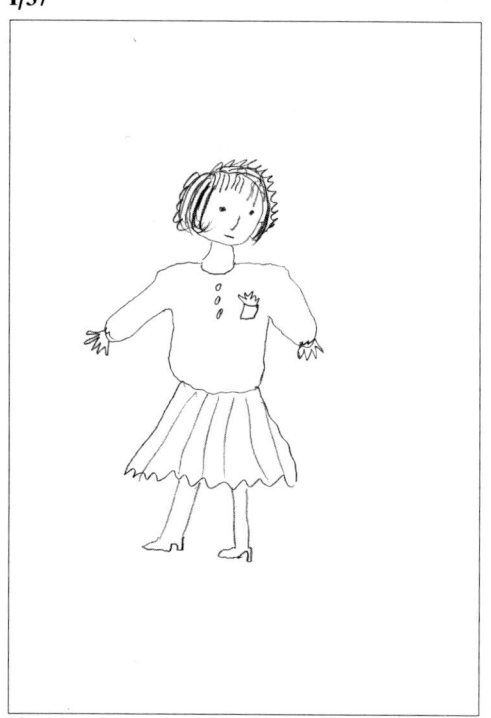

I/39

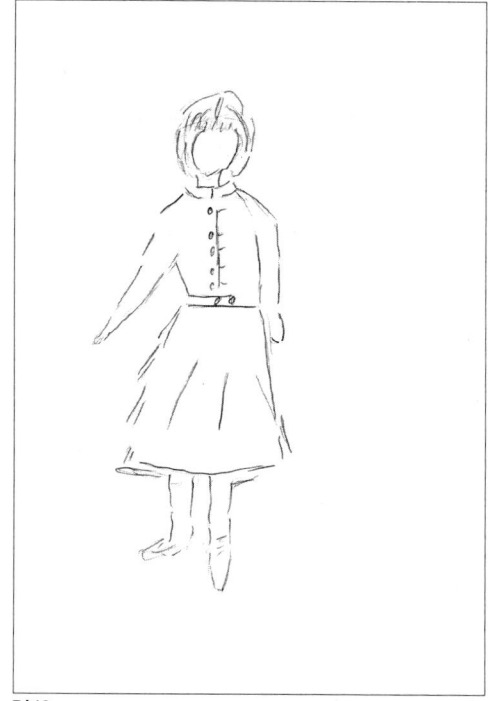

I/40

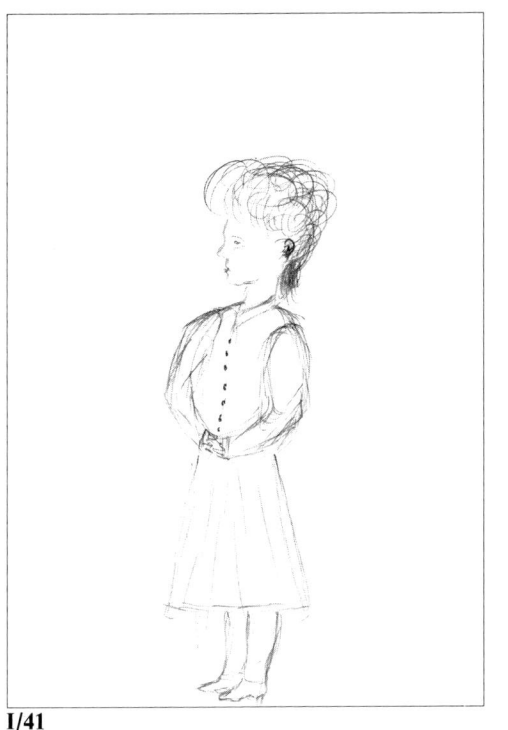

I/41

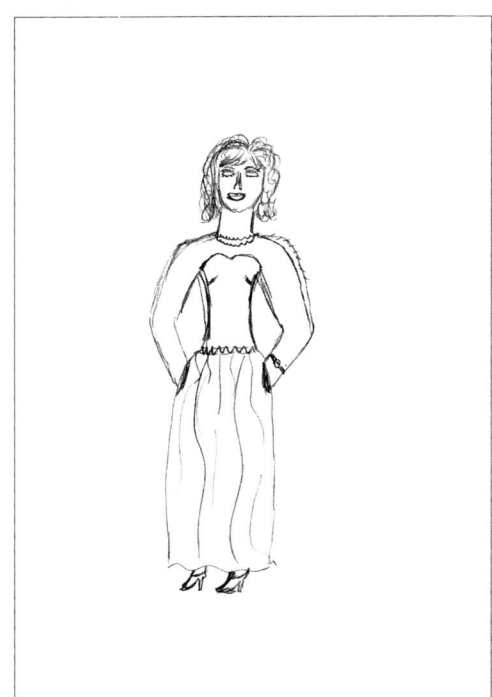

I/42

I/43

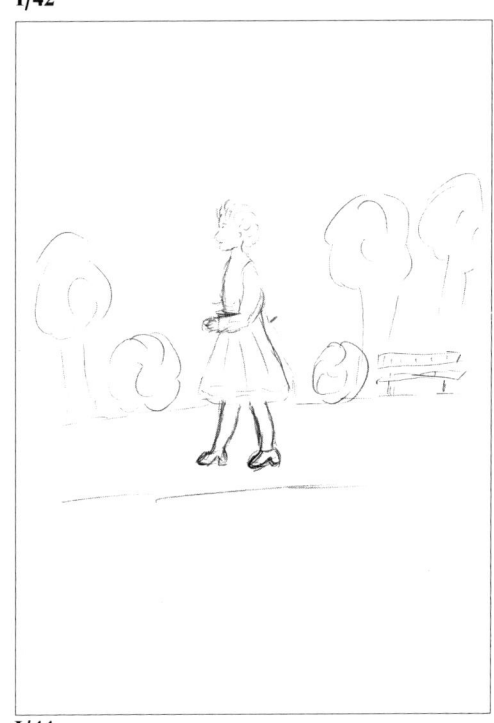

I/44

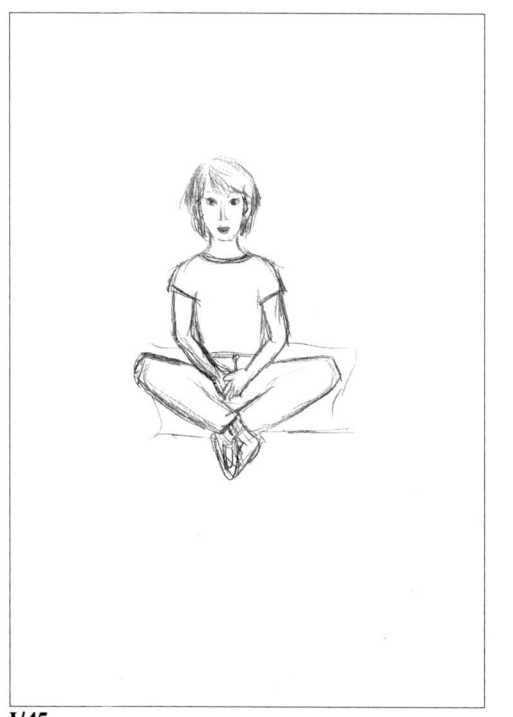

I/45

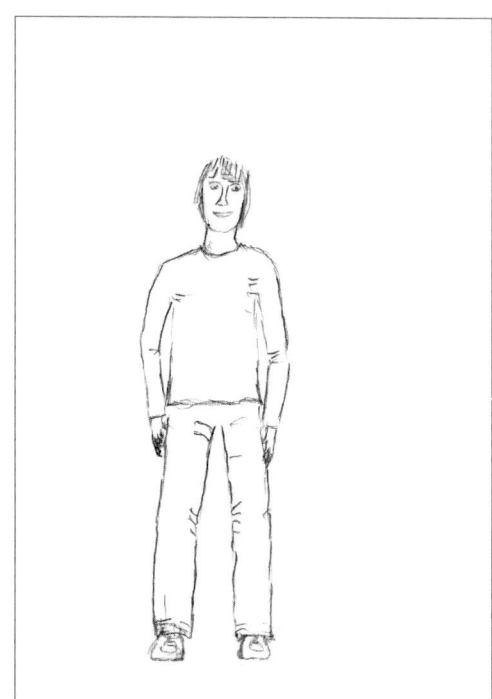

I/46

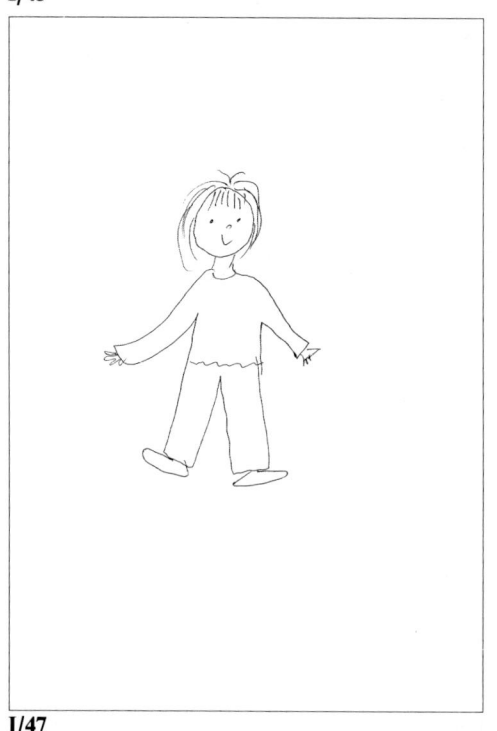

I/47

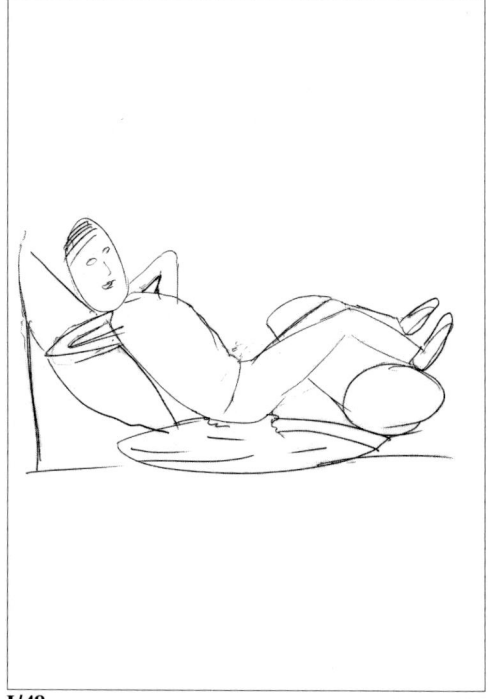

I/48

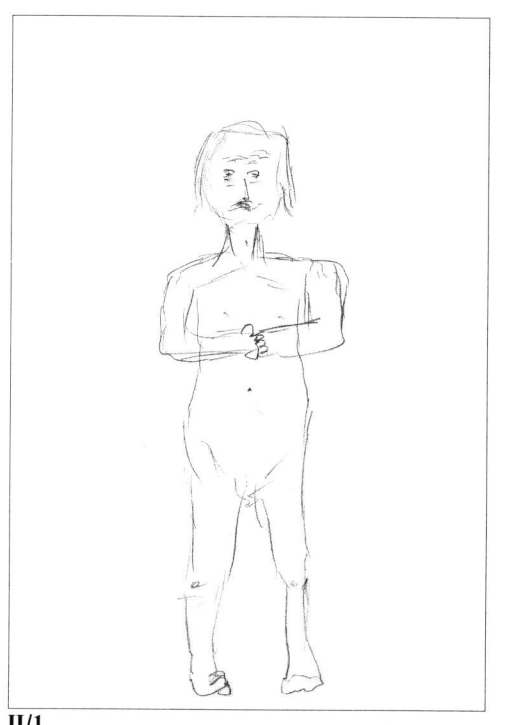

II/1

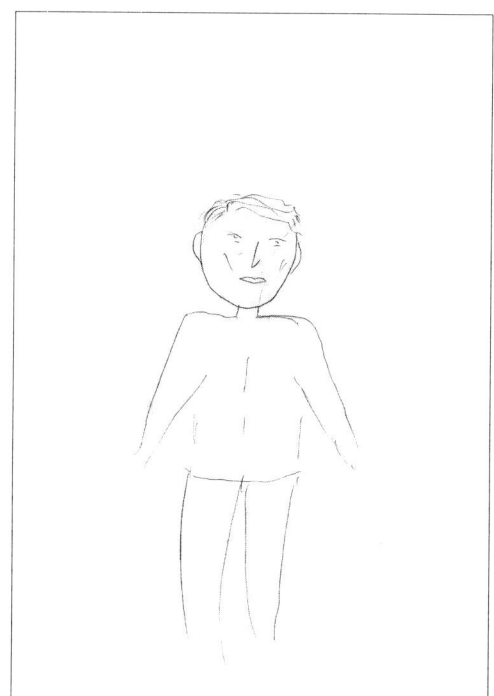

II/2

II/3

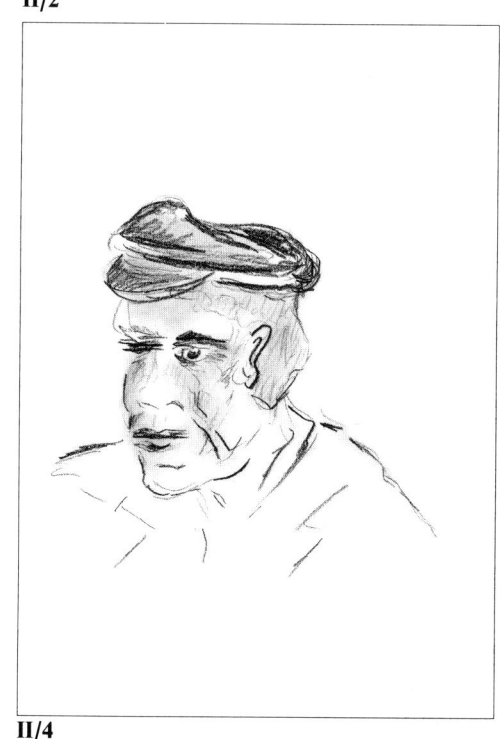

II/4

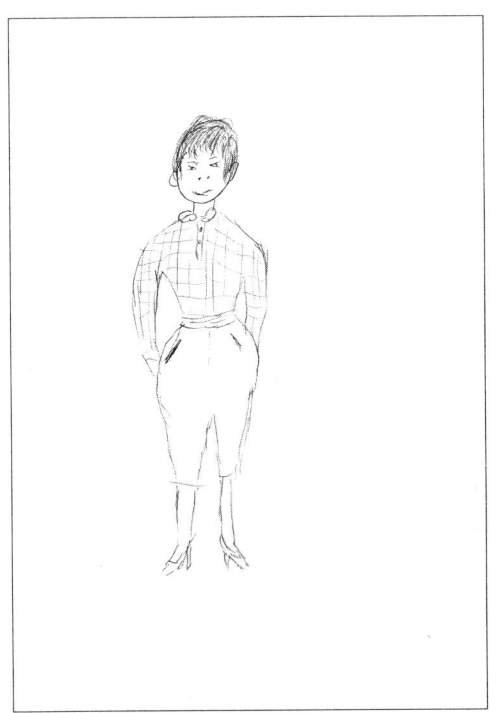

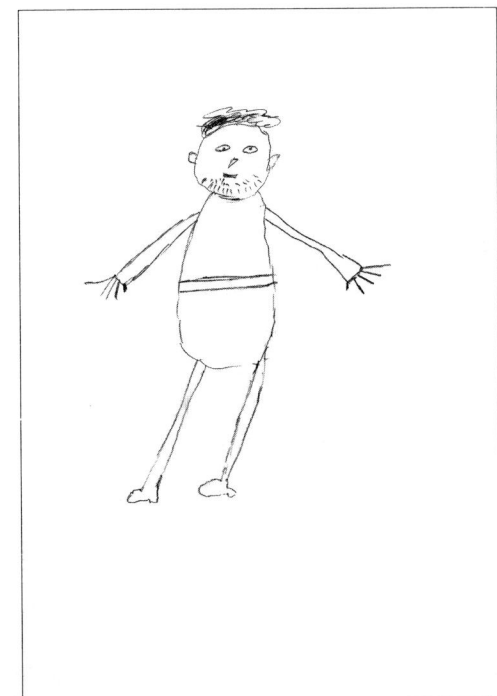

II/5

II/6

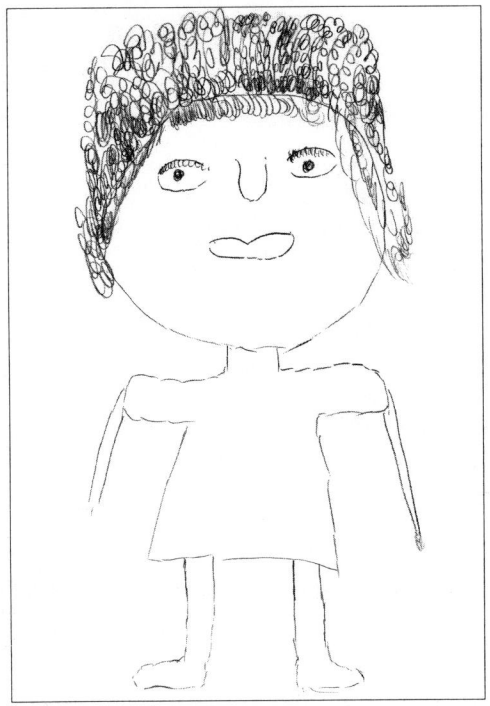

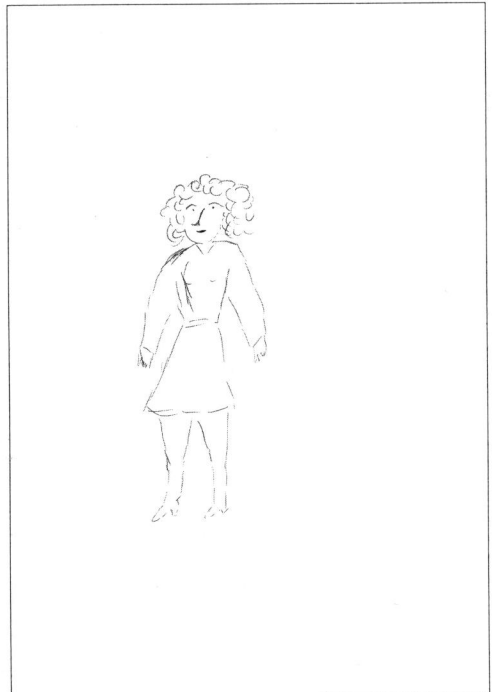

II/8

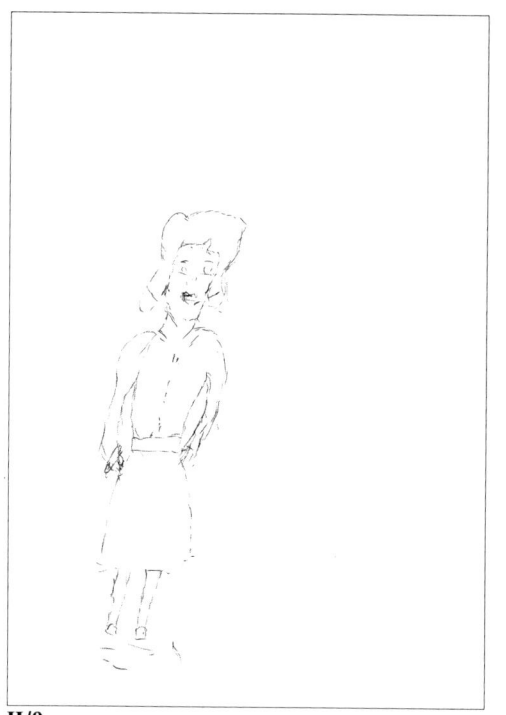

II/9

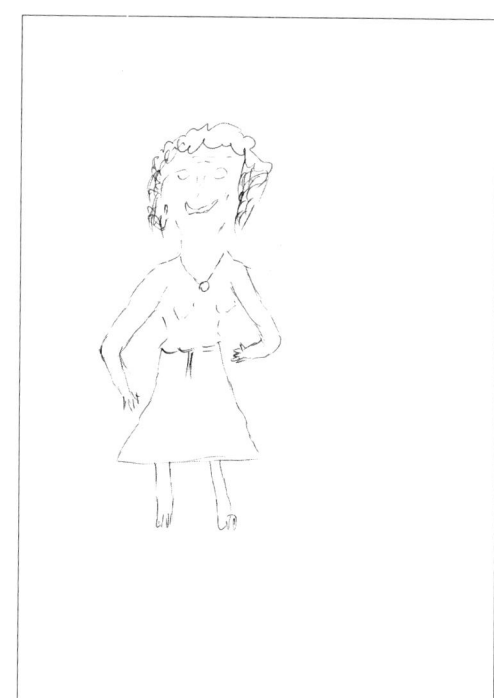

II/10

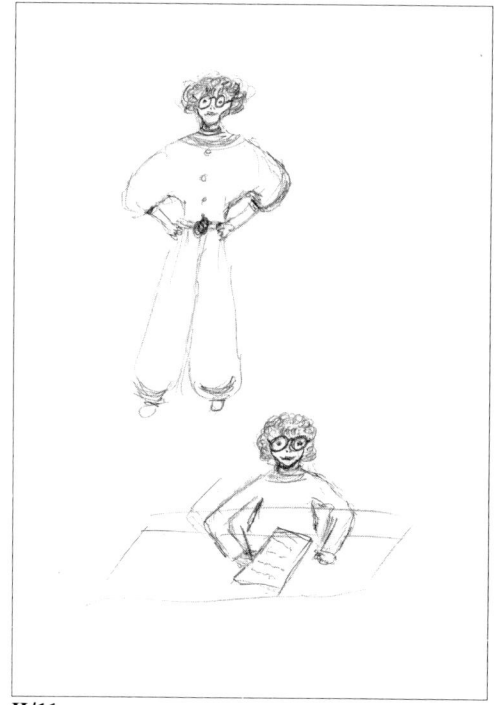

II/11

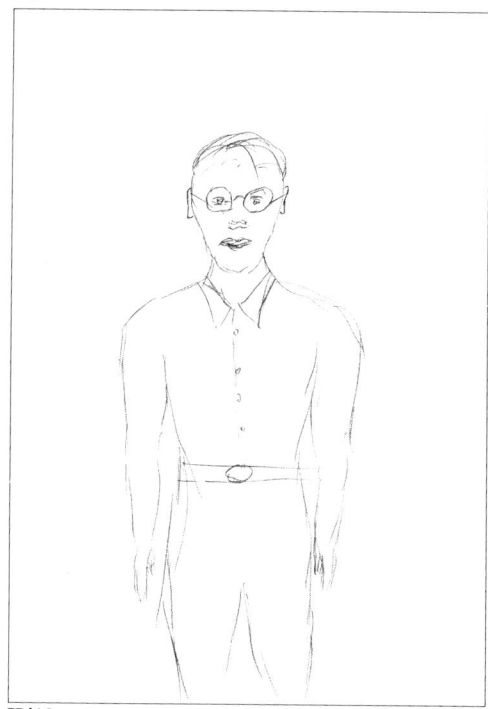

II/12

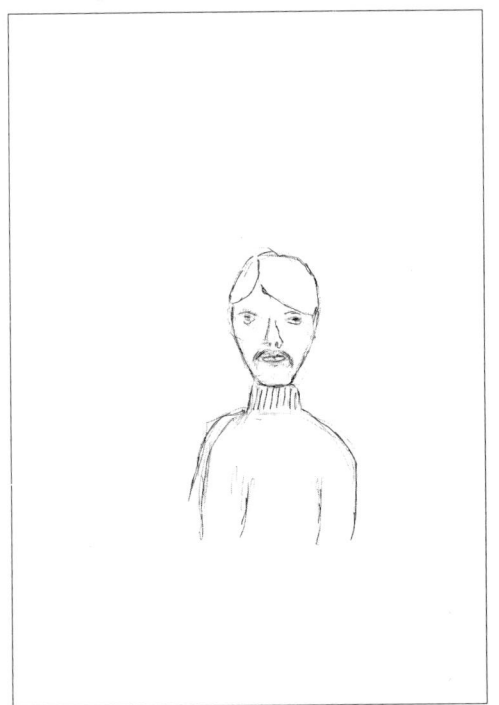

II/13

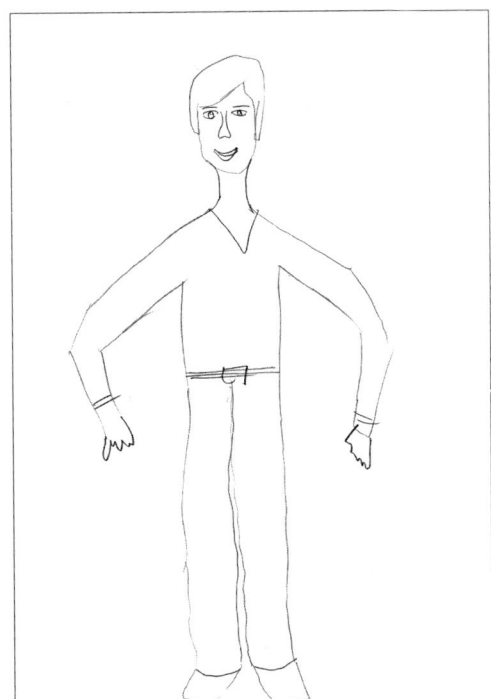

II/14

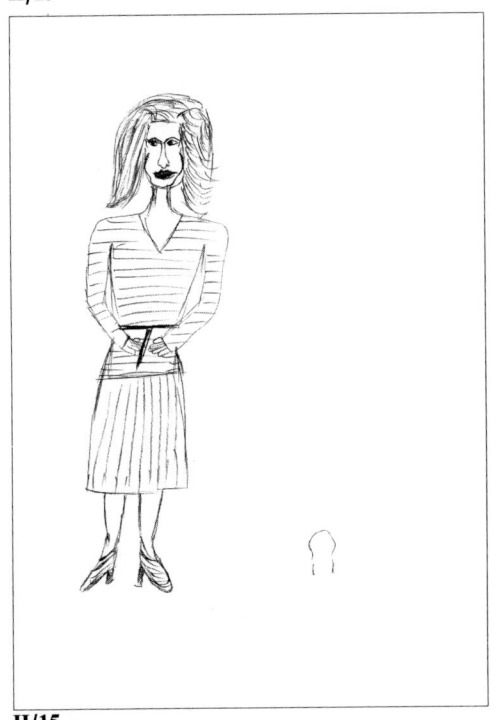

II/15

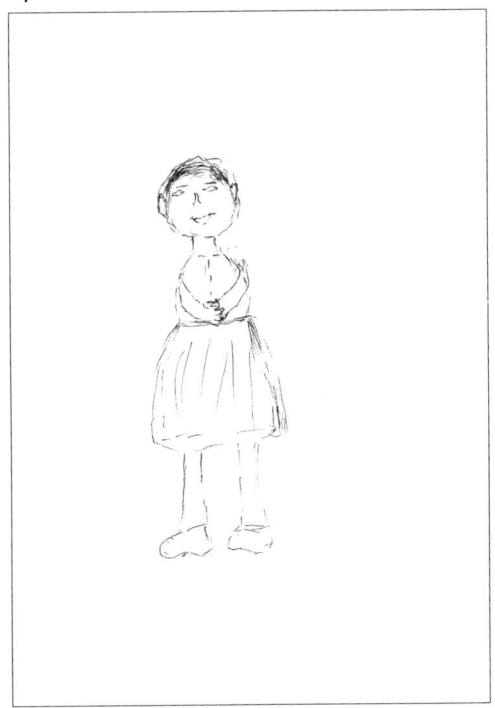

II/16

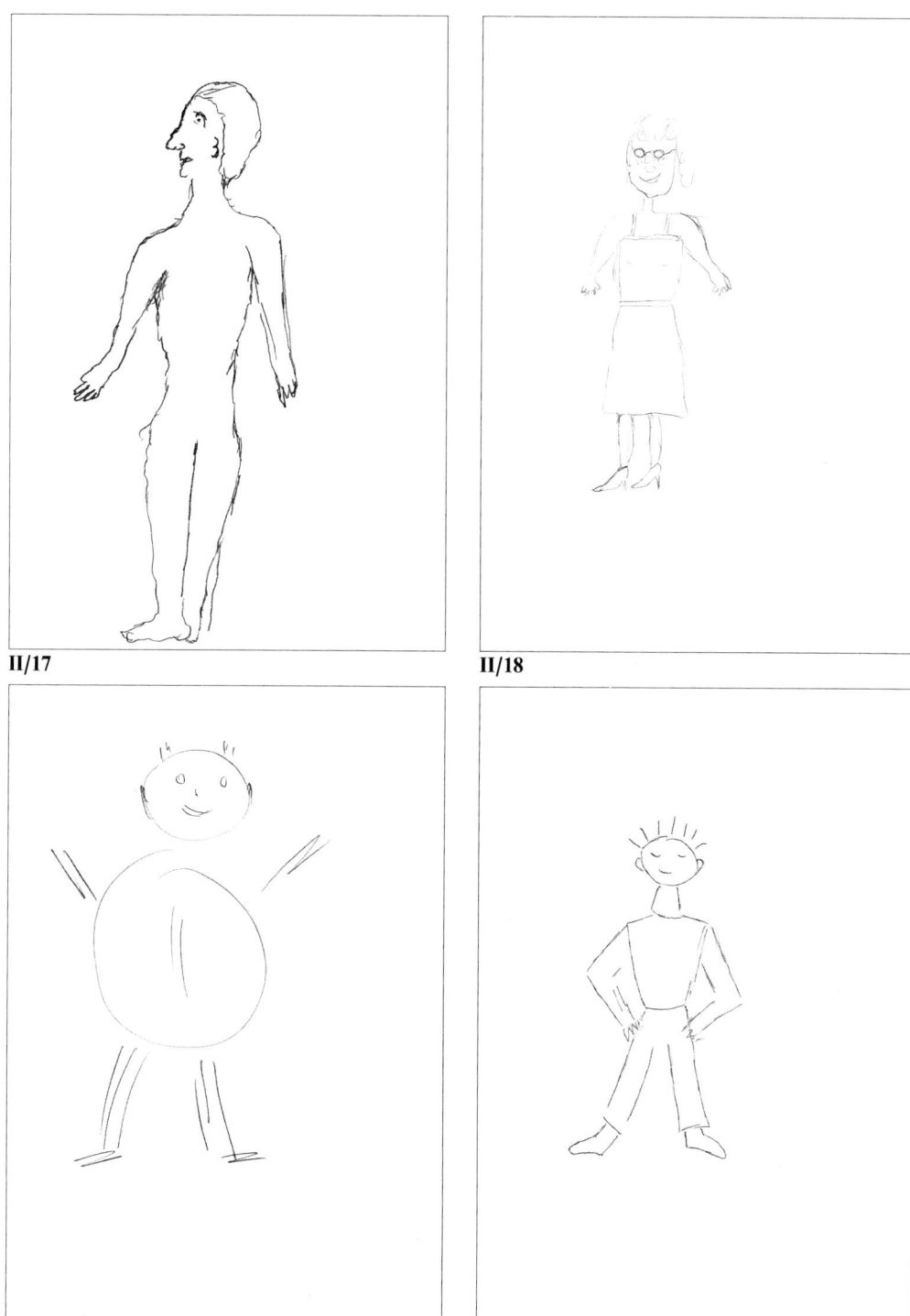

II/17

II/18

II/19

II/20

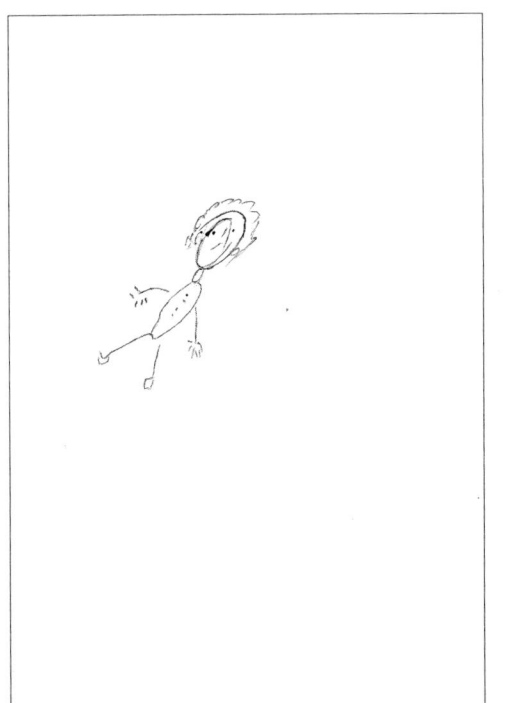

II/21

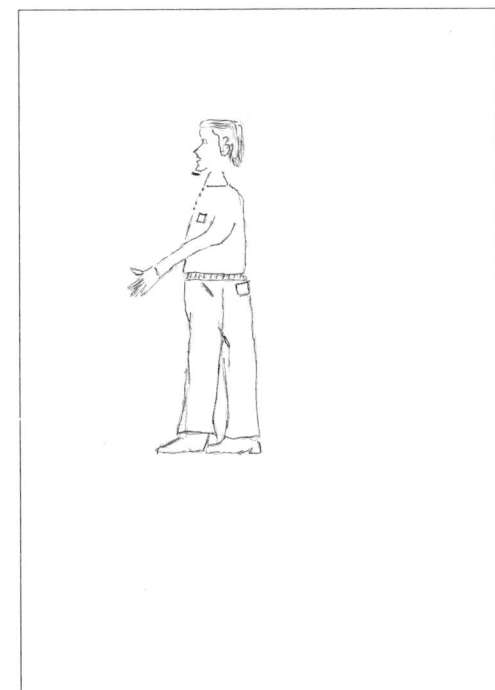

II/22

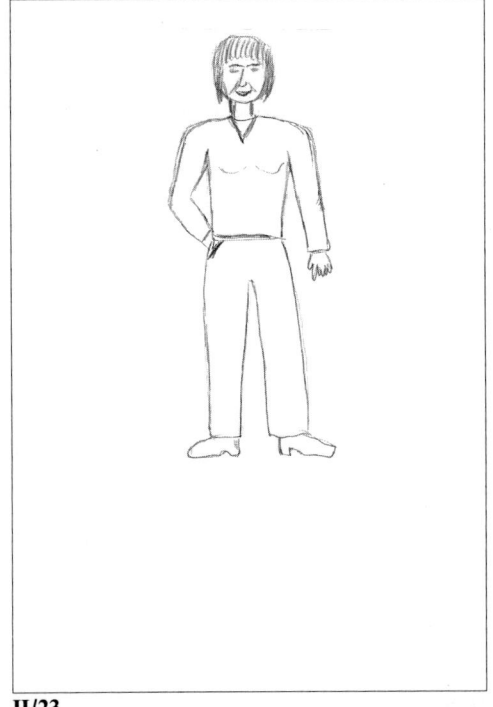

II/23

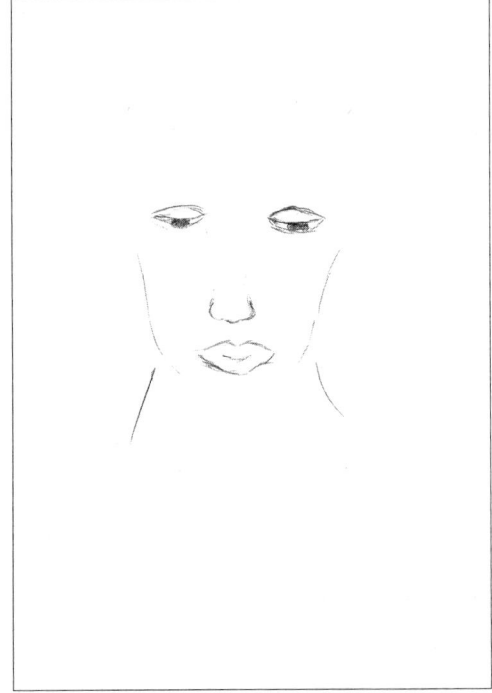

II/24

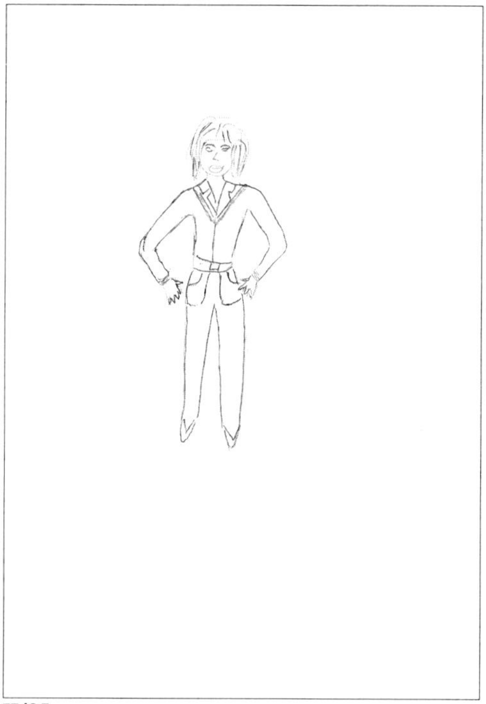

II/25

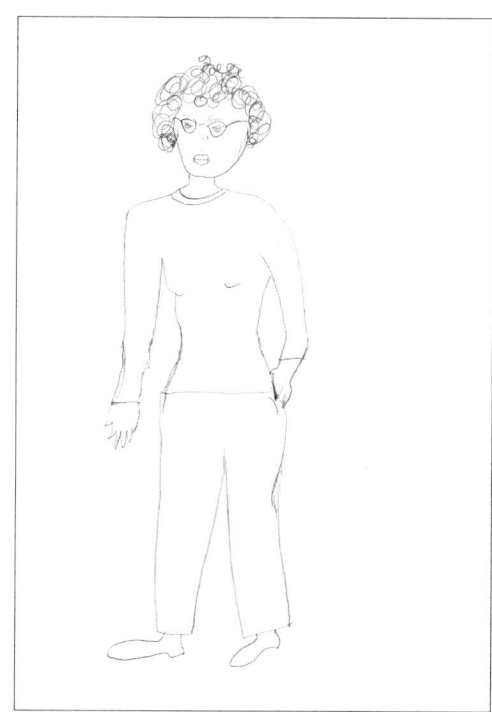

II/26

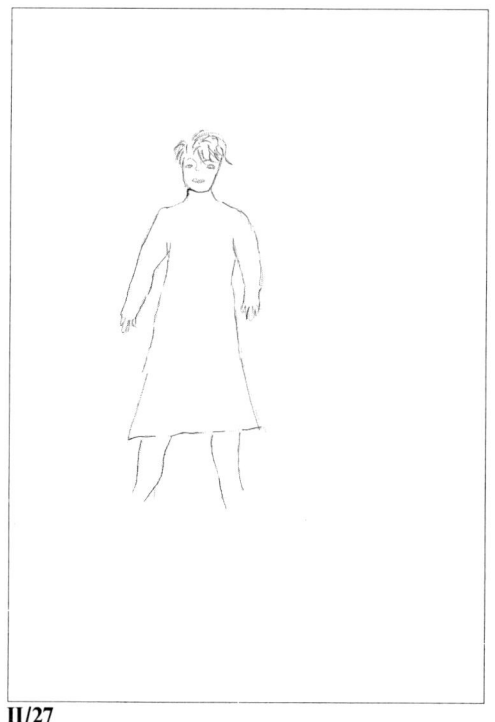

II/27

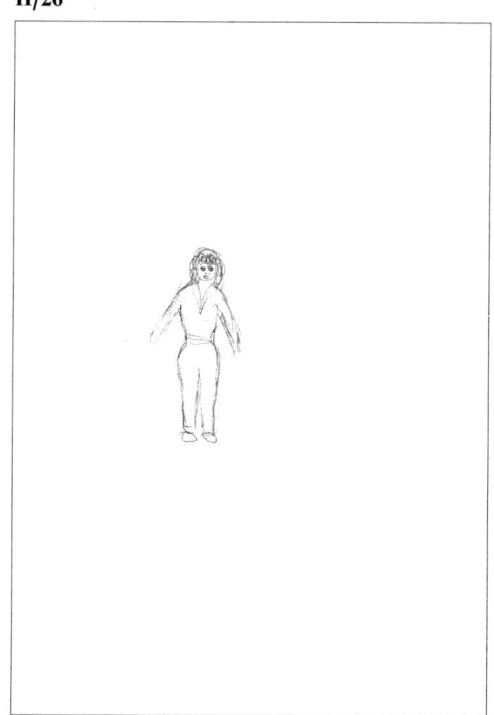

II/28

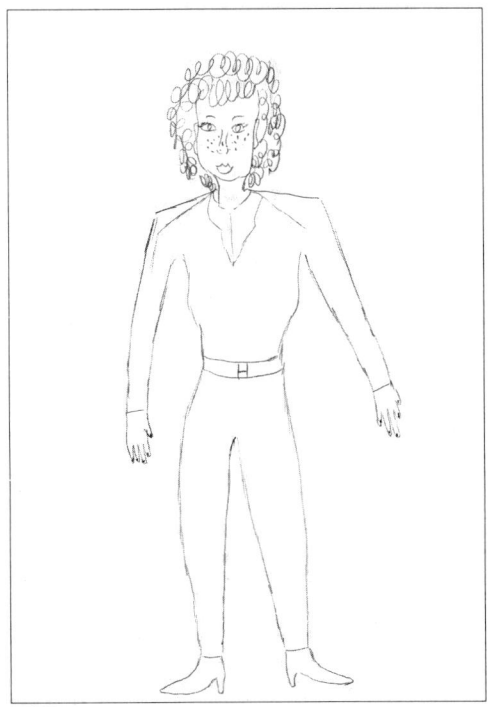

II/29

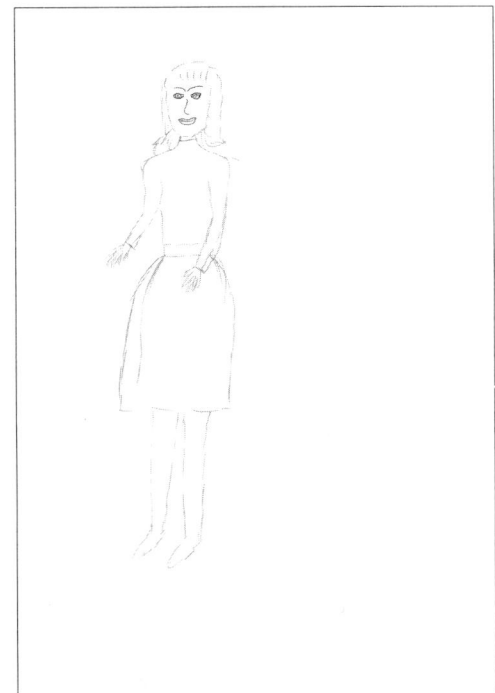

II/30

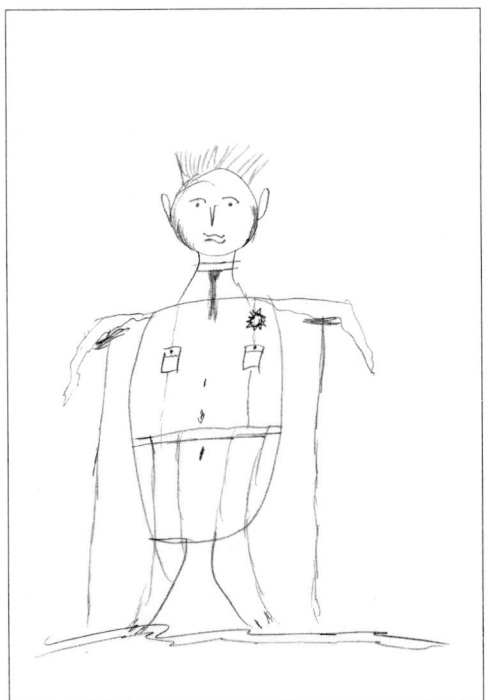

II/31

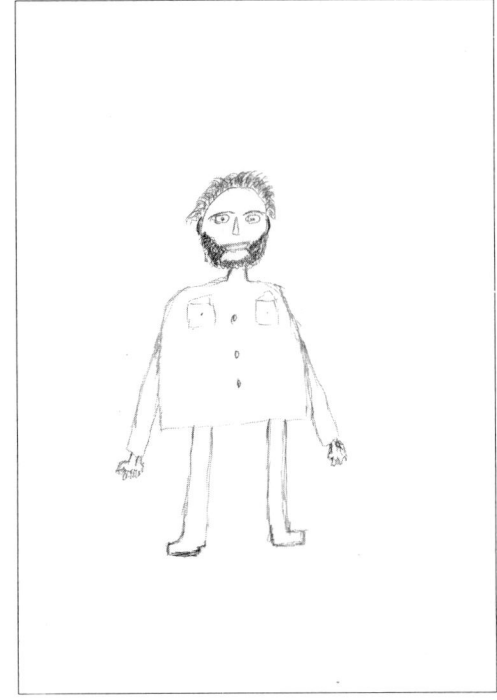

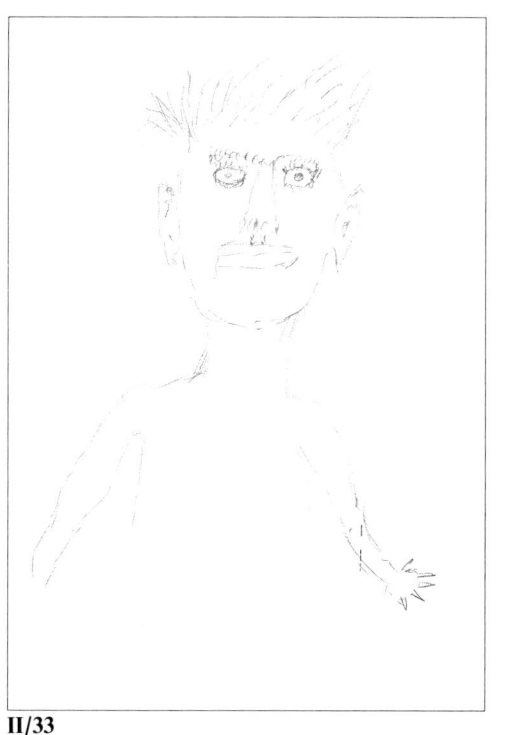

II/33

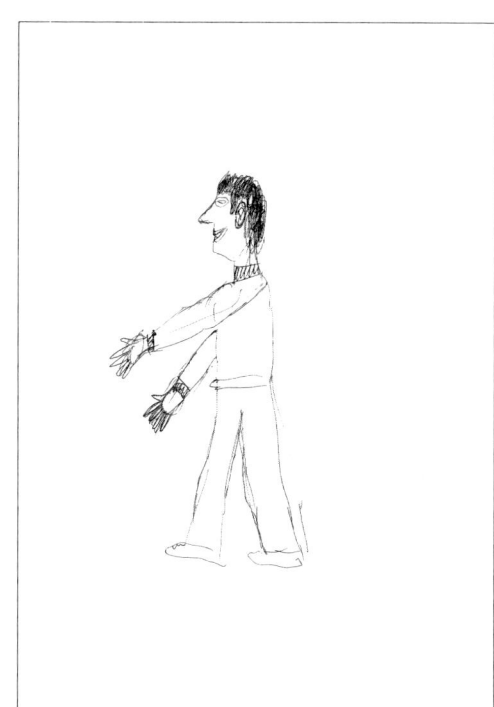

II/34

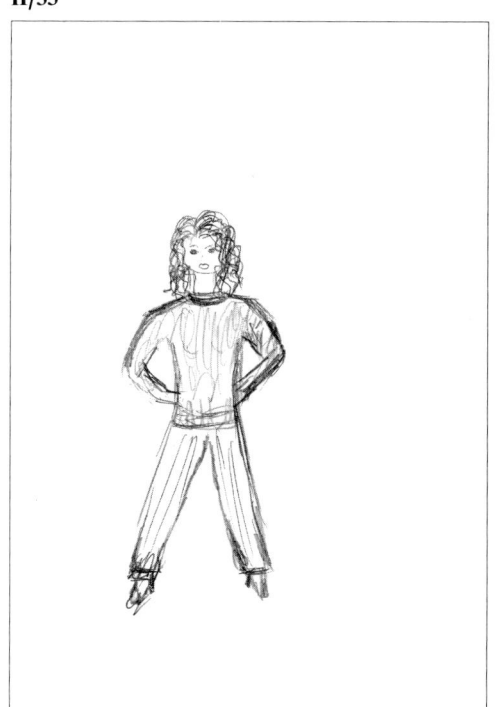

II/35

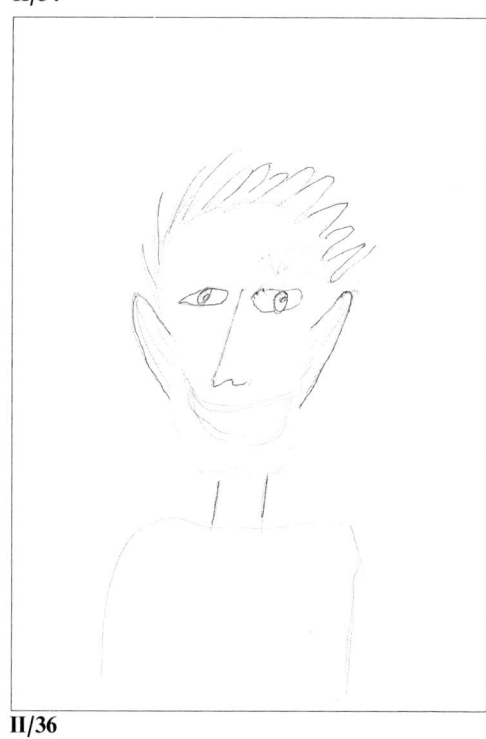

II/36

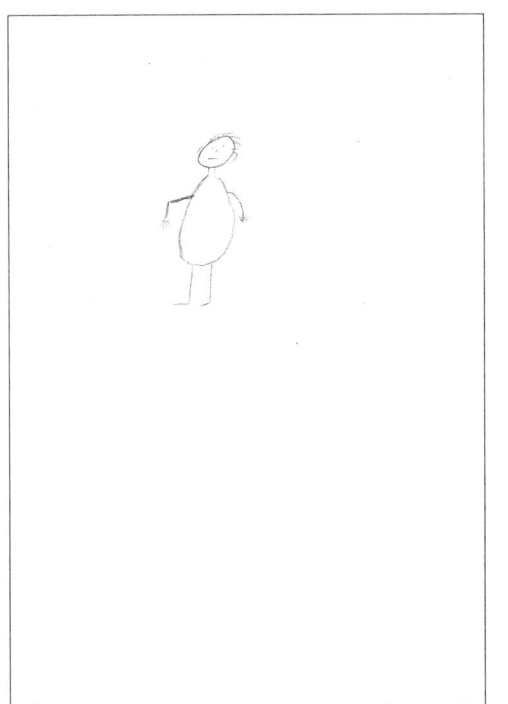

II/37

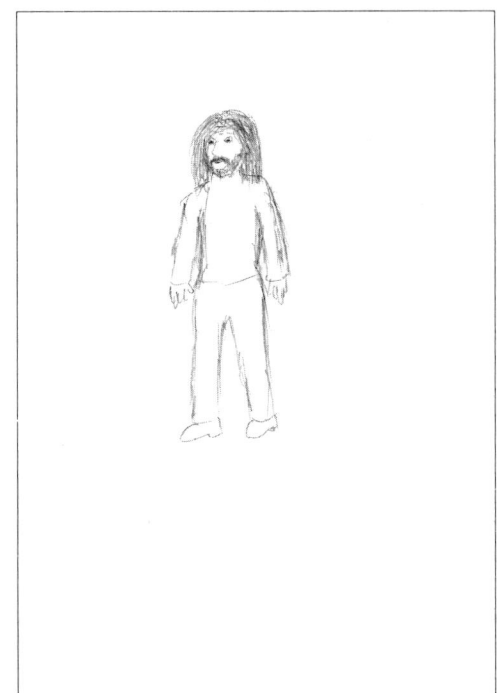

II/38

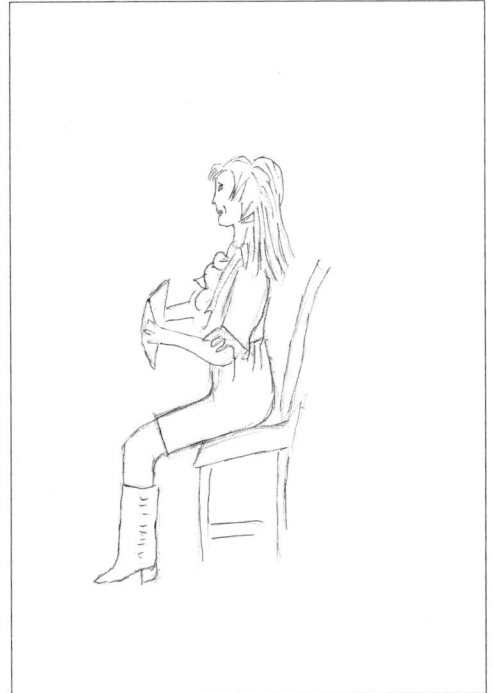

II/39

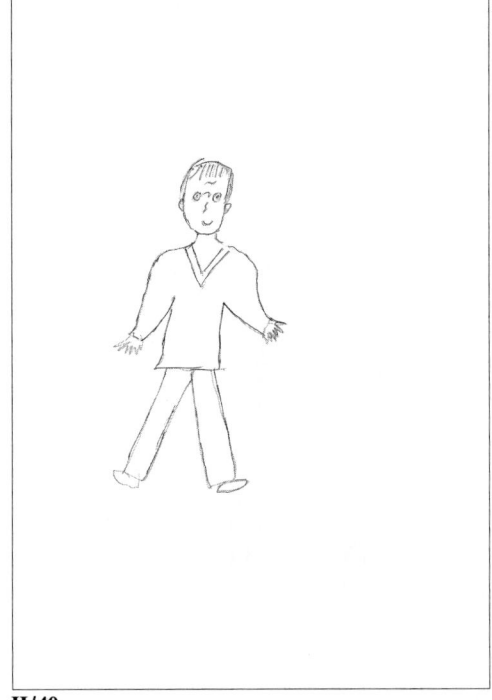

II/40

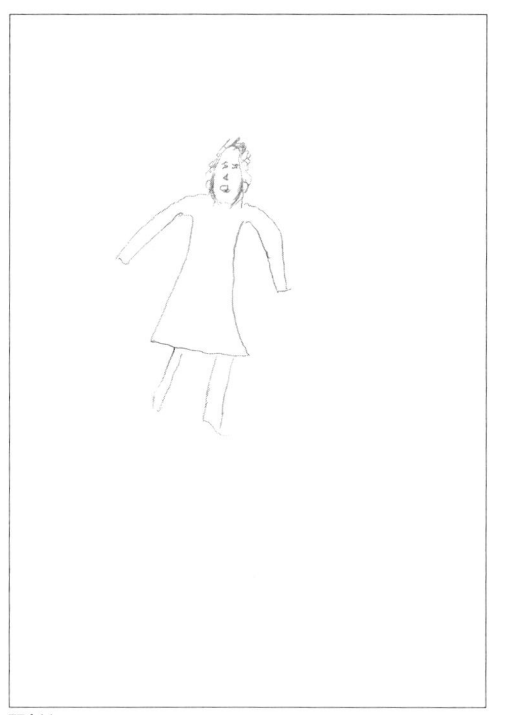

II/41

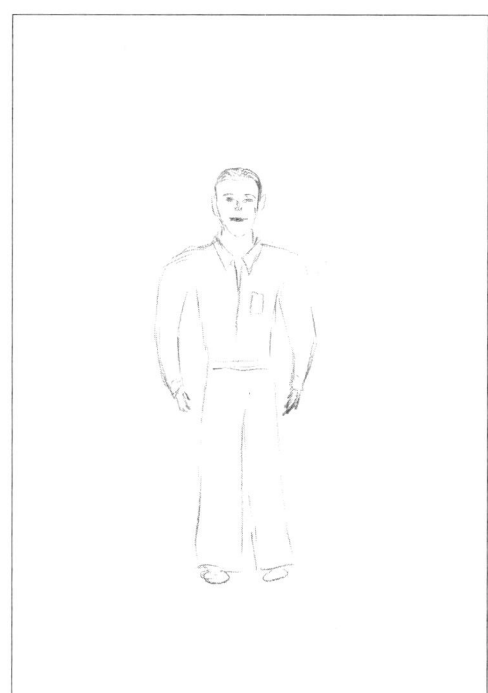

II/42

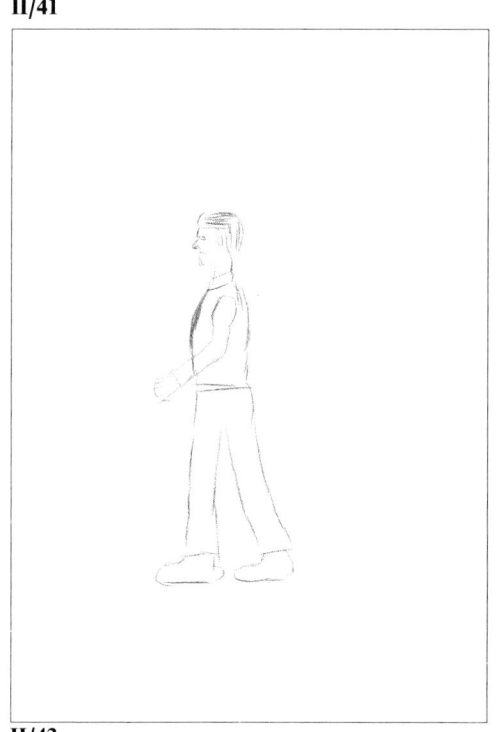

II/43

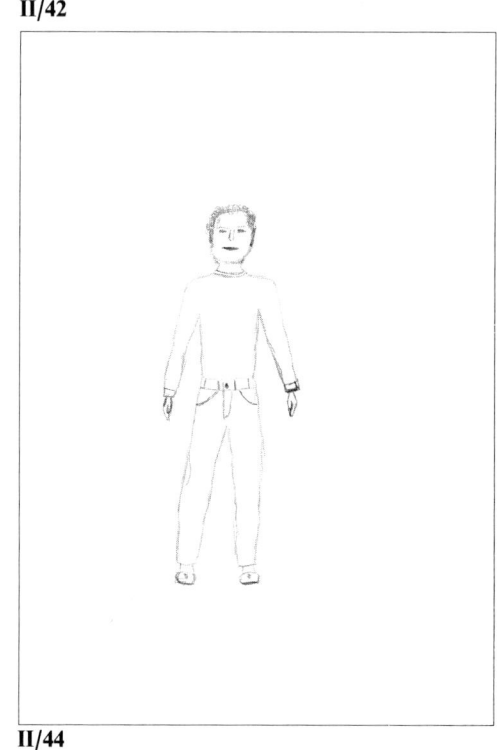

II/44

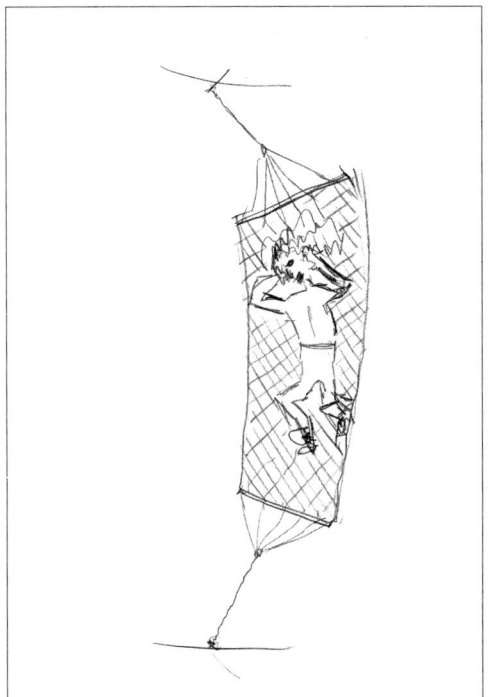

II/45

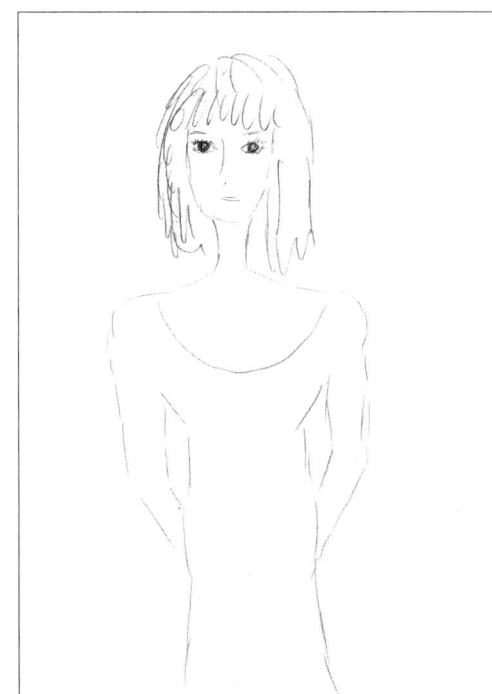

II/46

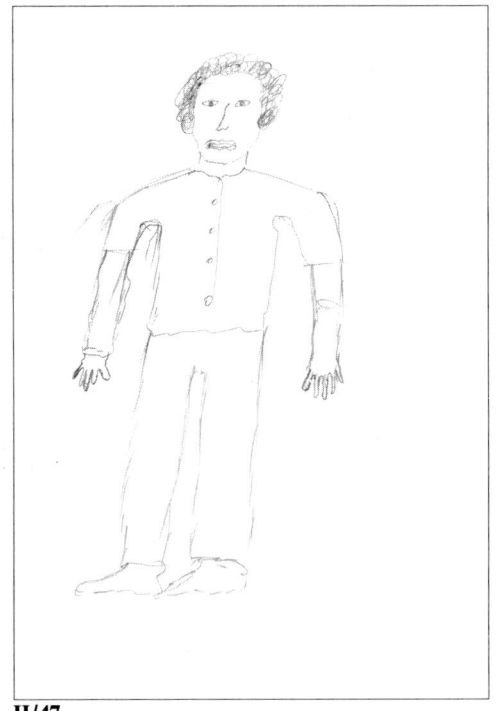

II/47

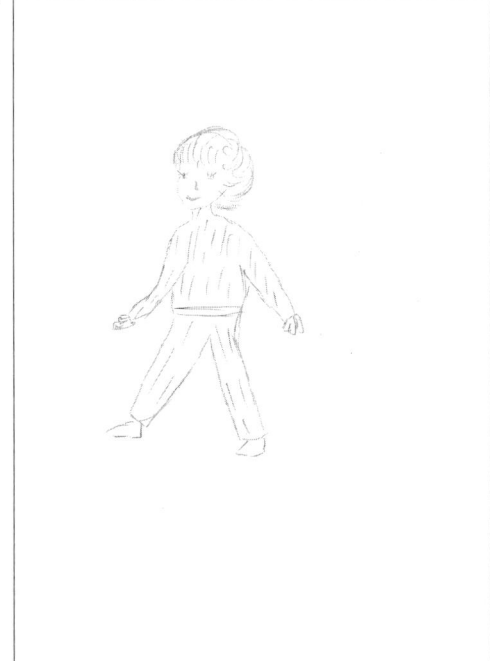

II/48

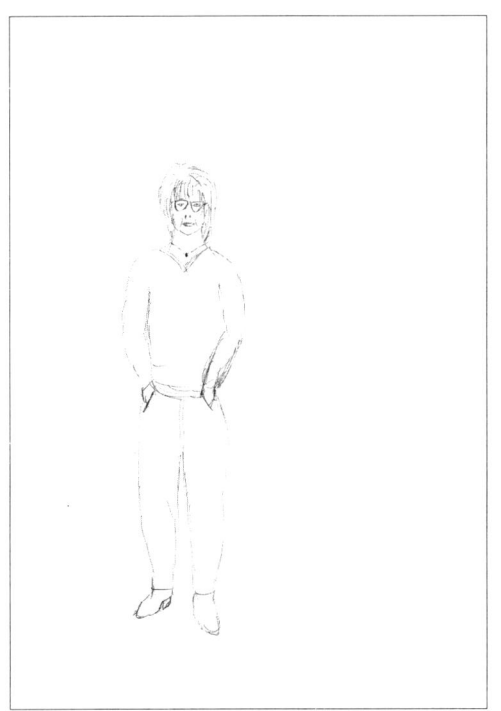

III/1

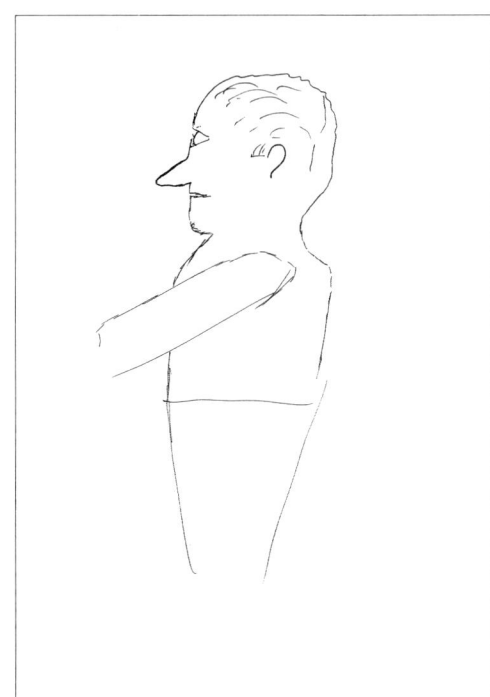

III/2

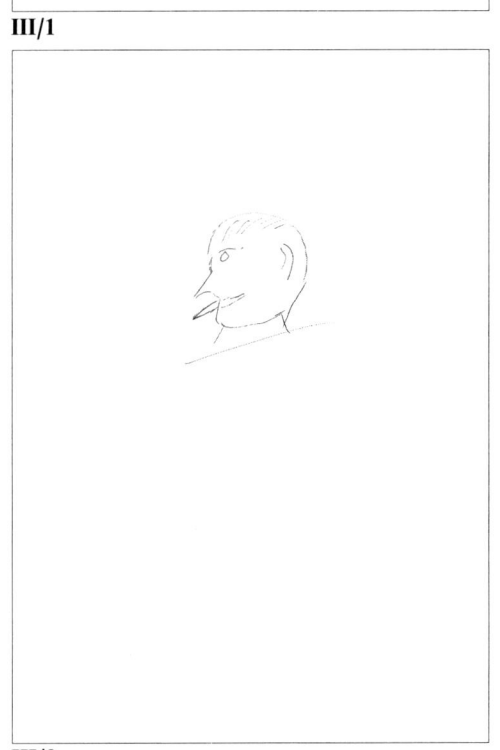

III/3

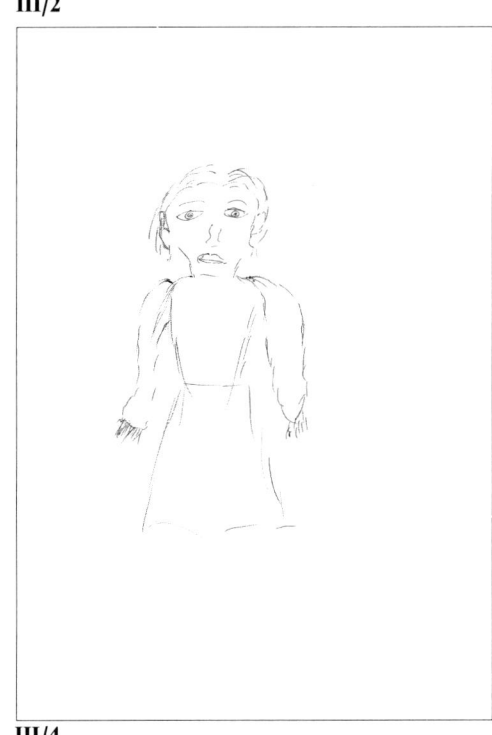

III/4

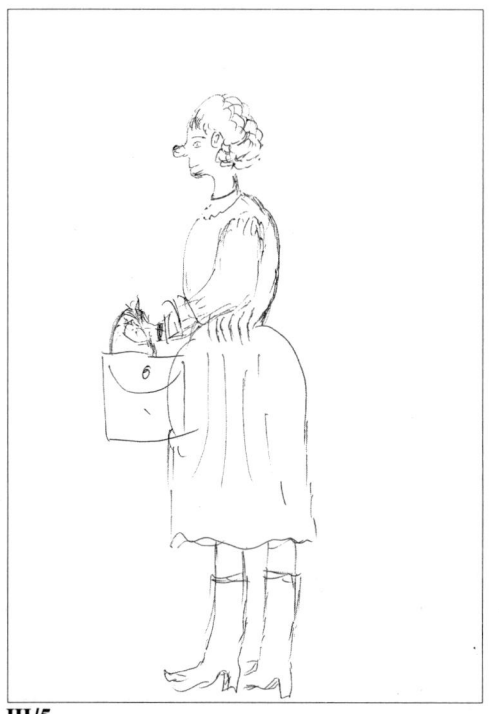

III/5

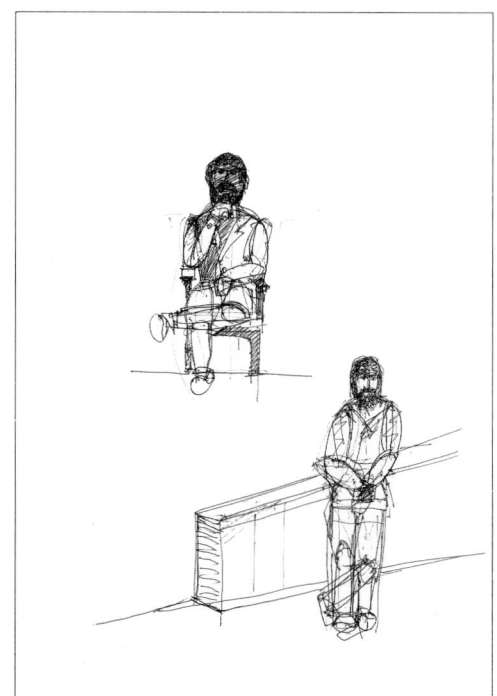

III/6

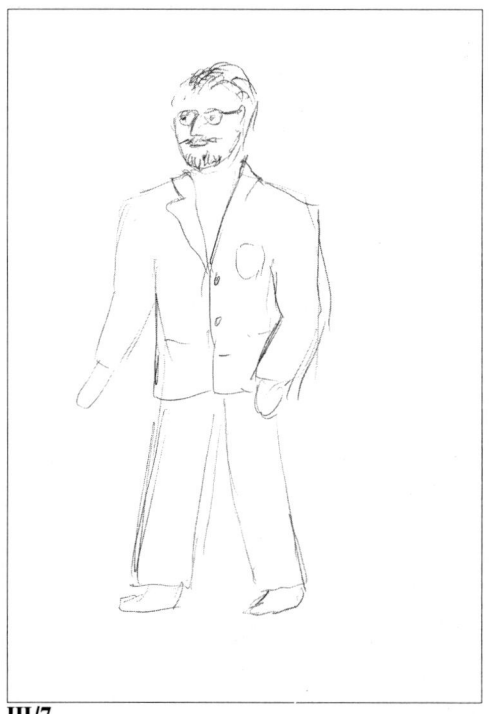

III/7

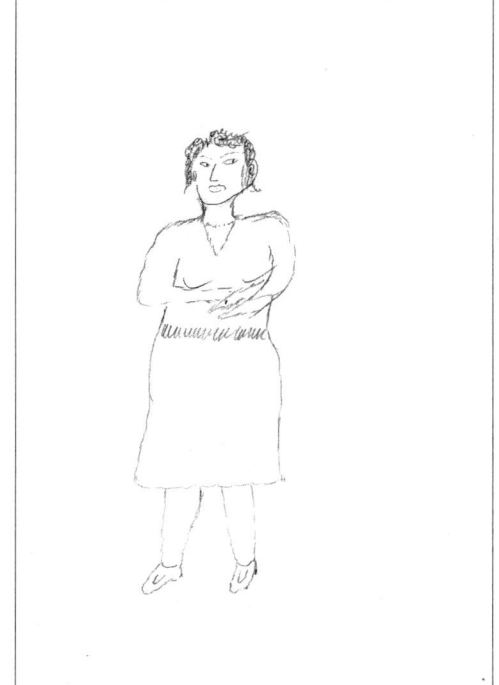

III/8

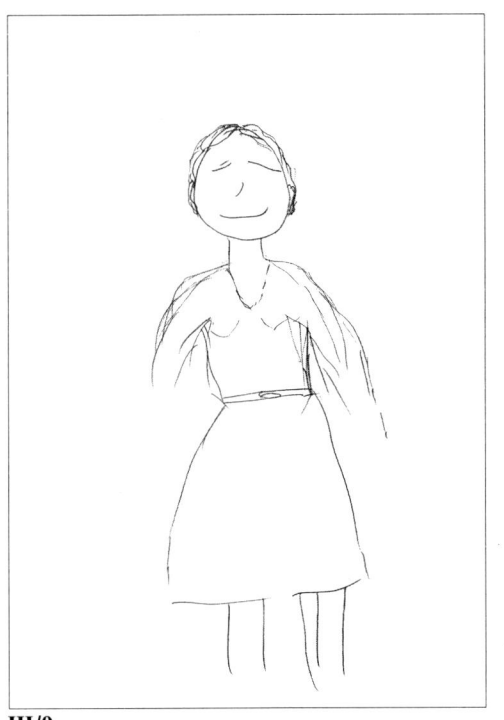

III/9

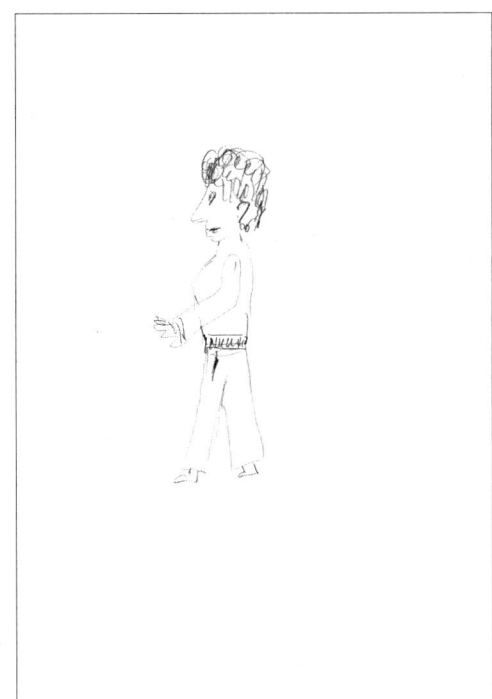

III/10

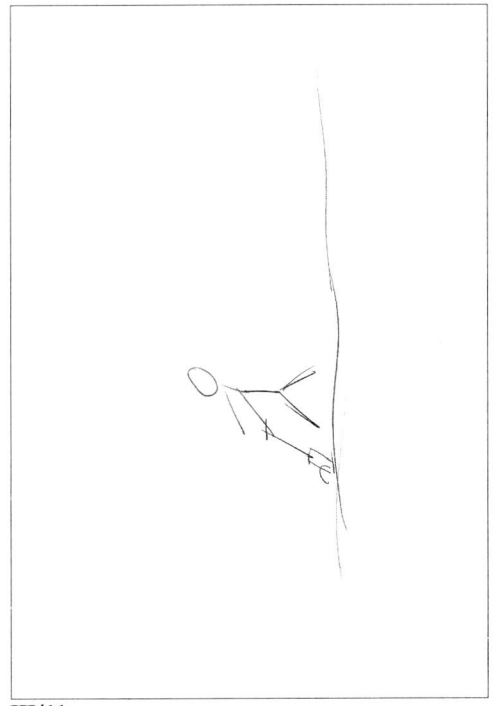

III/11

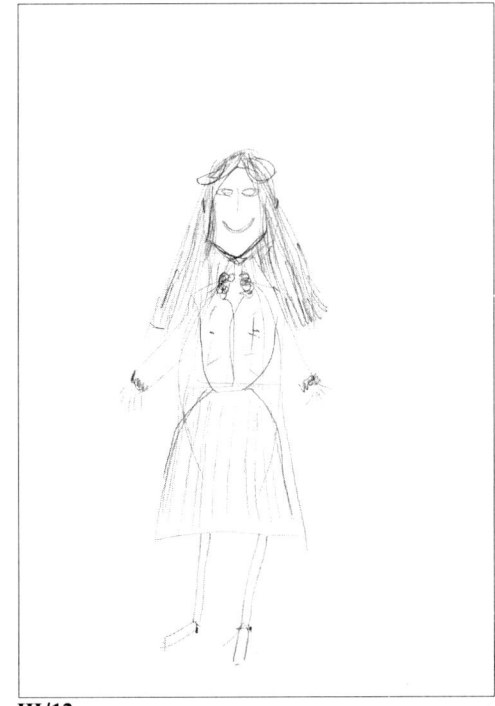

III/12

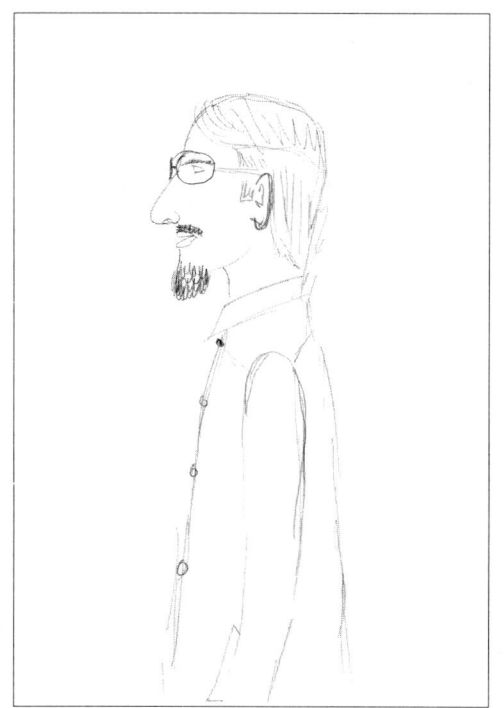

III/13

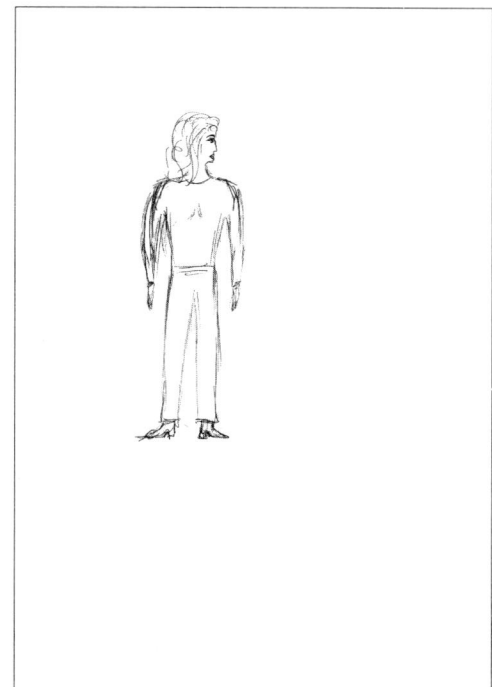

III/14

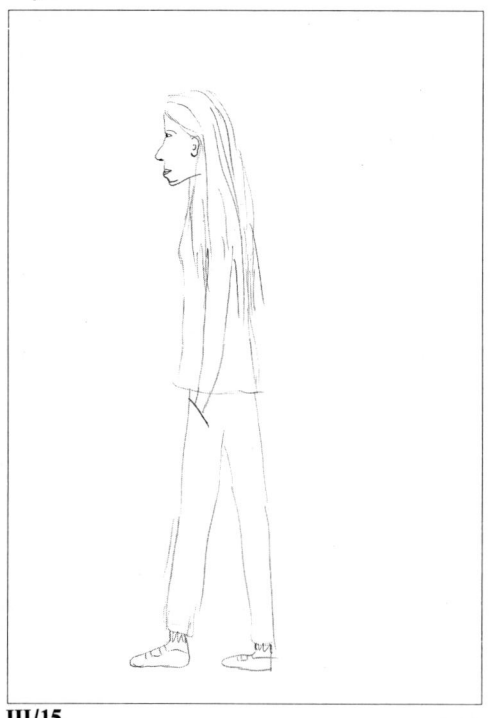

III/15

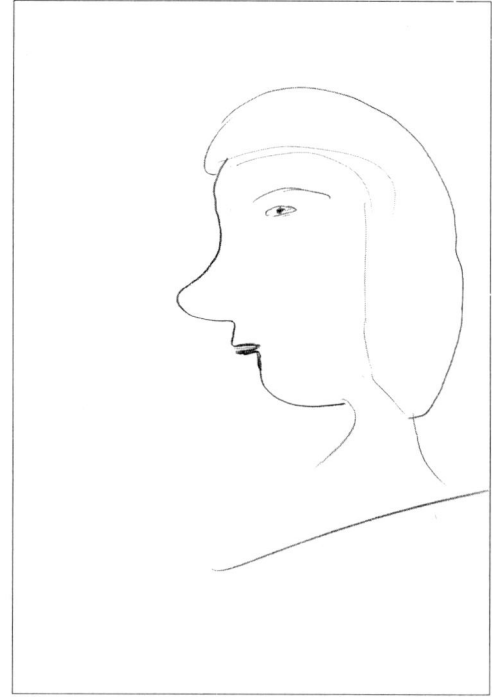

III/16

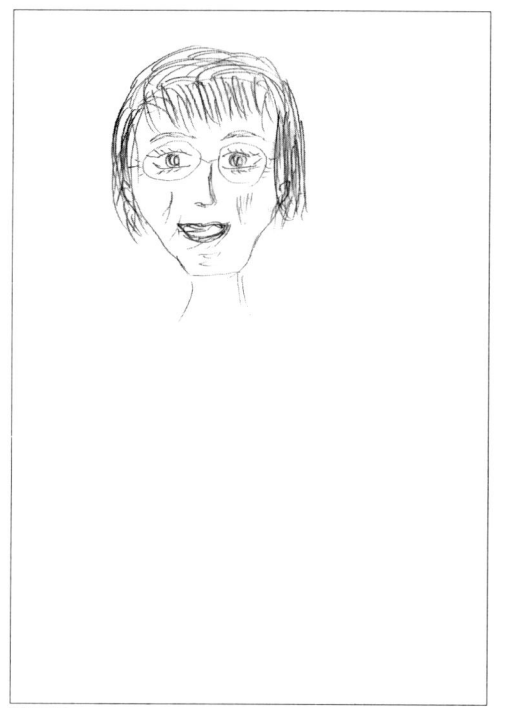

III/17

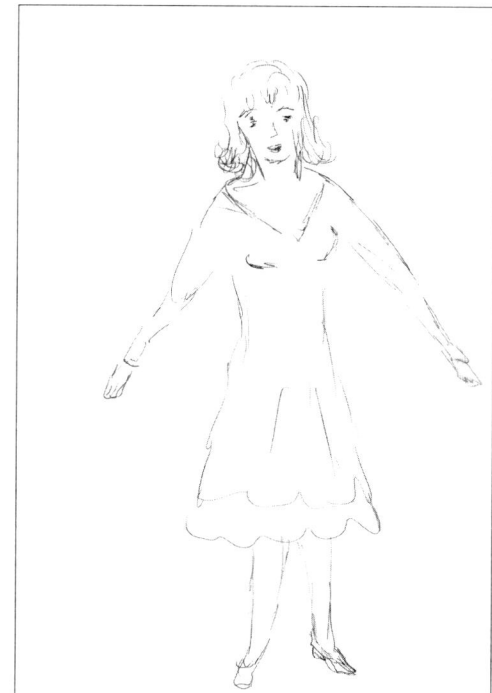

III/18

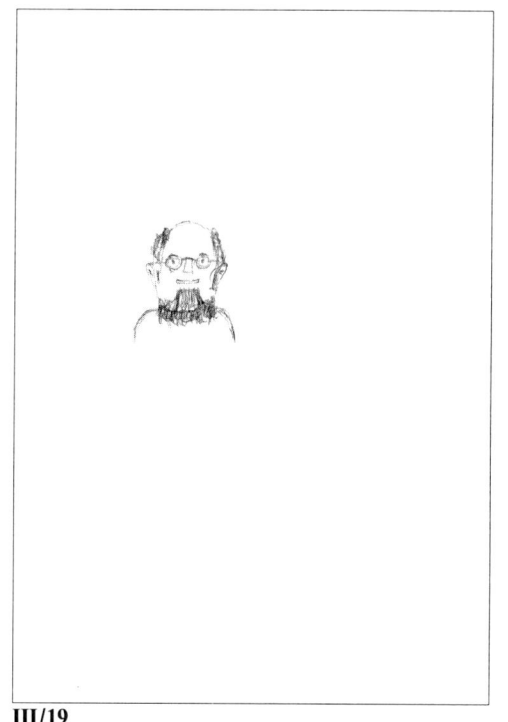

III/19

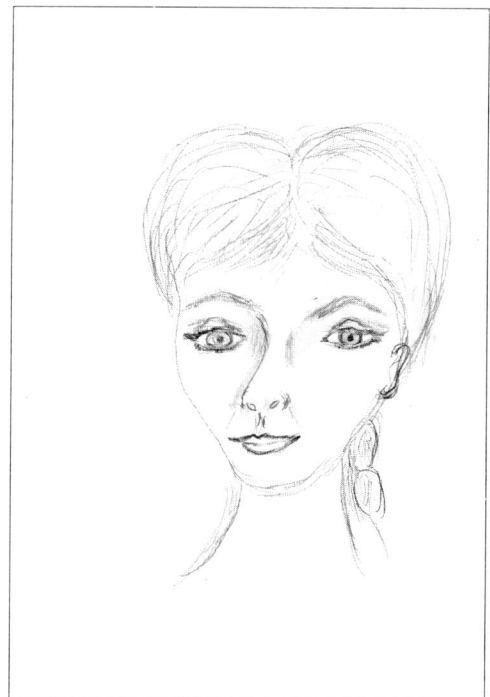

III/20

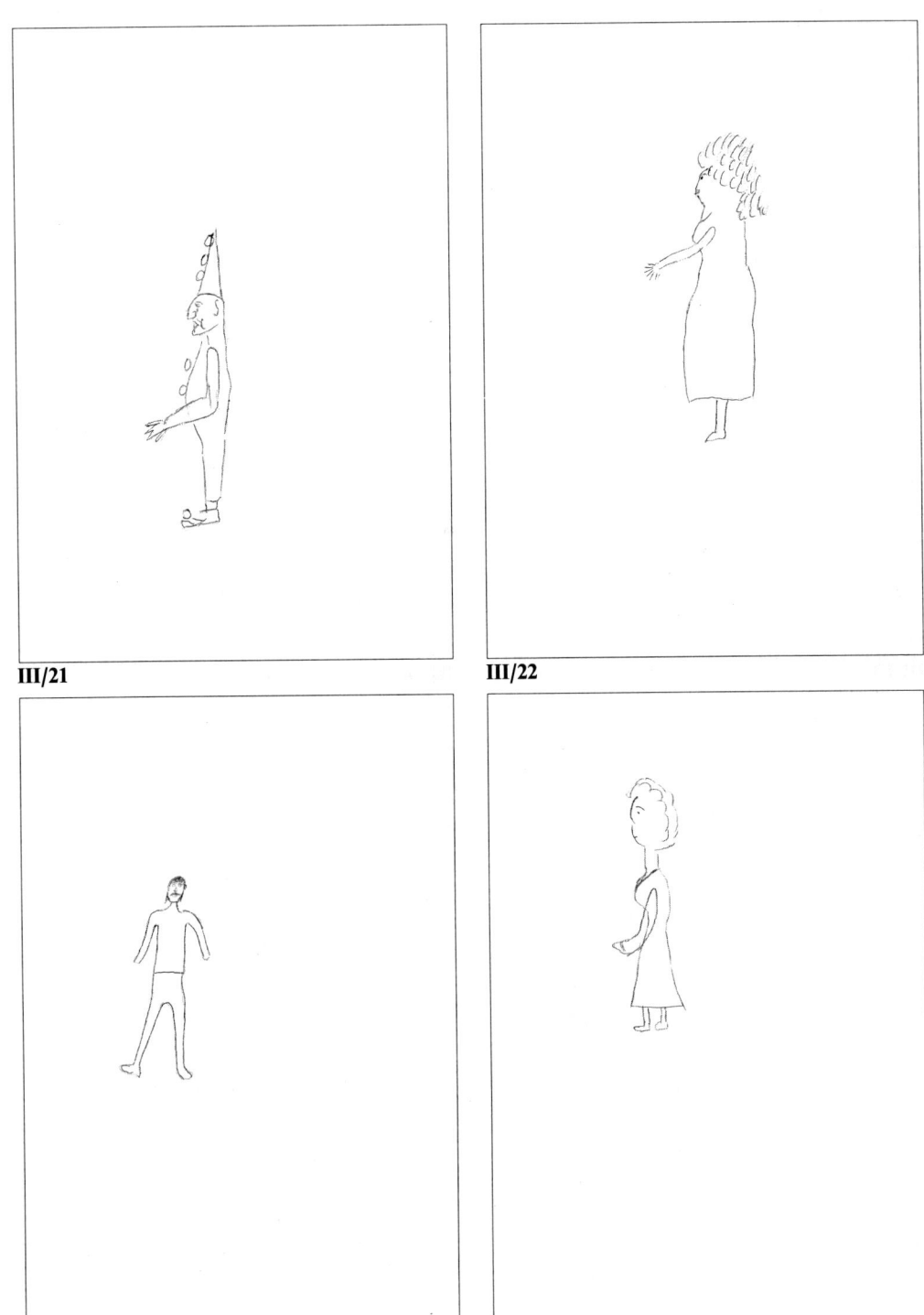

III/21

III/22

III/23

III/24

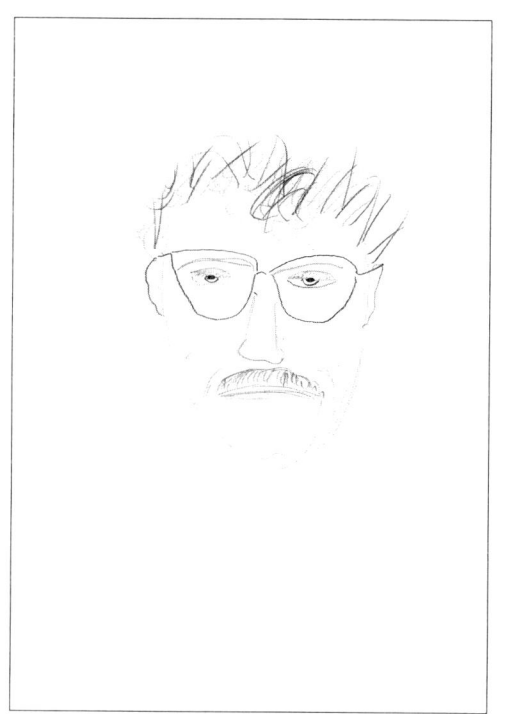

III/25

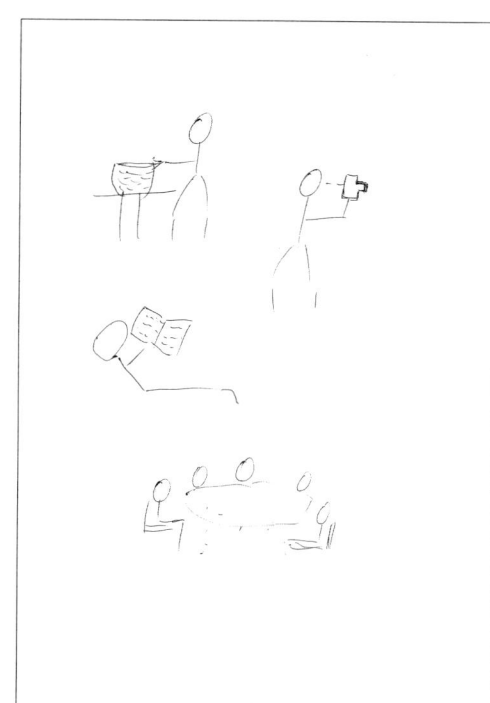

III/26

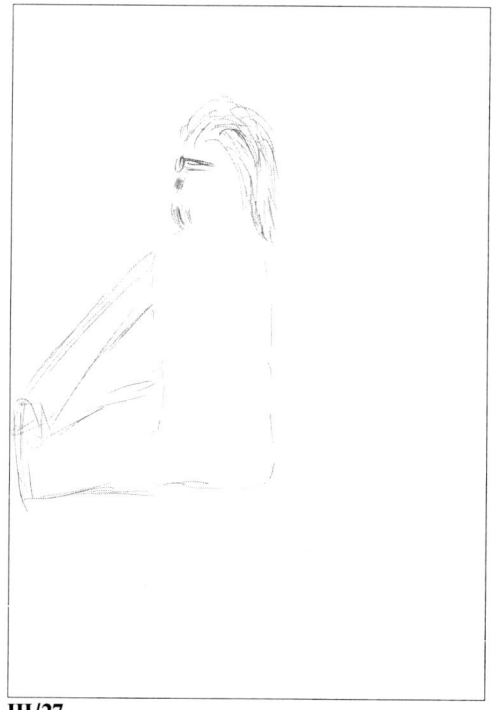

III/27

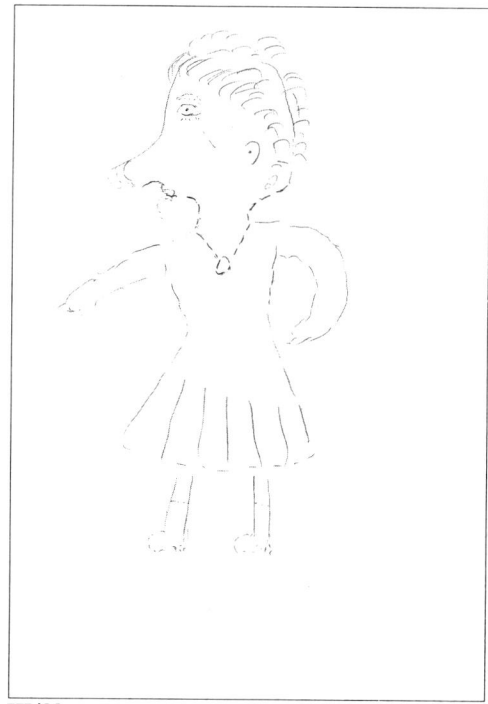

III/28

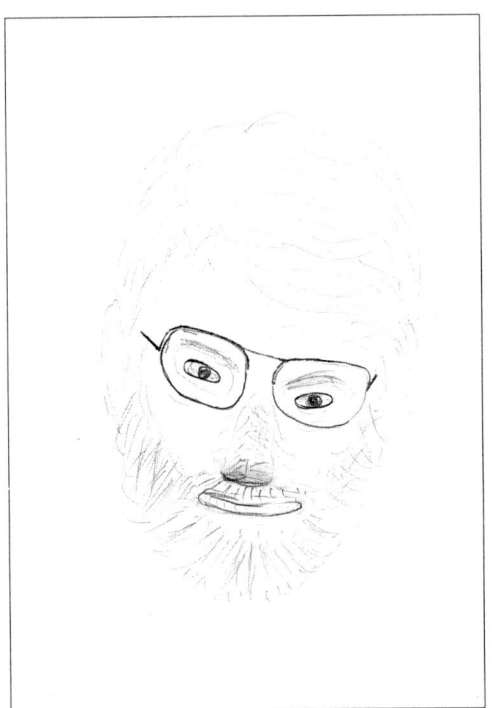

III/29

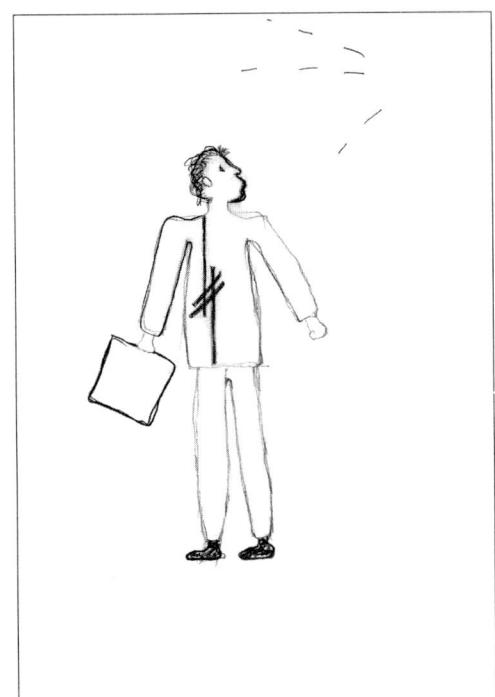

III/30

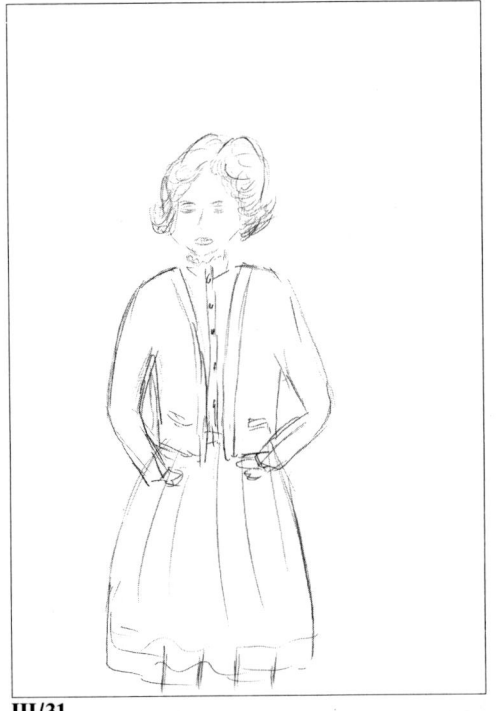

III/31

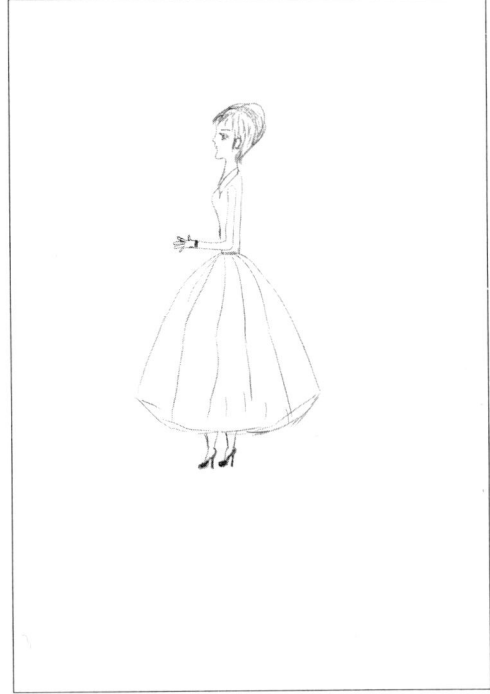

III/32

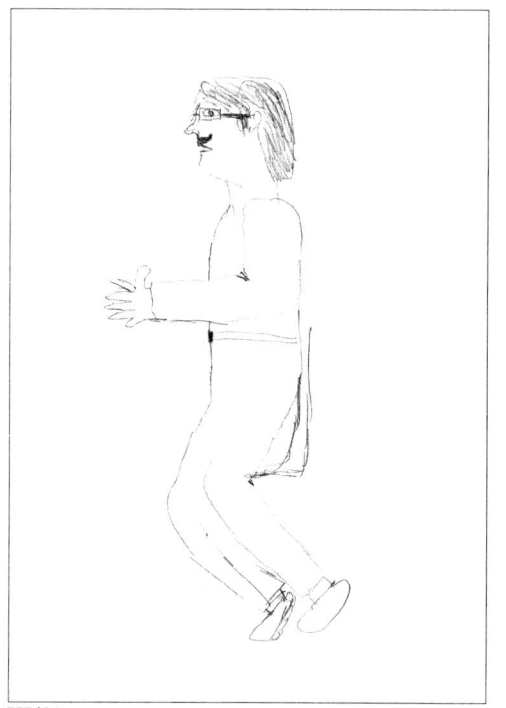

III/33

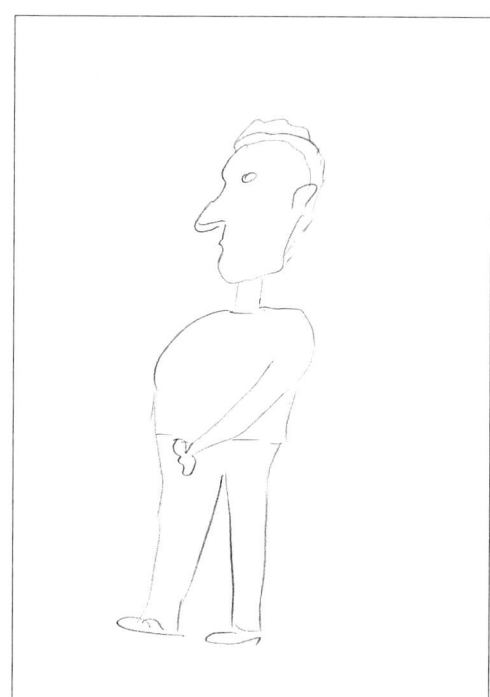

III/34

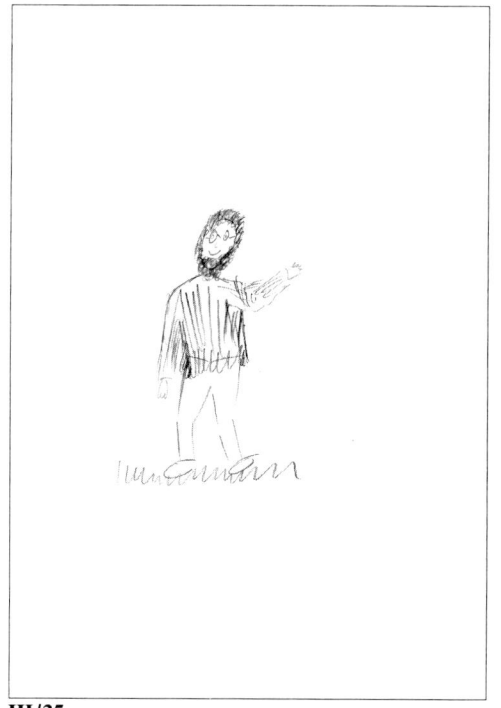

III/35

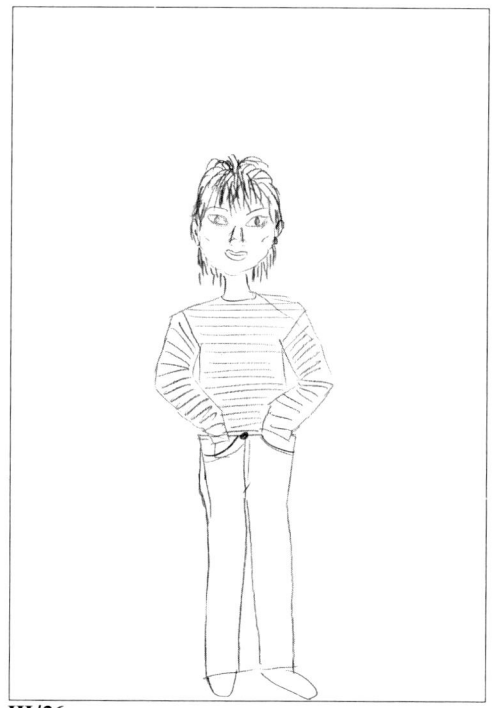

III/36

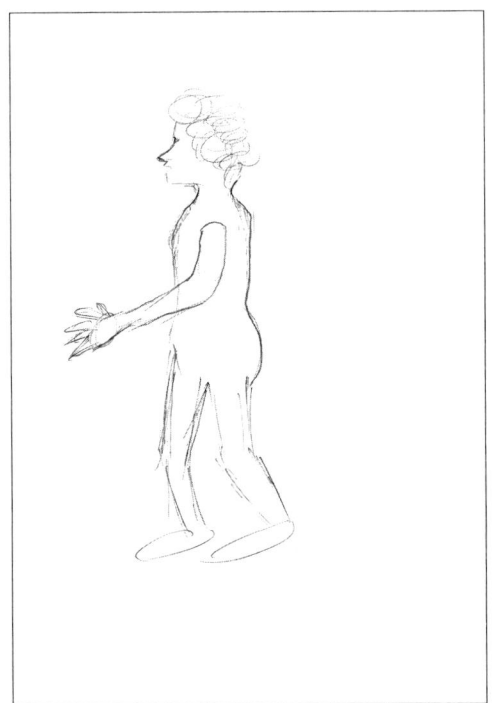

III/37

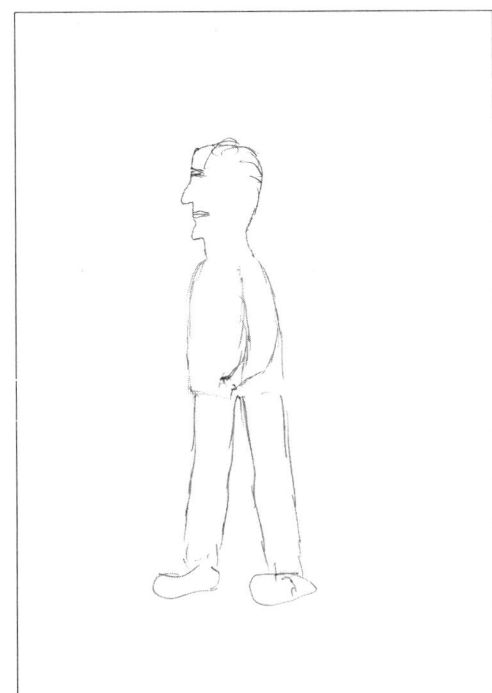

III/38

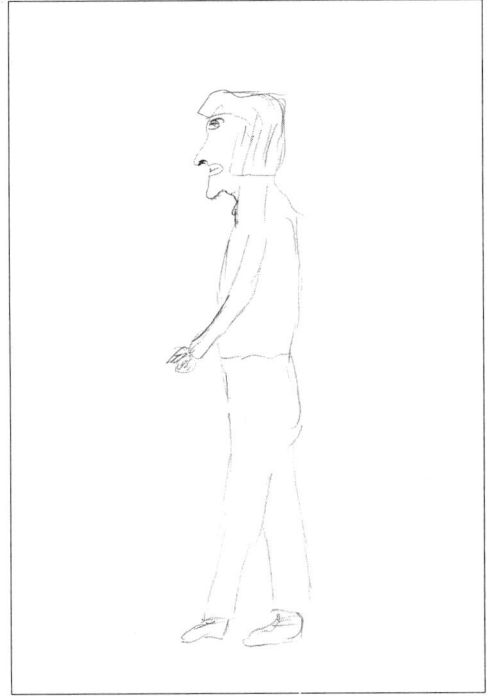

III/39

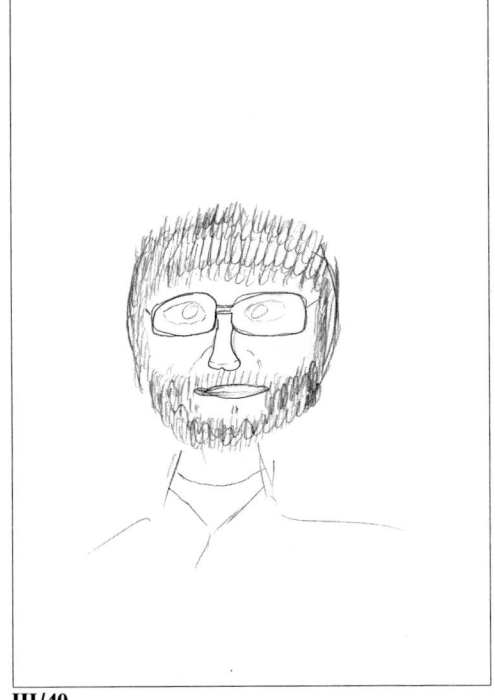

III/40

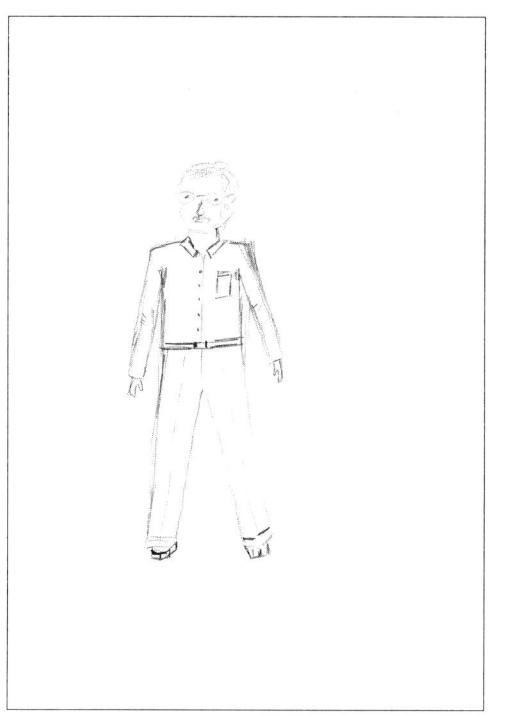

III/41

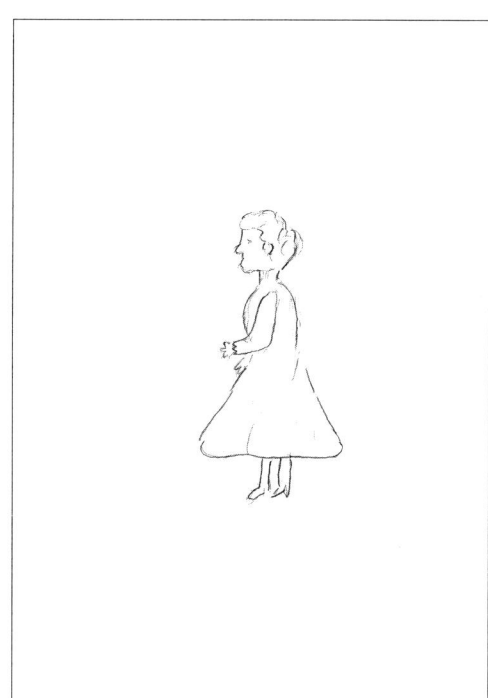

III/42

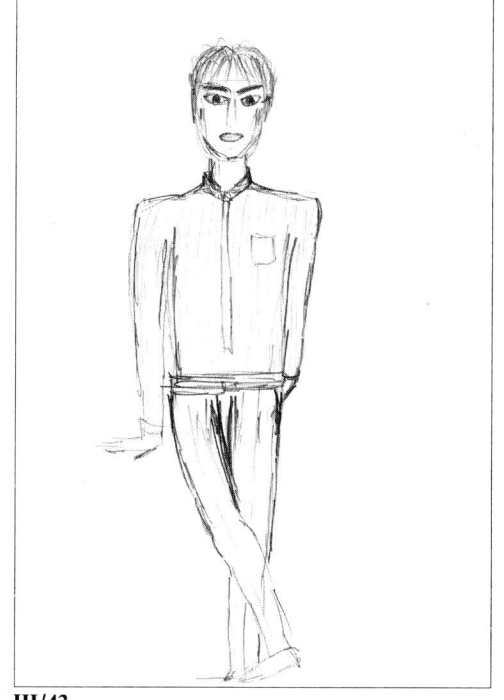

III/43

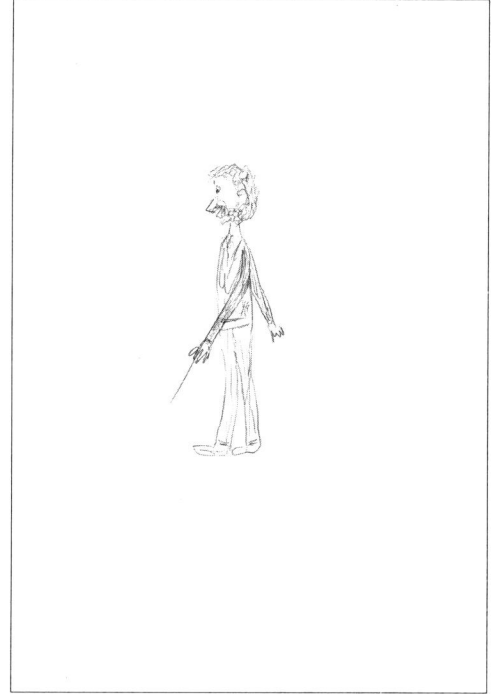

III/44

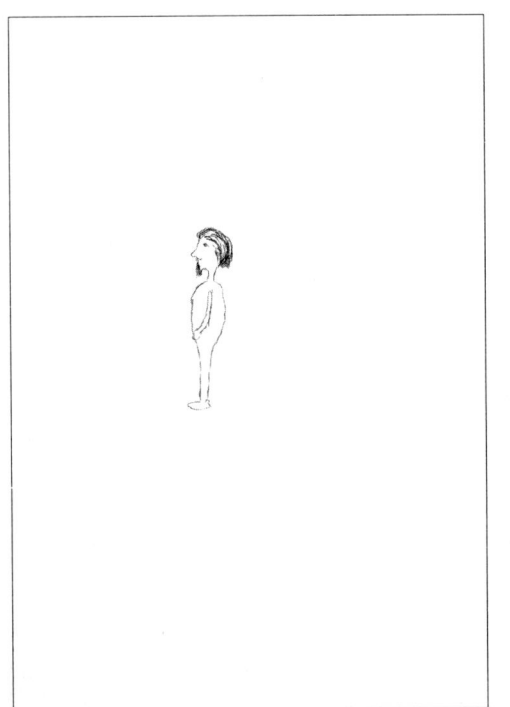

III/45

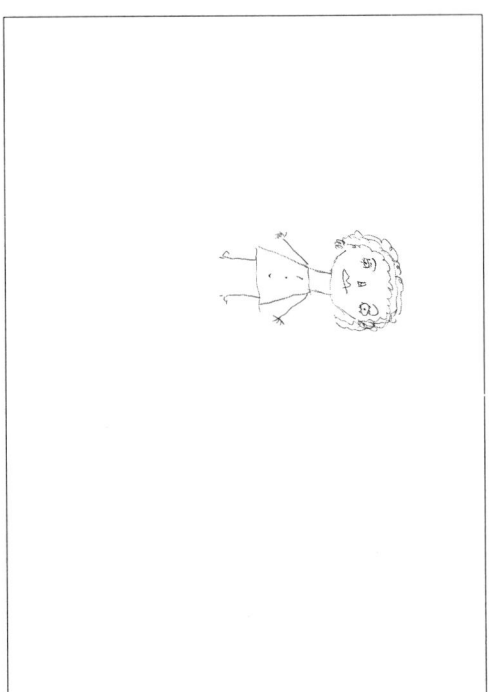

III/46

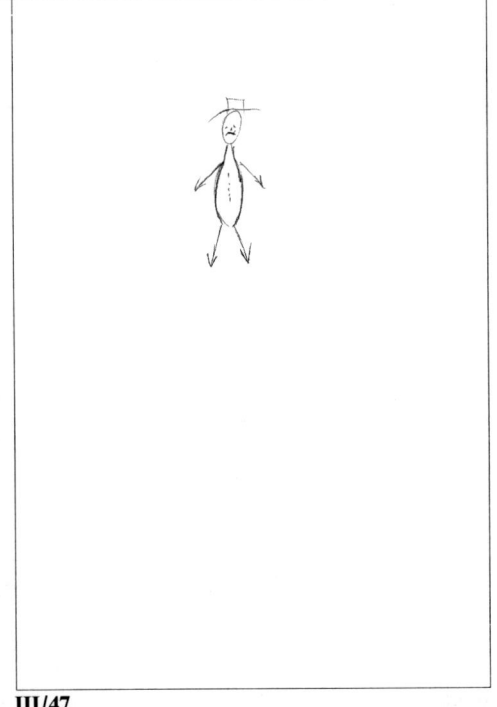

III/47

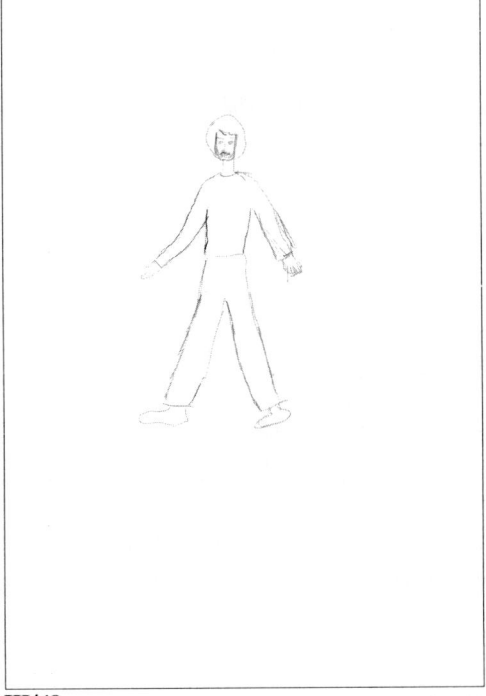

III/48

5.3 Ergebnisse der Interpretationen der Zeichner zu ihren Darstellungen

Nach Fertigstellung der Ganzbildzeichnungen interpretierten die Zeichner ihre Darstellungen selbst (Abschn. 5.3.1) nach mündlich vorgegebenen Fragen über Haltung, Eigenschaften, Körperempfinden etc. Die erste Frage z. B. lautete: „Wenn Sie jetzt Ihre Zeichnung einmal betrachten, fällt Ihnen dann an Ihrer Darstellung etwas Besonderes auf? ... Zur Haltung der Figur?

5.3.1 Zusammenfassung der Ergebnisse der Interpretationen der Zeichner zu ihren Darstellungen und Antworten zur körperlichen Erziehung und zum familiären Auftreten der Störung

Tabelle 3

	Beide Patientengruppen unterscheiden sich gegenüber der Kontrollgruppe	*Eine* Patientengruppe zeigt Abweichungen von den anderen Gruppen	Kontrollgruppe
Körperschema/ Haltung	– eher starr		– eher beweglich
Körperschema/ Eigenschaften		Magen-Darm-Patienten – verschlossen, außerdem: Seitenansichten bzw. nur Kopf oder Profil dargestellt, wesentlich häufiger als Herz-Kreislauf-Patienten	– eher offen (vergleichbar mit Herz-Kreislauf-Patienten) En-face-Zeichnungen überwiegend
Körperempfinden	– eher angenehm (rund ⅔)		– eher angenehm
Körperliche Erziehung	– eher körperfeindlich, d. h. vorwiegend ohne Körperkontakt		– eher körperfreundlich
Familiäres Auftreten der Symptomatik	– ~ 68%, bei einem Elternteil der Herz-Kreislauf-Patienten – ~ 60%, bei einem Elternteil der Magen-Darm-Patienten		

5.3.2 Auswahl von je 4 Zeichnungen zur Veranschaulichung der Ergebnisse

Damit der Leser einen Eindruck von der Übereinstimmung zwischen Zeichnung und Interpretation der Zeichner erhält, wurden je Gruppe 4 Zeichnungen ausgewählt (Abb. 10–21).

5.3.3 Diskussion der Ergebnisse

Die Aussagen der Probanden zu den Spontanzeichnungen können vom Betrachter gut nachvollzogen werden. Der Unterschied zwischen den Patientengruppen und der Kontrollgruppe zur Haltung wird unmittelbar aus den Zeichnungen sichtbar: die Zeichnungen der Patienten wirken unbeweglicher, starrer als die der (gesunden) Kontrollgruppe.

Auch die „Verschlossenheit" der Magen-Darm-Patienten zeigt sich im Gesichtsausdruck der Figuren. Die Gruppe der Herz-Kreislauf-Patienten und die beschwerdefreie Gruppe wirken offener in der Mimik.

Es war interessant zu erfahren, daß die Zeichner ihre Darstellungen in bezug auf die Ausdrucksfähigkeit von Haltung und Eigenschaften sehr treffend fanden, obwohl das zeichnerische Können von ihnen als mangelhaft eingeschätzt worden war. Das ist ein Hinweis auf die Aussagekraft der Zeichnungen.

An den Zeichnungen fällt auf, daß die Gruppe der Magen-Darm-Patienten es zu einem Großteil vorzieht, sich dem Betrachter nicht en face zu zeigen (insgesamt 18 Profilganzansichten, davon 10 männlich, 8 weiblich; zum Vergleich: nur 2 Profilansichten bei der Kontrollgruppe und nur 4 bei der Gruppe der Herz-Kreislauf-Patienten.

Auch die Zeichnungen, in denen nur der Kopf dargestellt wird, überwiegen bei der Gruppe der Magen-Darm-Patienten: insgesamt 8 Kopfdarstellungen, davon 2 im Profil (1 männlich, 1 weiblich) und 6 en face (2 weiblich, 4 männlich). Zum Vergleich: bei der Gruppe der Herz-Kreislauf-Patienten werden insgesamt nur 2 Kopfdarstellungen gewählt, 3 bei der Kontrollgruppe.

Machover (1949) setzt die „Profildarstellung" gleich mit „ausweichen" und „zögern". Nach der Eigeninterpretation der Magen-Darm-Patienten, die sich als „verschlossen" in ihren Zeichnungen darstellen und auch in den Fragebogen zum Persönlichkeitsprofil soziale Ängste angeben, kann die Annahme Machovers gestützt werden.

Schilder (1923) nahm „Körperschemastörungen" als Indiz für psychopathologische Störungen (z. B. Hypochondrie) an. Bei der Durchsicht der Ganzbildzeichnungen zu evtl. sichtbaren Körperschemastörungen zeigt sich folgendes: Von der Gruppe der Herz-Kreislauf-Patienten stellen sich 9 Patienten ohne Beine (Unterleib) oder ohne Füße dar; bei den Magen-Darm-Patienten sind es 7 und bei der Kontrollgruppe 5.

Hände fehlen bei 5 Figuren der Magen-Darm-Patienten, bei 3 Zeichnungen der Herz-Kreislauf-Patienten und in einer von den Probanden der Kontrollgruppe.

Fehlende Körperteile (z. B. Beine, Füße) könnten eine Behinderung der Person andeuten (Hilflosigkeit, Labilität).

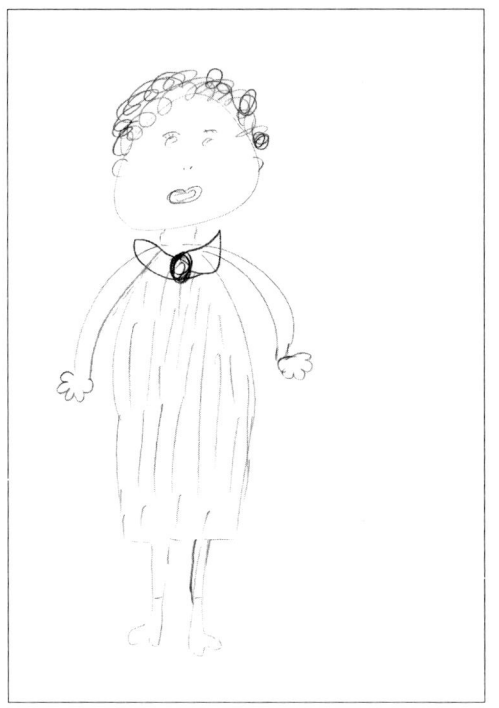

Abb. 10

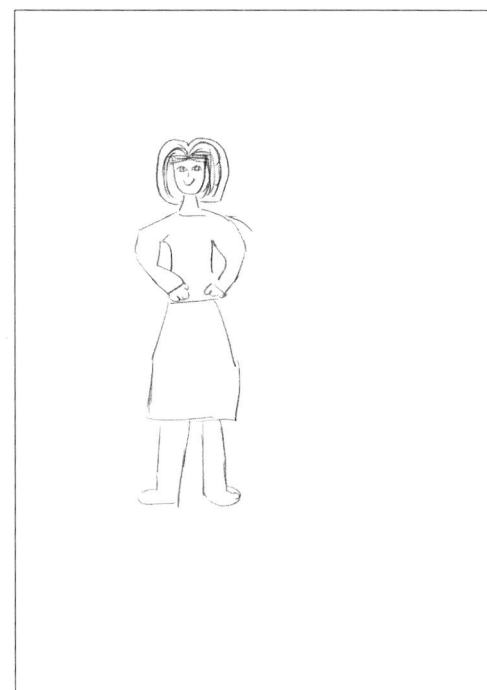

Abb. 11

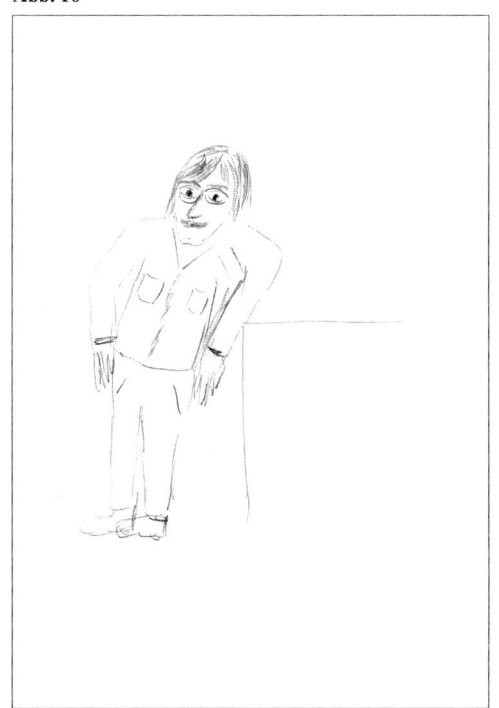

Abb. 12

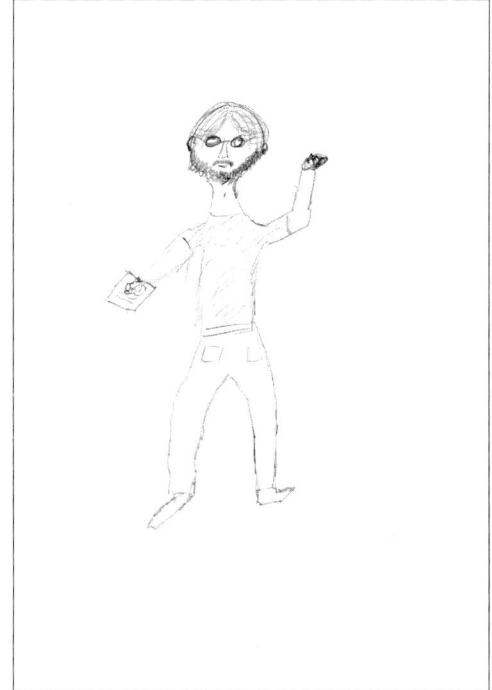

Abb. 13

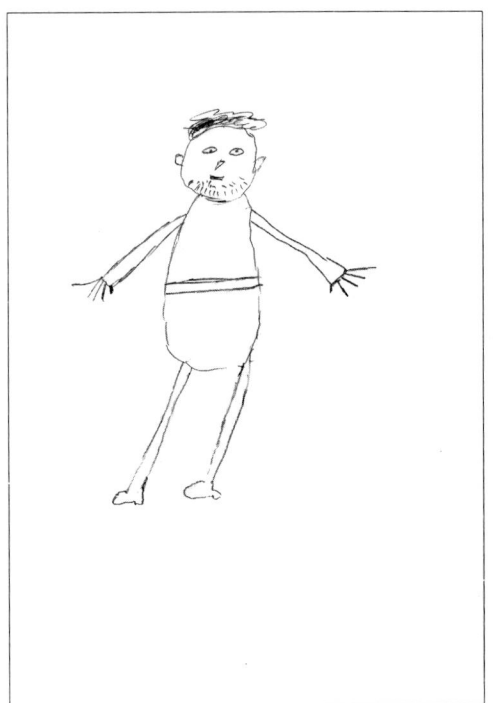

Abb. 14

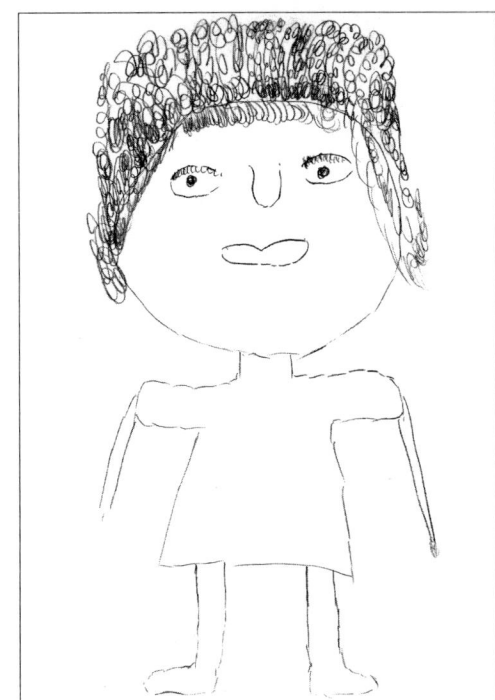

Abb. 15

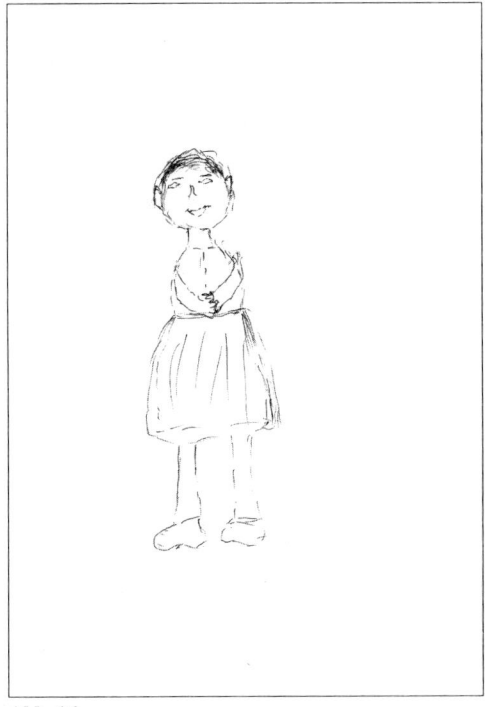

Abb. 16

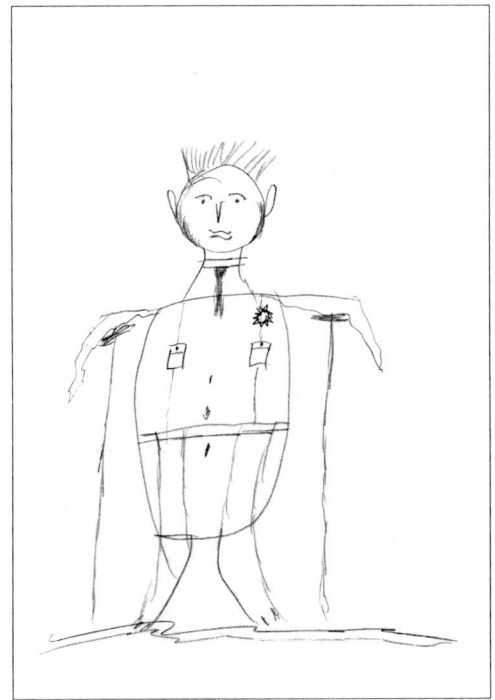

Abb. 17

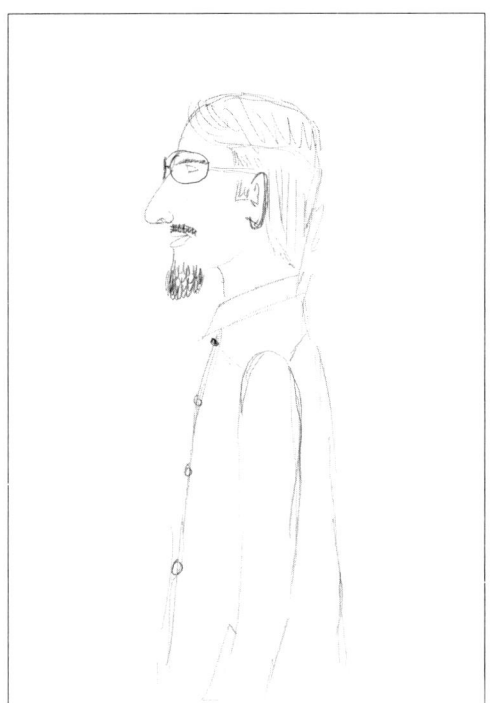

Abb. 18

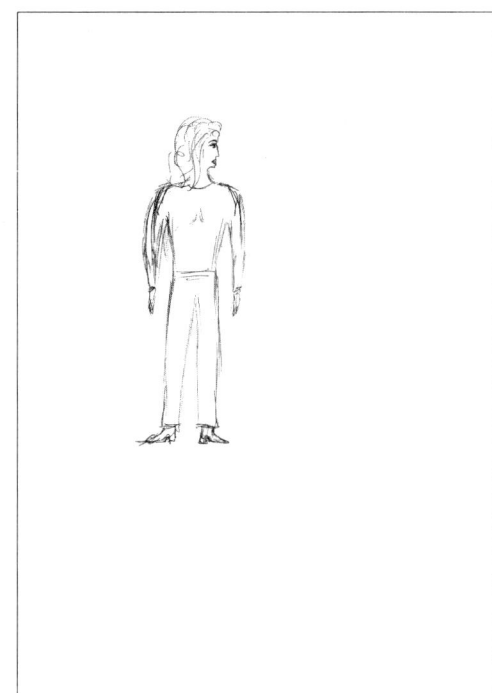

Abb. 19

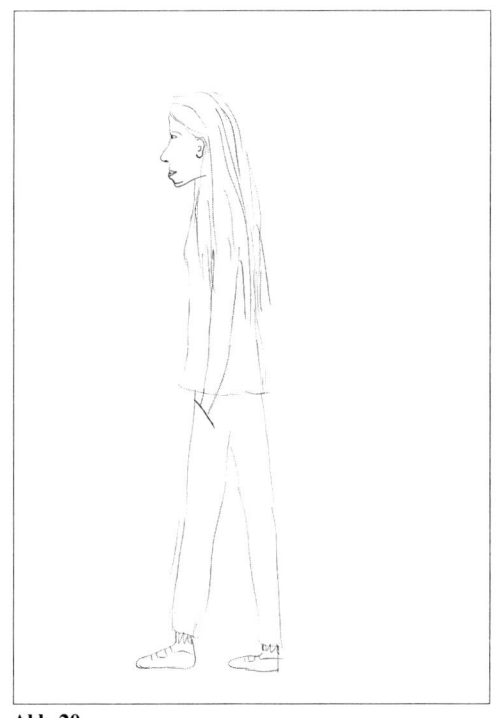

Abb. 20

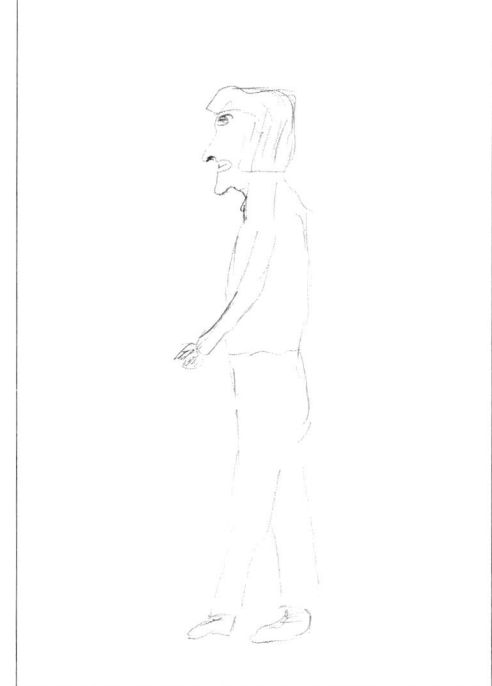

Abb. 21

Es fällt auf, daß die Zeichnungen, auf denen Körperteile fehlen bzw. nicht dargestellt sind, bei den Patientengruppen häufiger sind (je 12 von 48 $\cong$ 25%) als bei der Kontrollgruppe (6 von 48 $\cong$ 12%). Dies könnte als ein weiterer Hinweis für einen gestörten Körperbezug gewertet werden. Bei den Magen-Darm-Patienten überwiegen auch die Zeichnungen des Kopfes (8), bei den Herz-Kreislauf-Patienten sind es 2, bei der Kontrollgruppe 3.

Die beiden Patientengruppen stellen sich in ihren spontanen Zeichnungen zum Körperschema eher „starr" und unbeweglich dar; die beiden Gruppen interpretieren die Selbstbilder beim Betrachten der Figuren auch in dieser Richtung. Sie unterscheiden sich von der Kontrollgruppe, deren Figuren beweglicher wirken und vom Betrachter auch als Figuren mit Dynamik wahrgenommen werden.

In ihrer Haltung unterscheiden sich die Magen-Darm-Patienten nicht von den Herz-Kreislauf-Patienten; beide Gruppen stellen sich im Gegensatz zur Kontrollgruppe als eher starr dar.

In der dargestellten und beim Betrachter der Zeichnung wahrgenommenen Eigenschaft der Person unterscheidet sich die Magen-Darm-Gruppe von den beiden anderen Gruppen: sie nimmt sich als verschlossen wahr. Ein verhältnismäßig großer Teil dieser Patientengruppe (18) stellt sich im Profil dar, vermeidet den direkten Kontakt mit dem Betrachter. Bei der Herz-Kreislauf-Gruppe gibt es nur 4 Profilzeichnungen, bei der Kontrollgruppe 2.

Die Herz-Kreislauf-Patienten zeichnen überwiegend eine offene und zugewandte Mimik, ähnlich wie die Kontrollpersonen. Der Betrachter, der Mitmensch, wird angesprochen, positiv wahrgenommen. Hier liegt ein wesentlicher Unterschied zur Gruppe der Magen-Darm-Patienten, die sich eher zurückhaltend in Gestik *und* Mimik darstellt.

Insgesamt geben die Spontanzeichnungen ein breites Spektrum von stark elaborierter bis stark reduzierter Darstellung wieder. Hier könnten Rückschlüsse auf die Motivation der Probanden gezogen werden, d. h. wie weit sich die Personen auf die Auseinandersetzung mit sich selbst und der Zeichnung eingelassen haben.

Ein Beispiel für eine elaborierte Darstellung ist die Abb. 18; aus dem „Selbstbildnis" spricht auch der Wunsch, sich positiv (detailliert und perfekt) darzustellen.

Als Beispiel für eine „Verweigerung", d. h. reduzierte Darstellung, und für einen eventuellen Mangel an Motivation können die Zeichnungen herangezogen werden, die nur Strichmännchen zeigen und damit die Persönlichkeit des Zeichners „verschweigen".

Wenn man alle Zeichnungen zusammennimmt, scheint die Motivation jedoch hoch gewesen zu sein, denn nur 6 Zeichnungen geben Strichmännchen wieder; die Darstellung II/19 (S. 51) ist eher eine Schemazeichnung als ein Selbstbildnis. Die Anzahl der gering Motivierten (7) im Verhältnis zur Gesamtstichprobe (144) bedeutet, daß nur ca. 5% offensichtlich die Auseinandersetzung mit dem Medium Zeichnung vermeiden. Eine mögliche Verzerrung der Ergebnisse aus der „Aufgabensituation" heraus ist damit auszuschließen.

Die Plazierung der Figuren ist, von insgesamt 6 Darstellungen abgesehen, raumeinnehmend; 6 Probanden stellen sich stark verkleinert dar. In einigen Arbeiten zum „body image" wird hierin ein Zusammenhang zu einem niedrigen Selbstwertgefühl hergestellt (Gray u. Pepitone 1964).

Schilder (1923) spricht von motorischen und sensorischen Anteilen des Körperschemas, die gesondert werden können und die auf selbständigen, primitiven Apparaten sensibler und motorischer Art beruhen. Auch bei den vorliegenden Körperschemazeichnungen der beiden Patientengruppen zeigen sich Behinderungen der motorischen Anteile der Figuren.

Schilder führt dazu weiter aus:

> Man wird in Zukunft auf diese Dinge mehr achten müssen; man wird die Wertigkeit der einzelnen Körperteile im Schema, [...] die Besonderheiten der Verknüpfung mit dem Motorischen genauer beachten müssen. [...] Hier sind die Grundlagen für eine künftige Forschung in bezug auf die Hypochondrie. Die wichtige Frage der psychischen Repräsentation des Körperinneren wird in Zukunft zu beachten sein.

Der gestörte, blockierte Bezug der Patienten zum Körper wird bei den Selbstbildern deutlich; der ängstliche, beobachtende Bezug, der die Bewegung hindert, zeigt sich bei den Herz-Kreislauf-Patienten. Bei den Magen-Darm-Patienten wird der abweisende, ausgrenzende Kontakt zum eigenen Körper, der nicht „funktioniert", sichtbar.

Beide Gruppen schildern ihr Gesamtkörperempfinden als überwiegend angenehm (⅔); nur ⅓ schildert es als eher unangenehm.

Diese positiven Angaben könnten einerseits darauf zurückgeführt werden, daß nicht das überwiegende Empfinden angegeben wurde, sondern das *momentane,* also das körperliche Empfinden während des Zeichnens. Da die meisten Probanden Spaß am Zeichnen hatten, könnte sich dieser Umstand positiv auf das aktuelle Befinden ausgewirkt haben. Das Item hat hier möglicherweise zu wenig differenziert.

Zum anderen wäre denkbar, daß nur Patienten, bei denen die Störung häufiger und mit stärkerer Intensität auftritt, sich auch insgesamt mehr beeinträchtigt fühlen (ca. ⅓) als die übrigen Patienten und ihr Körperempfinden daher als eher unangenehm wahrnehmen.

Beide Patientengruppen geben im Unterschied zur Kontrollgruppe eine eher körperfeindliche Erziehung an, d.h. eine Erziehung, die vorwiegend ohne körperliche Kontakte wie Streicheln und Zärtlichkeiten auskam.

Wenn man in diesem Zusammenhang die Angaben der Patienten zum familiären Auftreten der spezifischen Symptomatik heranzieht (s. tabellarische Zusammenfassung), dann zeigt sich, daß bei rund 69% der Herz-Kreislauf-Patienten und rund 60% der Magen-Darm-Patienten ein Elternteil die gleiche Störung hatte. Dies könnte sich ausgewirkt haben, d. h. es könnte sich ein eigener körperfeindlicher Bezug der Eltern auf das Kind ausgewirkt haben („Modellernen").

Es lassen sich Zusammenhänge zwischen den Erziehungseinflüssen in körperlicher Hinsicht und der heutigen zeichnerischen Darstellung der Selbstbilder (des Körperschemas) in allen 3 Gruppen herstellen; der jeweilige Erziehungsstil hat sich wahrscheinlich auf das Körperschema ausgewirkt. Die als körperfeindlich geschilderte Erziehung der beiden Patientengruppen mag sich im Zusammenhang mit weiteren sozialen Einflüssen als hemmend für die körperliche Dynamik ausgewirkt haben.

Die Beobachtungen während der Gruppentherapie mit Magen-Darm-Patienten(33 bzw. 24 Teilnehmer) zeigten deutlich deren Blockaden im Umgang mit dem eigenen Körper und deren Schwierigkeiten, körperliche Nähe zu den Gruppenmitgliedern herzustellen bzw. zuzulassen.

6 Befragung zur Symptomatik —
Erhebungen zum Beschwerdebild

Um genauere Informationen über die Beeinträchtigung durch die Beschwerden zu erhalten, wurde ein Fragebogen entwickelt, der Items zur Dauer der Symptomatik und der ärztlichen Behandlung, zu Krankschreibungen, Medikamenteneinnahme, Intensität und Häufigkeit des Auftretens der Störung enthält. Weitere Fragen bezogen sich auf die mögliche Sicht eines Zusammenhangs zwischen Auftreten der Störung und individueller Lebensweise sowie das familiäre Auftreten des Krankheitsbildes (familiäre Disposition).

6.1 Tabellarische Zusammenfassung der signifikanten Ergebnisse

Tabelle 4

	Gruppe der Herz-Kreislauf-Patienten (n = 48)	Gruppe der Magen-Darm-Patienten (n = 48)
Dauer der Störung/ des Arztkontakts (Jahre im Mittel)	über 7/über 6	über 9/über 7
Krankschrei- bungen und Arbeitsausfall (Tage)	bis 20 (n = 11) bis 30 (n = 6) > 30 (n = 15)	bis 20 (n = 5) bis 30 (n = 4) > 30 (n = 3)
Keine Krankschreibungen, kein Arbeitsausfall	n = 16	n = 36
Medikamenteneinnahme – täglich	n = 26	n = 16
– nur manchmal bei Beschwerden bzw. keine Medikamente	n = 22	n = 32
Häufigkeit der Symptomatik täglich (1mal oder mehrmals)	n = 13	n = 30
wöchentlich (1mal oder mehrmals)	n = 35	n = 18

	Gruppe der Herz-Kreislauf-Patienten (n = 48)	Gruppe der Magen-Darm-Patienten (n = 48)
Intensität, mit der die Störung auftritt		
– leicht bis mittel	n = 39	n = 36
– schwer	n = 9	n = 12
Sicht zum Zusammenhang zwischen Auftreten der Beschwerden und individueller Lebensweise (Eigenanteil)		
– „Ja" und „könnte möglich sein" davon	n = 39 19 weibl. 20 männl.	n = 47 23 weibl. 24 männl.
Familiäres Auftreten der Symptomatik		
– „Ja"	n = 33 ($\sim 68\%$)	n = 29 ($\sim 60\%$)
– „Nein"	n = 15	n = 19

6.1.1 Interpretation der Ergebnisse

Betrachtet man die Angaben der Patienten über die Gesamtdauer ihrer Beschwerden und über die Dauer des Arztkontakts, so wird ersichtlich, daß die Patienten mit Störungen im Magen-Darm-Bereich im Mittel länger ohne die Klärung der Beschwerden durch eine ärztliche Diagnose verbracht haben (im Mittel 2 Jahre).

Setzt man die Krankschreibungen und Arbeitsausfälle in bezug zur Häufigkeit des Auftretens der Beschwerden (Herz-Kreislauf-Patienten: wöchentlich einmal bzw. mehrmals Beschwerden, n = 35; Magen-Darm-Patienten: täglich einmal bzw. mehrmals Beschwerden, n = 30;) — beide Gruppen geben die Intensität der Störung überwiegend im Bereich „leicht bis mittel" an —, dann stellt man erstaunt fest, daß trotz des täglichen Auftretens der Störung nur 12 von insgesamt 48 Magen-Darm-Patienten (25%) in den letzten 2 Jahren aufgrund der Beschwerden zeitweilig nicht in der Lage waren, ihrer Arbeit nachzugehen.

Obwohl die Herz-Kreislauf-Beschwerden nur einmal/mehrmals wöchentlich auftraten, sahen sich 32 von 48 Patienten (66%) zeitweilig nicht in der Lage, bei gleicher Einschätzung der Intensität der Störung, ihrer Arbeit nachzugehen.

Auch beim Medikamentenkonsum zeigt sich, daß die Mehrheit der Herz-Kreislauf-Patienten (26 von 48) täglich Medikamente einnimmt, obwohl die Beschwerden nicht täglich auftreten, während die Magen-Darm-Patienten überwiegend (32 von 48) nur „manchmal bei Beschwerden", wahrscheinlich bei starken Beschwerden, zu Medikamenten greifen oder überhaupt keine Medikamente nehmen, obwohl die Störung überwiegend täglich auftritt.

Als Medikamente wurden (u. a.) genannt:

Magen-Darm-Patienten:
— Andosil,
— Spasmonervogastrol,
— Kompensan S,
— Gelousilac,
— Tagamed.

Herz-Kreislauf-Patienten:
— Valium,
— Isoptin, Beloc, Tenormin,
— Adalat, Nitrolingual, Marcumar.

Aus den Ergebnissen könnte der Schluß gezogen werden, daß die Herz-Kreislauf-Patienten allgemein fürsorglicher und schonender mit sich umgehen als die Magen-Darm-Patienten, die einen „härteren", wenig fürsorglichen Umgang mit sich und ihrer Krankheit zeigen. Einschränkend dazu muß allerdings das spezifische Moment der jeweiligen Symptomatik betrachtet werden; so ist es denkbar, daß der Herz-Kreislauf-Patient seine Beschwerden allgemein als existentiell bedrohlicher, unkontrollierbarer erlebt (z.B. bei Schwindelanfällen, Ohnmachtsgefühlen bei Kreislaufstörungen) als der Magen-Darm-Patient, dessen Beschwerden auf den Bauchbereich lokalisierbar bleiben.

Dieses störungsspezifische Moment könnte unabhängig von der erlebten Intensität der Störung („leicht bis mittel") vorhanden sein und z.B. auch zu der vergleichsweise hohen Krankschreibungsrate bei den Herz-Kreislauf-Patienten geführt haben. Es könnte auch darauf hinweisen, daß die Signale dieser Störung ernster genommen werden als die bei Magen-Darm-Erkrankungen.

Zum unterschiedlichen Medikamentenverbrauch der beiden Patientengruppen lassen sich mehrere Erklärungsmöglichkeiten heranziehen:

— Es könnte an der spezifischen ärztlichen Verordnung zur Einnahme von Medikamenten bei Herz-Kreislauf-Patienten liegen, denen eine eher tägliche Einnahme verordnet wird, also anders als bei Magen-Darm-Patienten, bei der sie eher auf die Störung bezogen sein könnte („Nehmen Sie bei Beschwerden ...").

— Die Herz-Kreislauf-Patienten erleben die Störung angstvoller als die Magen-Darm-Patienten und benötigen das Medikament zur Abwehr gegen die Symptomatik und die Angst. Sie befolgen daher die ärztlichen Auflagen möglicherweise rigider. Die Herz-Kreislauf-Patienten setzen sich der Störung weniger aus als die Magen-Darm-Patienten.

— Die Herz-Kreislauf-Patienten resignieren möglicherweise in der Befolgung der ärztlichen Auflagen weniger als die Magen-Darm-Patienten. Es war nach dem „Medikamentenkonsum der letzten Wochen vor der Befragung" gefragt worden, d.h. bis zu diesem Zeitpunkt hatten die Herz-Kreislauf-Patienten über 6 Jahre (im Mittel) und die Magen-Darm-Patienten über 7 Jahre (im Mittel) die ärztliche Behandlung für ihre Symptomatik hinter sich, ohne daß eine Heilung erreicht war.

Es ist möglich, daß die Magen-Darm-Patienten im Gegensatz zu den Herz-Kreislauf-Patienten nicht mehr an eine Heilung durch Medikamente glauben, sich der Störung aussetzen, während die Herz-Kreislauf-Patienten ihre Ängste und ihre Hilflosigkeit, die mit dem Auftreten der Beschwerden erlebt werden, durch die Medikamente dämpfen müssen (evtl. auch schon prophylaktisch).

Zum familiären Auftreten der Symptomatik geben in beiden Gruppen etwa ⅔ der Patienten (rund 68% der Herz-Kreislauf-Patienten und 60% der Magen-

Darm-Patienten) an, daß wenigstens ein Mitglied der Herkunftsfamilie die gleichen Störungen hat. Hier wurde entweder ein Elternteil oder ein Großelternteil genannt.

Basler et al. (1979) halten es für möglich, daß hier Modellernen eine entscheidende Rolle spielt: „Kinder lernen im Laufe ihrer Sozialisation, auf Belastungen mit einem in der Familie vorhandenen somatischen Reaktionsmuster zu antworten". Dies könnte eine Erklärung für die Häufigkeit der gleichen „Organwahl" innerhalb der Familien sprechen.

Kurtzin (1976) referiert Faktoren, die über die genetische Prädisposition hinaus Bedeutung für die „Organwahl" haben. Besonderes Gewicht kommt dabei folgenden 3 Faktoren zu:

1. „dem Funktionszustand und den Afferenzen eines Organs zum Zeitpunkt der kortikalen Einwirkung extremer Stressoren,
2. gesteigerter Reaktivität und verringerter Widerstandskraft aufgrund früherer Erkrankung oder exzessiver Reizung eines Organs und
3. der klassischen Konditionierung muskulärer oder sektorischer Reaktionen einzelner Organe."

Es wurde leider versäumt, die Kontrollgruppe nach den familiären körperlichen Störungen zu befragen, so daß zur familiären Häufigkeit des Auftretens der Symptomatik nur die Angaben der Patientengruppe ausgewertet werden konnten.

Zur Frage nach ihrer Sicht des Zusammenhangs zwischen dem Auftreten der Beschwerden und der individuellen Lebensweise, also zur Sicht eines „Eigenanteils" an der Störung, gibt die Mehrzahl der Patienten aus beiden Gruppen (39 von 48 Herz-Kreislauf-Patienten und 47 von 48 Magen-Darm-Patienten) einen „Eigenanteil" an („Ja" und „könnte möglich sein").

6.2 Patientenbefragung zur Ursache der Beschwerden

Um Erkenntnisse über die Einstellung der Patienten zur Ursache der Störungen zu gewinnen, wurde beiden Gruppen eine Liste mit möglichen Ursachen vorgelegt, aus denen die zutreffende durch Ankreuzen ausgewählt werden sollte. Jeder Patient wurde gebeten, nur eine Attribuierung vorzunehmen.

Die Fragen in diesem Zusammenhang waren für mich:

— Welche Ursachen werden am häufigsten genannt?
— Gibt es Unterschiede zwischen den Gruppen zur Attribuierung?

Häufigkeit der Nennungen:

Gruppe der Magen-Darm-Patienten (n = 48)

— Ängste, die in bestimmten Situationen nicht überwunden werden können	19
— Nervöse Übererregbarkeit	14
— Schwierigkeiten mit dem Partner	9
— Andere Nennungen	6

Gruppe der Herz-Kreislauf-Patienten (n = 48)

— Nervöse Übererregbarkeit	16
— Allgemeine Hetze des Lebens	10
— Dauernde Überbelastung	9
— Ängste, die in bestimmten Situationen nicht überwunden werden können	9
— Andere Nennungen	4

Die Gruppe der Patienten mit Störungen im Herz-Kreislauf-System attribuiert external, d. h. sie schreibt die Ursachen mehrheitlich den Außenreizen wie „allgemeine Hektik des Lebens" und „nervöse Übererregbarkeit" zu; letzteres mag Ausdruck der als hektisch erlebten Umwelt sein. Die Gruppe der Magen-Darm-Patienten gibt internale Attribuierungen an („Ängste in bestimmten Situationen"). Beide Gruppen nennen übereinstimmend eine konstitutionelle Ursache („nervöse Übererregbarkeit"). Damit geben sie einer „schwachen körperlichen Basis" Ausdruck, mit der sie das Leben meistern müssen. Allerdings könnte man auch vermuten, daß sich bei dieser Angabe der langjährige ärztliche Kontakt (im Mittel über 7 Jahre bei den Magen-Darm-Patienten und über 6 Jahre bei den Herz-Kreislauf-Patienten) ausgewirkt hat; es könnte sich hier um die Wiedergabe einer oft gehörten ärztlichen Diagnose handeln, die sich die Patienten inzwischen zu eigen gemacht haben.

Liebhart (1974) vermutet, daß externe Attributionen (z. B. „allgemeine Hetze des Lebens") nicht emotional besetzt sind, also „subjektunabhängig" aufgefaßt werden, während interne Attributionen, wie z. B. Ängste, emotionale Erregung hervorrufen, „die auftreten, wenn — nach dem impliziten Schema des Subjekts — der Effekt nur mit Kategorien von Subjekten (z. B. eigene oder andere Personen) oder eigener Responsen (z. B. Anstrengung versus Entspannung) kovariiert [...]."

Die Herz-Kreislauf-Patienten mögen sich mit der Vermutung einer externalen Ursache eher schutzsuchend verhalten, sie brauchen bei der eigenen schwachen körperlichen Konstitution den anderen als Hilfe gegen die hektische Umwelt. Die Magen-Darm-Patienten erleben die anderen Menschen entsprechend ihrer Attribution und den in den Fragebogen zum Persönlichkeitsprofil genannten „sozialen Ängsten" eher als feindlich und angstauslösend.

Die Magen-Darm-Patienten gehen eher „schonungslos" mit sich um, wie aus den nachfolgenden Untersuchungen hervorgeht. Dieser „harte" Umgang mit sich selbst könnte als eine Art „Bestrafung für den Eigenanteil" aufgefaßt werden, denn diese Patienten sehen im Gegensatz zu den Herz-Kreislauf-Patienten mehrheitlich einen „inneren Bezug" zur Störung ihres Körpers.

7 Zeichnungen zum gestörten Körperbereich

Jedem Arzt fällt immer wieder auf, wie sehr verschieden körperliches Leiden vom Betroffenen erlebt und ertragen wird. Der eine zeigt sich entschlossen, die Krankheit bis zum Ende nicht wahrhaben zu wollen, der andere wünscht sich das Leiden herbei oder bejaht es resigniert. Während sich der eine heroisch zu behaupten sucht, läßt der andere sich in seine Krankheit fallen wie in ein Rettungsboot, das ihn von aller Alltagssorge und von jeder Lebensanforderung wegtragen soll. Der dritte wiederum distanziert sich von seinen körperlichen Beschwerden und ist bemüht, zu ihnen ein rein sachliches Verhältnis einzunehmen, da er allen Beschwerden zum Trotz seine seelische Unabhängigkeit bewahren will.

Krankheit kann Maske der Lebensangst und des Versagens, Krankheit kann unbewußt herbeigerufene Buße für Schuld und Verfehlung oder Ausdruck für nicht bewältigte Konflikte sein. In diesen Fällen macht sie seelisches Geschehen sichtbar, da sie mit persönlicher Entscheidung innigst verknüpft ist (Cermak 1983).

Keine noch so ausführliche Krankengeschichte kann Aufschluß darüber geben, wie der Betroffene seine eigene Störung empfindet, mag er sie auch mit vielen anderen Patienten teilen. Um dieser subjektiven Empfindung näherzukommen, wurde die Zeichnung als ein unmittelbarer Zugang zur individuellen Auffassung des Leidens und der Betroffenheit gewählt.

If a person receives for the first time in his life, signs from his body which he cannot understand and is unable to answer adequately, then it is more or less a question of chance which symbol he selects to translate this sign (Uexküll, Vortrag in New York 1979).

Um diese Möglichkeiten — nämlich „Symbole" zur Selektion zur Verfügung zu haben — zu erweitern und um mehrere Fährten verfolgen zu können, wird die Zeichnung als optimales Medium verstanden, neben dem Gespräch der psychischen Ursache der Störung auf die Spur zu kommen.

Es wird davon ausgegangen, daß der Betroffene im Innersten viel mehr über die „Geschichte" seiner Störung weiß, über das, wofür sie Ausdruck ist, als er dem Außenstehenden in Worten mitteilen kann. Im Gegensatz zum Sprechen *über* das Symptom ist das Zeichnen eine weniger abstrakte Form der Mitteilung über innere Befindlichkeiten. So gesehen, ist das Zeichnen des Körperbildes und der körperlichen Störungen eine emotionale Auseinandersetzung mit der Symptomatik.

Die Zeichnungen — von den Patienten nach vorgegebenen Fragen selbst interpretiert — sollten etwas über die Haltung des Betroffenen zu seiner Störung aussagen. Wird die Störung als ein Teil der Person erlebt oder wird sie abgewehrt, als vom übrigen Körper getrennt erlebt?

Das Medium Zeichnung sollte als Ausdruck des individuellen Erlebens der Beschwerden dienen.

Die Patienten waren durch die Körperschemazeichnungen mit dem Zeichnen vertrauter. Trotzdem war die zeichnerische Auseinandersetzung mit der Symptomatik keine leichte Aufgabe für sie, denn das diffuse Empfinden des kranken Körperteils in ein „eindeutiges" Bild umzusetzen, erforderte Konzentration und Fantasie zugleich.

Trotzdem gab es nur einen von insgesamt 96 Patienten, der nicht in der Lage war, die empfundenen Beschwerden in ein Bild umzusetzen.

Die Ausdruckskraft der Zeichnungen und die Vielfalt der Informationen sind erstaunlich, wie der Leser auf den folgenden Seiten sehen kann.

Diese Untersuchung ist als „Pilotstudie" aufzufassen, in der die Vermutung geprüft werden sollte, daß die bildnerischen Darstellungen mehr als verbale Mitteilungen allein über die individuelle Wirklichkeit der Patienten und die Art ihres Krankheitserlebens vermitteln können.

7.1 Zur Auswertung der Ergebnisse

Ziel war es, durch die zeichnerischen Darstellungen etwas über die individuelle Auseinandersetzung mit den Beschwerden und die aufgrund der Störung empfundenen Belastungen zu erfahren.

Die erklärenden Sätze und die Materialwahl zur Darstellung wurden dafür als aufschlußreich herangezogen. Aber auch die Wahl der Farben und die Angaben der Patienten zur Begründung der Farbauswahl und zum subjektiven Empfinden hinsichtlich der gewählten Farbe als Ausdrucksmittel für die Beschwerdeintensität waren in diesem Zusammenhang wesentlich.

Nachdem der Patient sein Empfinden über die Beschwerden in der Zeichnung dargestellt hatte, wurde er gebeten, die Darstellung nach den folgenden Fragen zu interpretieren:

1. Könnten Sie einen erklärenden Satz zu Ihrer Zeichnung sagen?
2. Welche Bedeutung haben die Farben?
3. Welches Gefühl haben Sie in bezug auf den dargestellten Körperbereich? Empfinden Sie ihn als störend, feindlich, positiv, neutral?
4. Mit welchem Material oder Bild könnten Sie Ihre Darstellung am besten vergleichen?
   (Sieht aus wie . . . .)
5. Gibt es Teile Ihres Körpers, die Sie verändern oder austauschen möchten, wenn dies möglich wäre?
   Wenn ja, welche? . . . .

Um die „freien" Antworten auswerten zu können, wurde analog der Auswertung der Antworten zum strukturierten Interview verfahren, d. h. für die Items 3 und 5 (Interpretationsfragebogen zum Körperschema) wurde ein Zuordnungsprinzip mit je einer kennzeichnenden Variablen und zugeordneten dichotomisierten Kategorien entwickelt.

Die Antworten zu den Items 1 und 4 wurden wörtlich aufgelistet (s. Liste der „erklärenden Sätze" und zur Materialwahl), um sie ohne Informationsverlust auswerten zu können. Die Sätze wurden geschlechtsspezifisch und nach Häufigkeit der Nennungen ausgewertet.

Die Aussagen der Patienten zur Bedeutung der gewählten Farben (Item 2) wurden ebenfalls nach Anzahl der Nennungen ausgewertet.

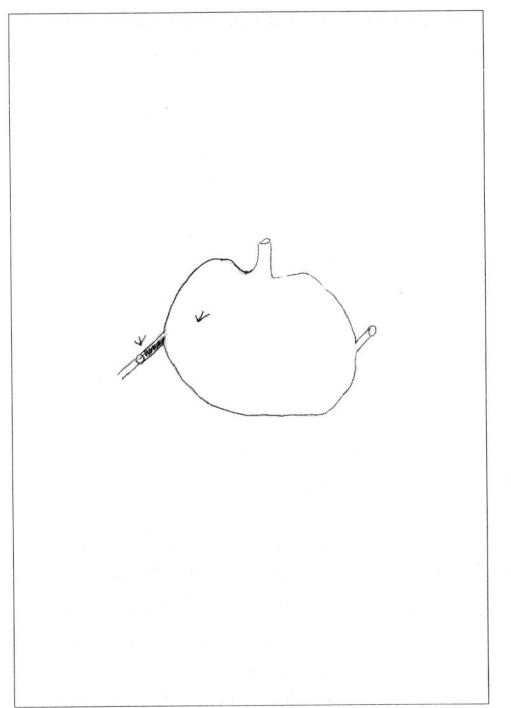

II/1

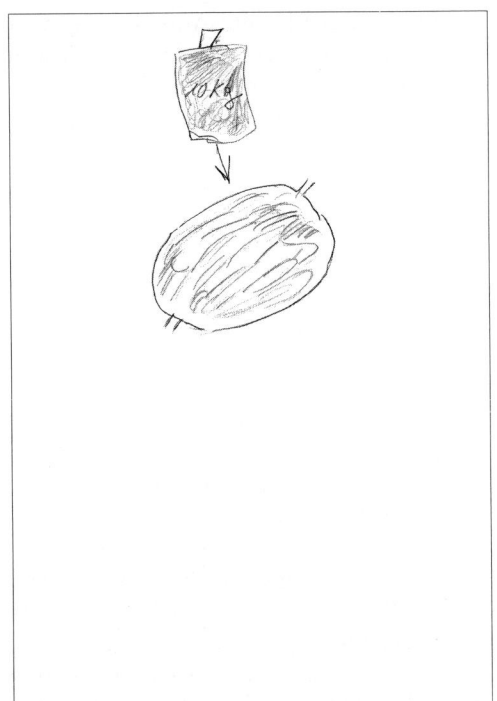

II/2

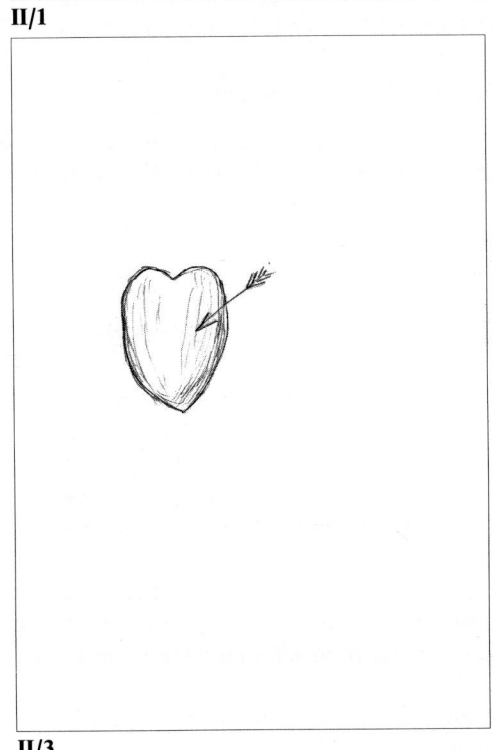

II/3

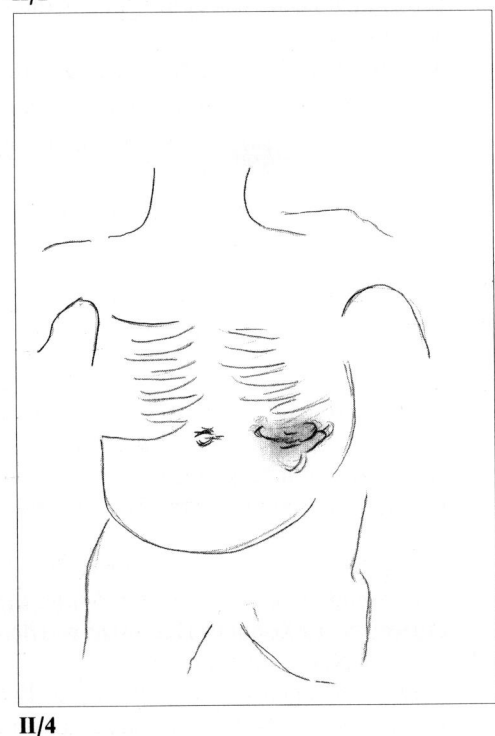

II/4

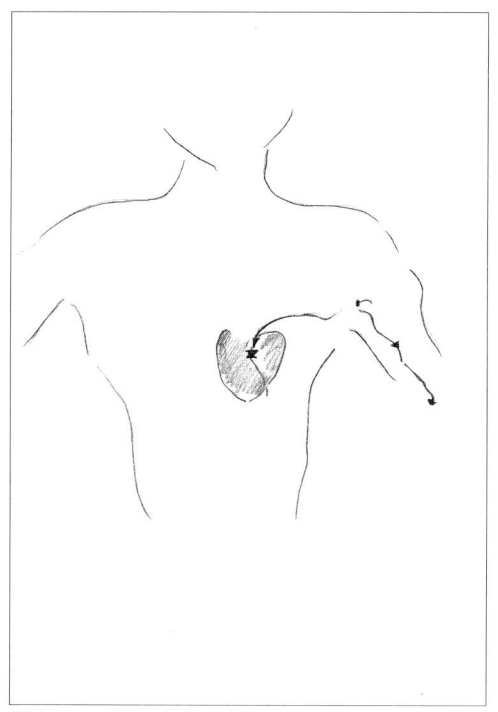

II/5

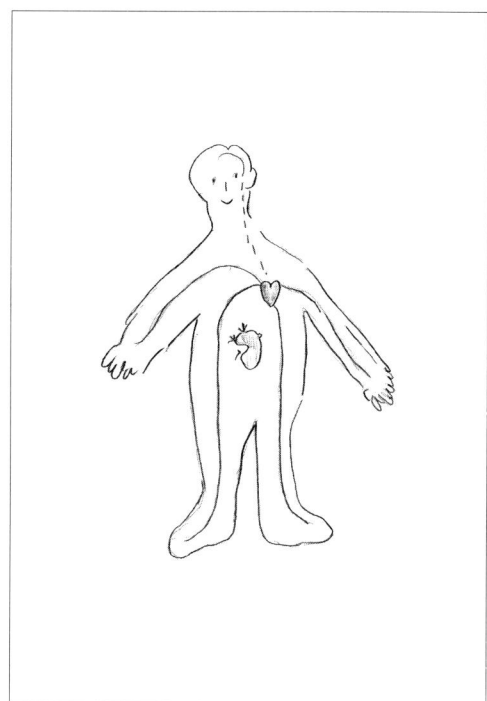

II/6

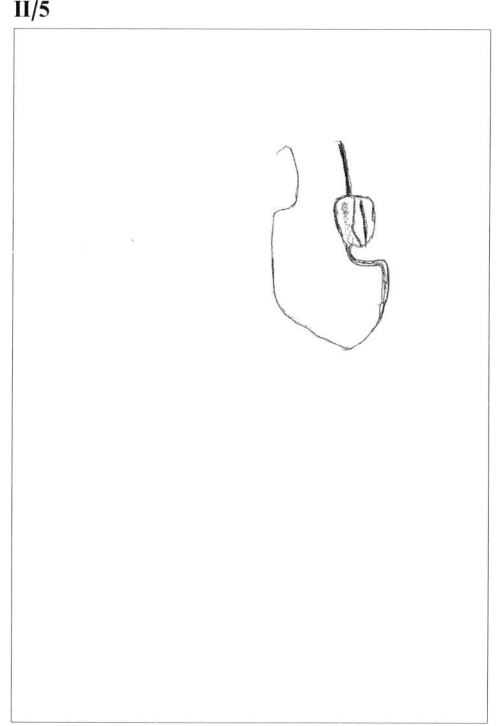

II/7

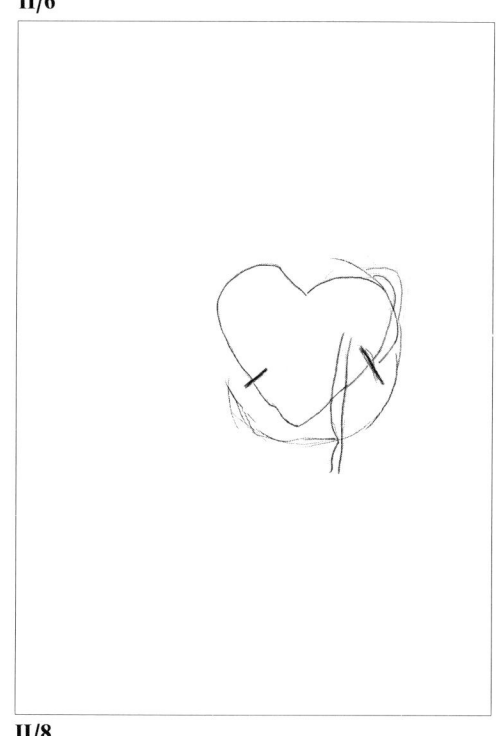

II/8

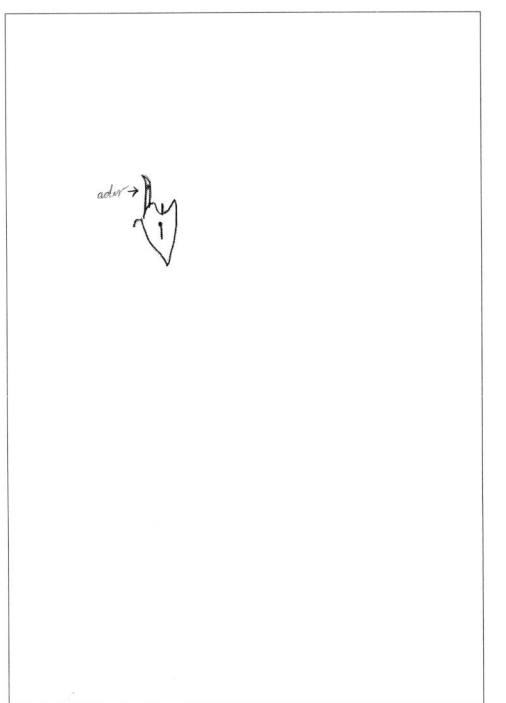

II/9

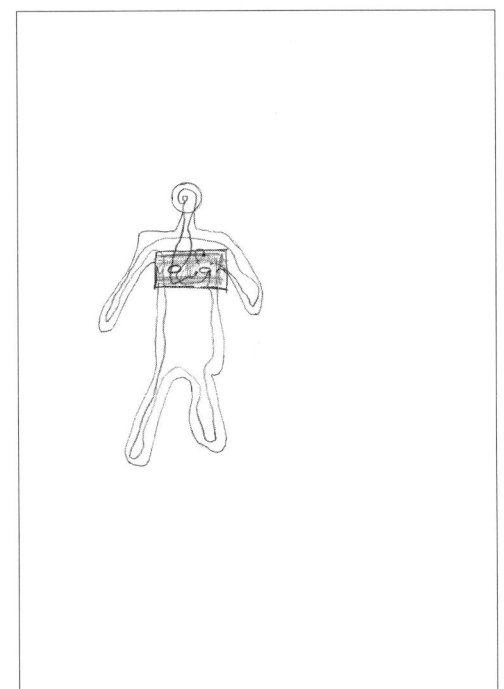

II/10

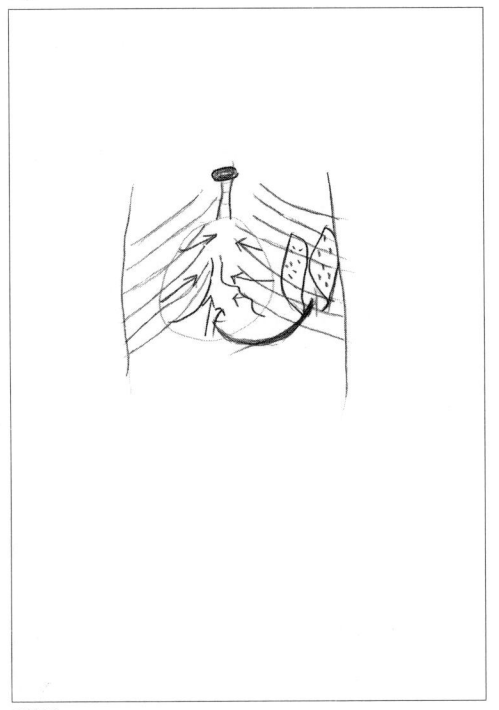

II/11

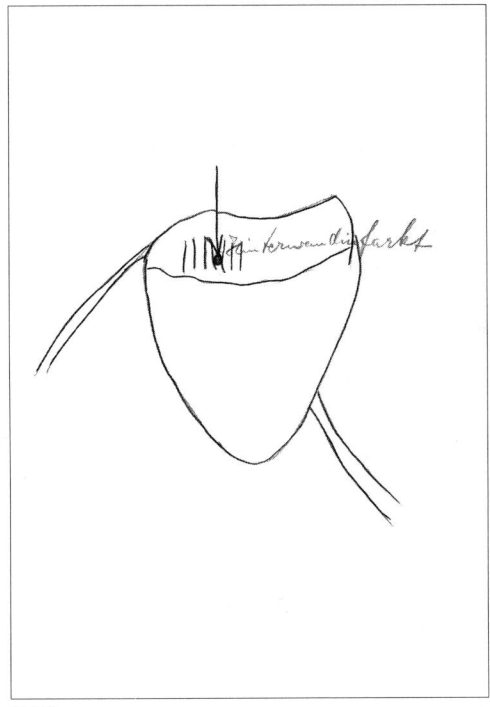

II/12

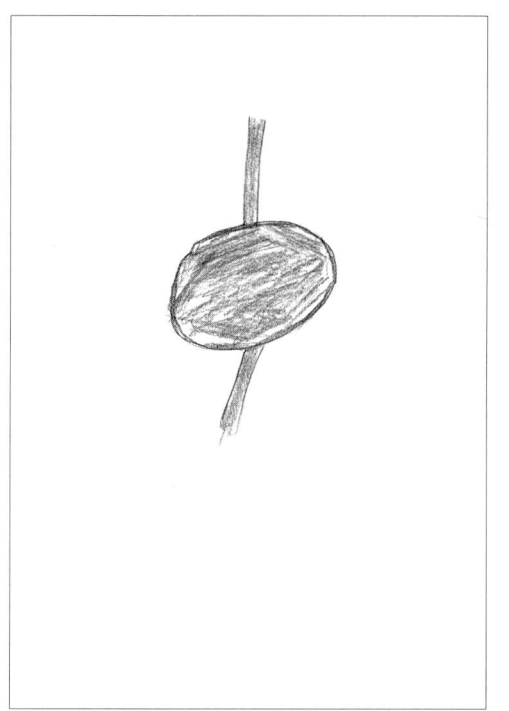

II/13

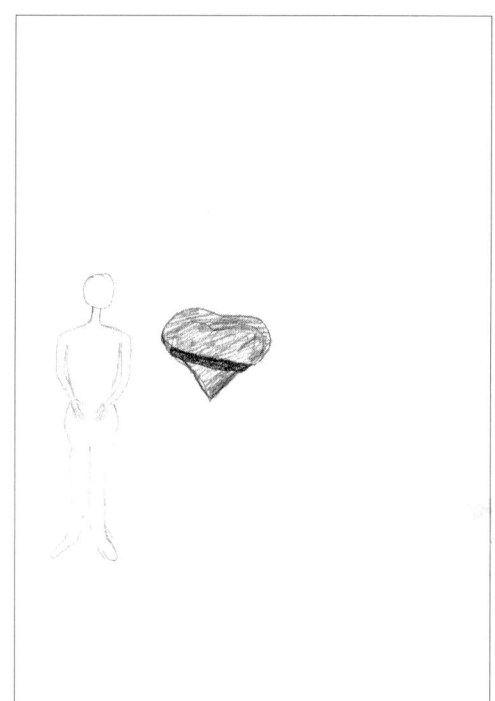

II/14

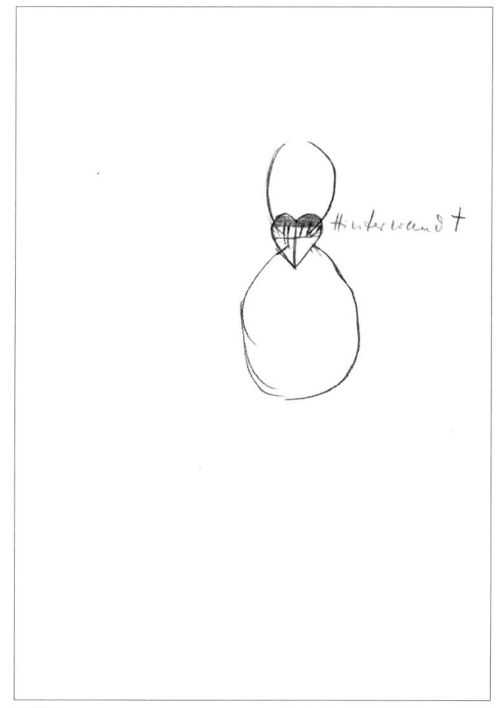

II/15

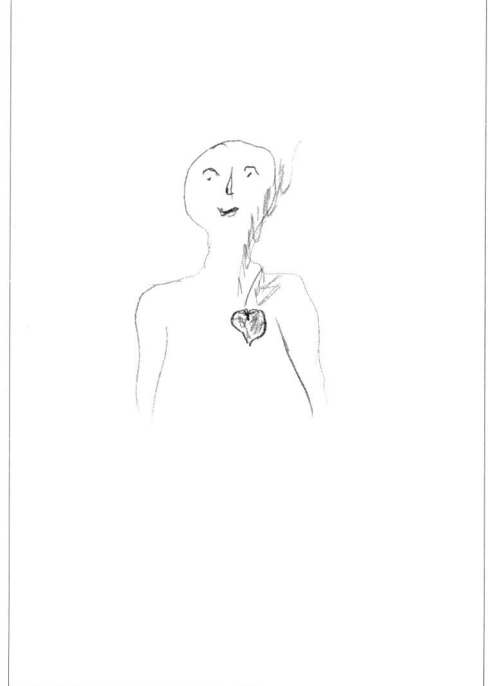

II/16

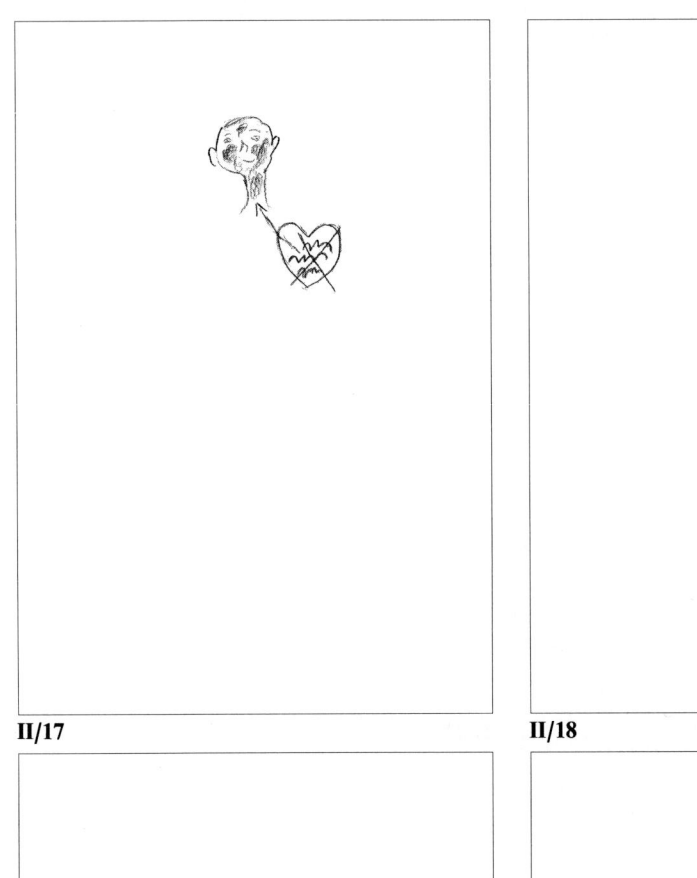

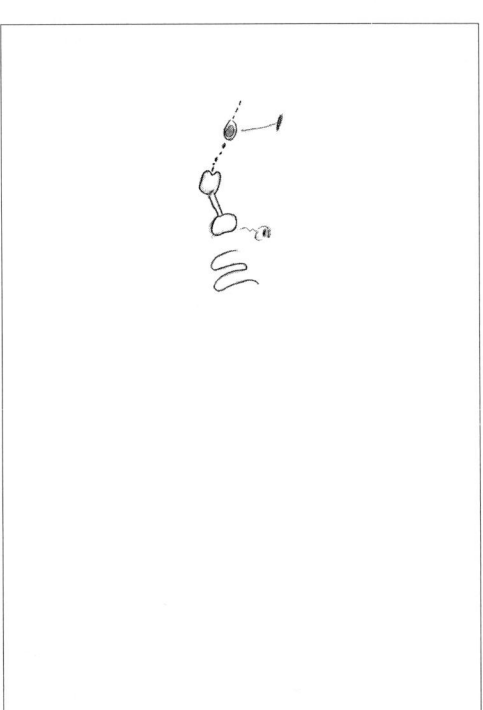

II/17

II/18

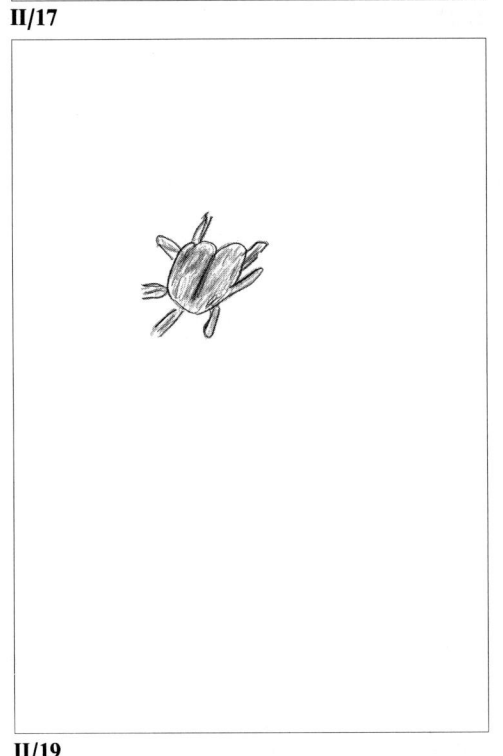

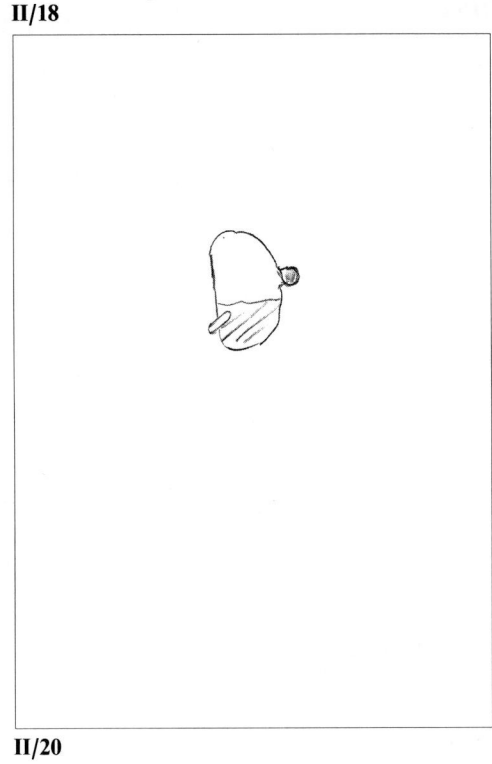

II/19

II/20

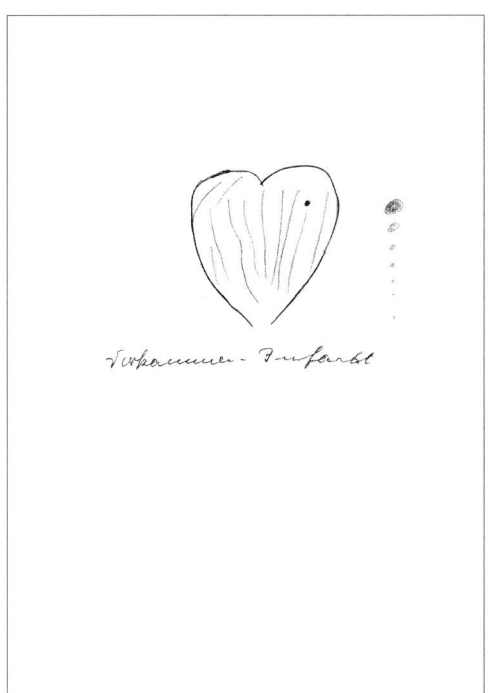

II/21

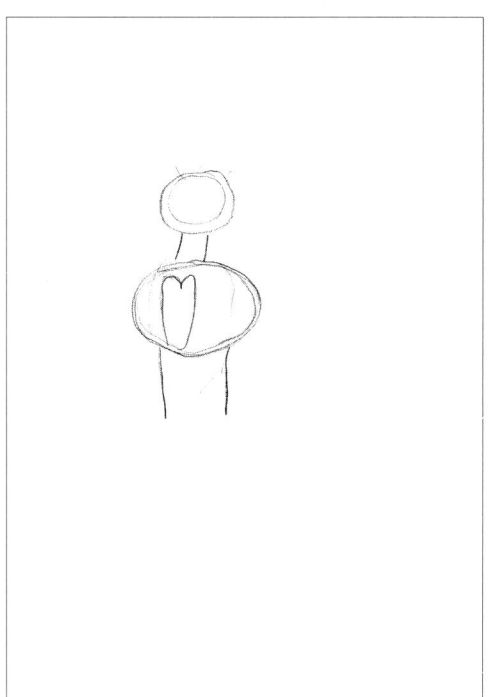

II/22

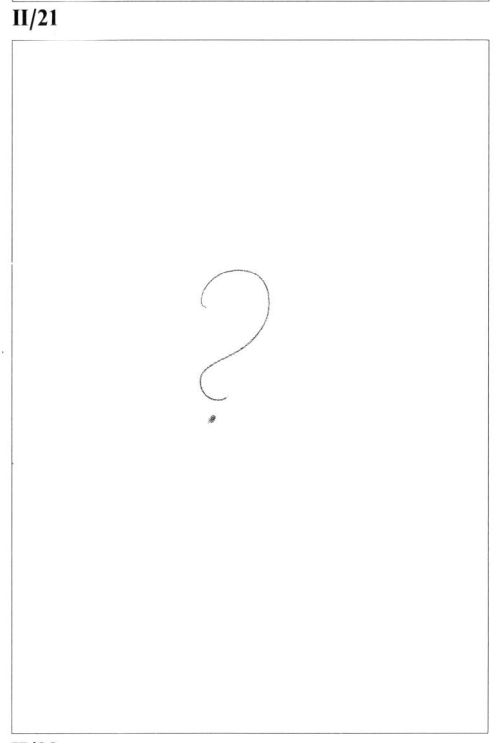

II/23

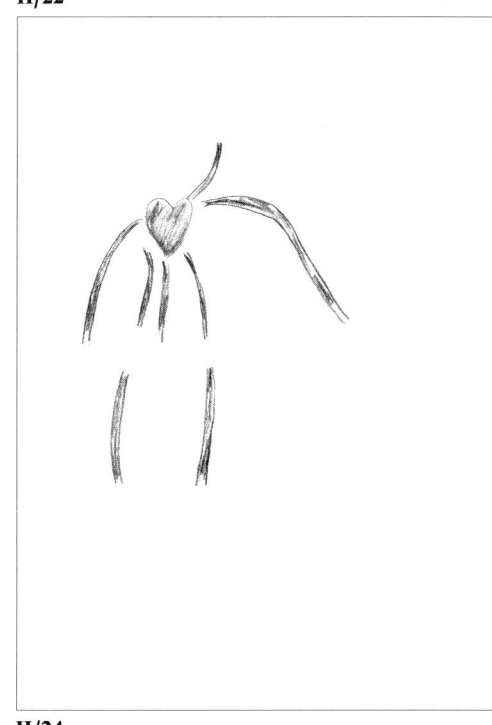

II/24

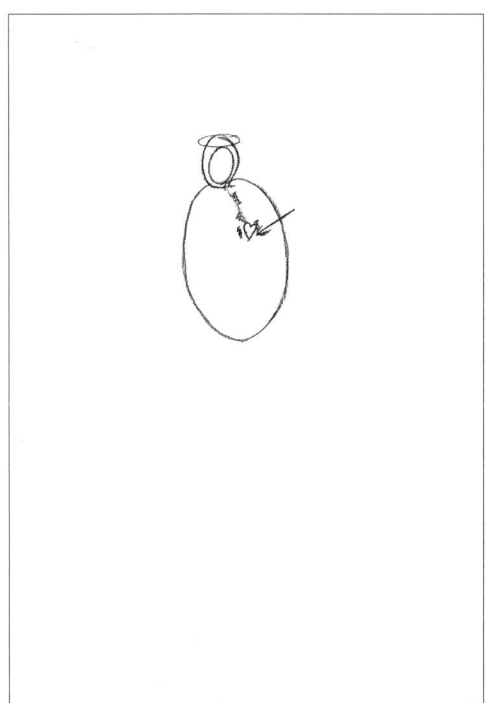

II/25

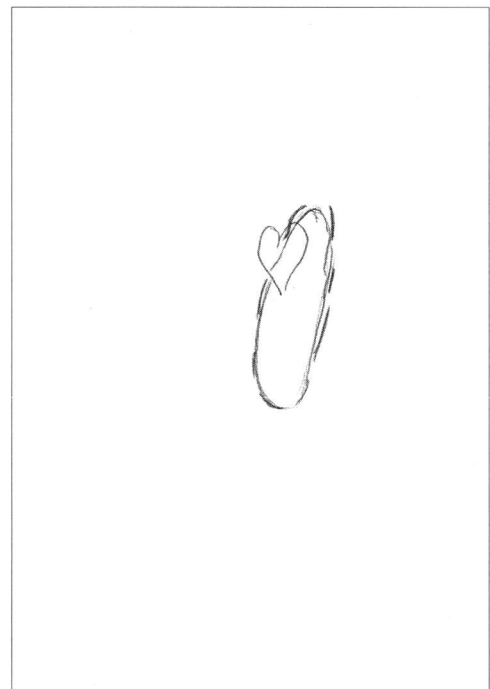

II/26

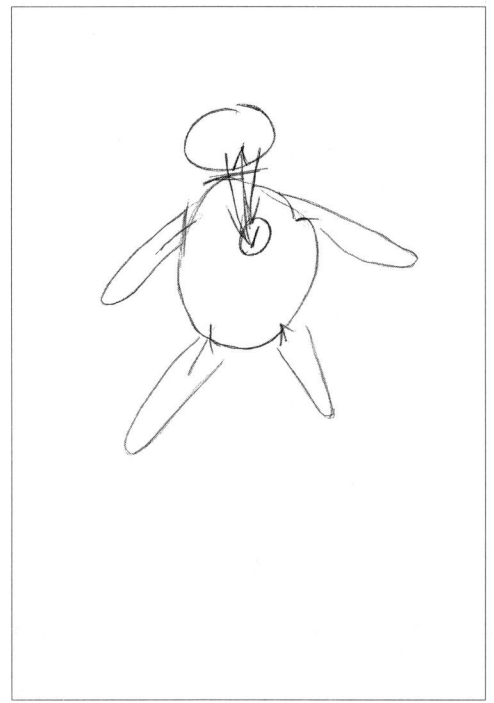

II/27

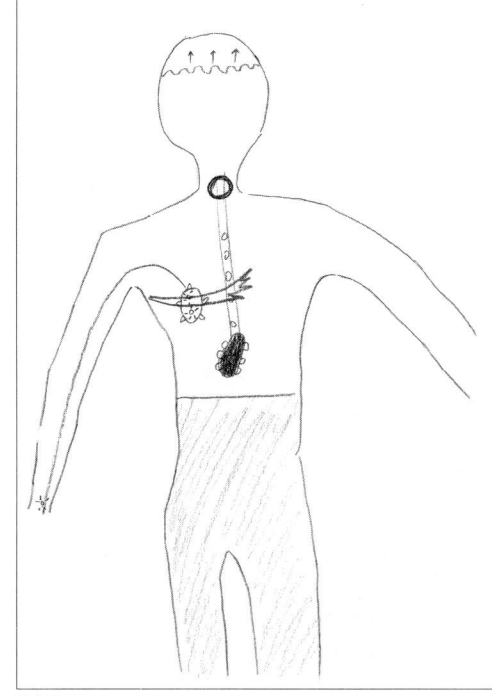

II/28

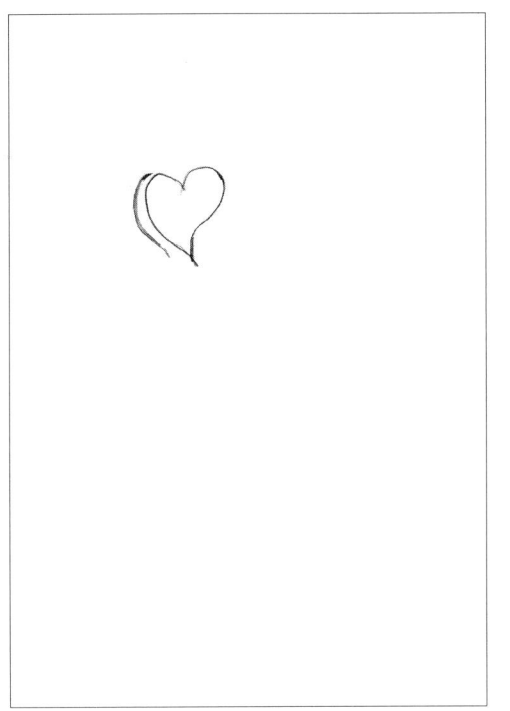

II/29

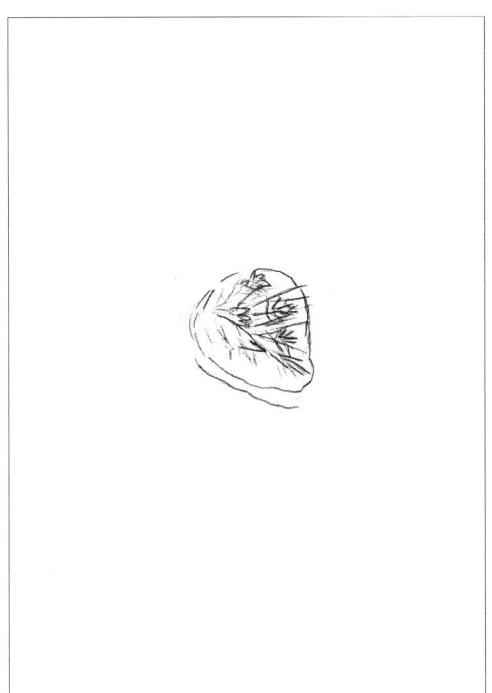

II/30

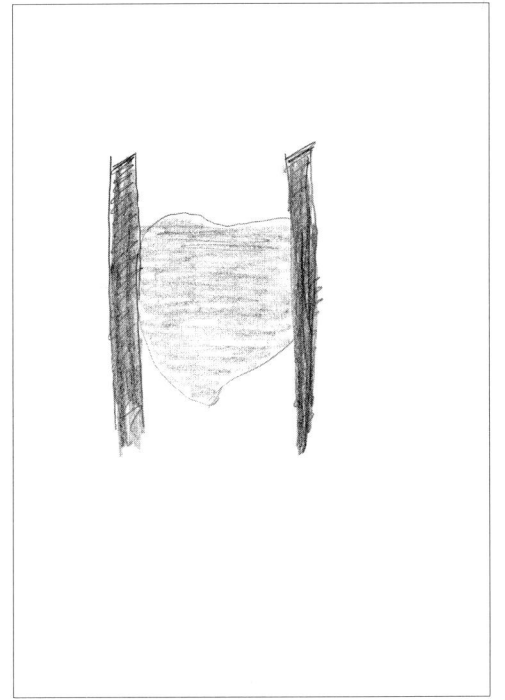

II/31

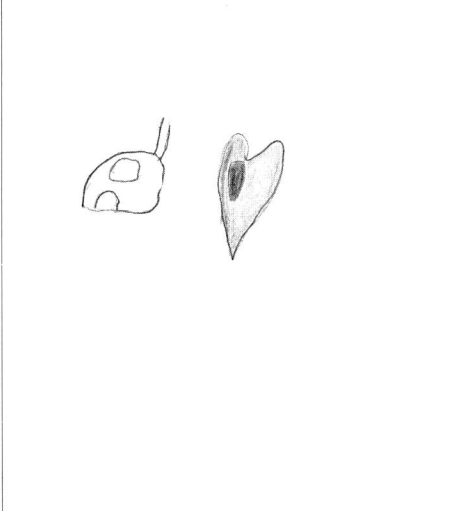

II/32

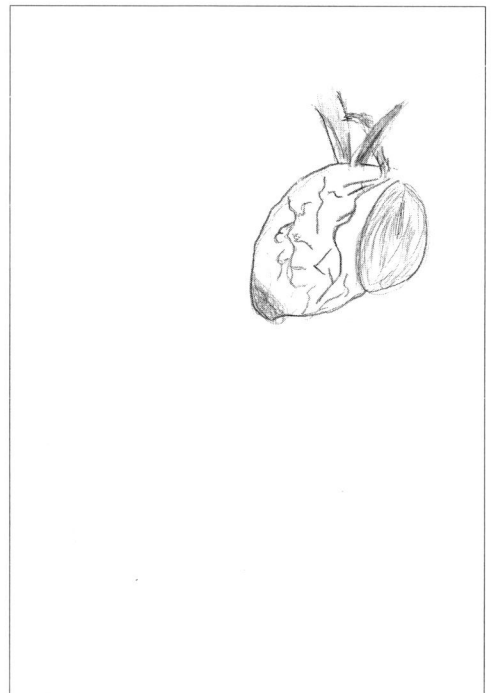

II/33

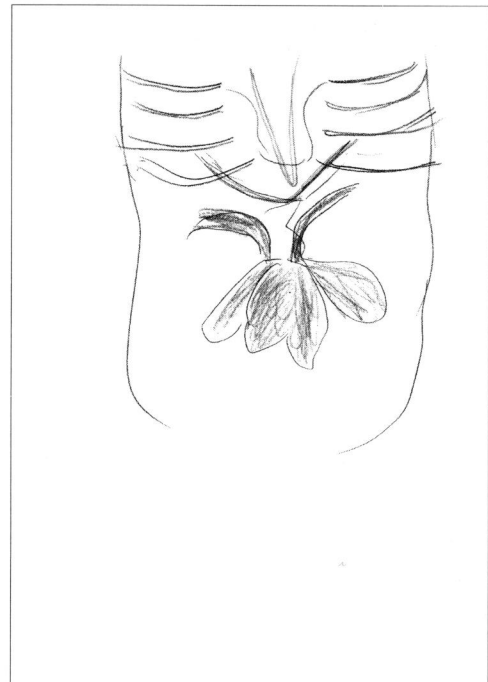

II/34

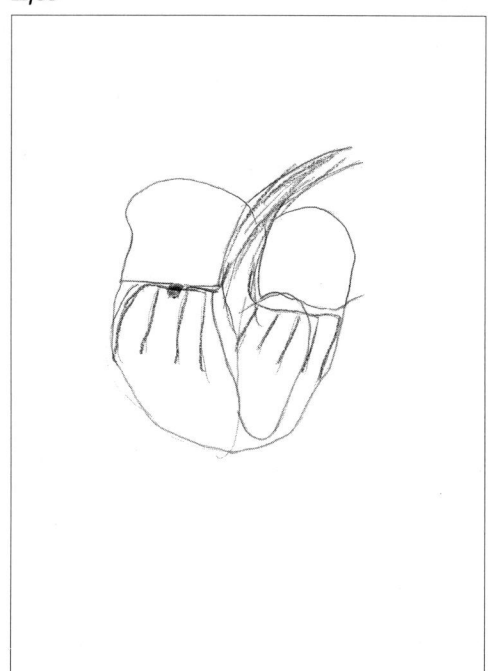

II/35

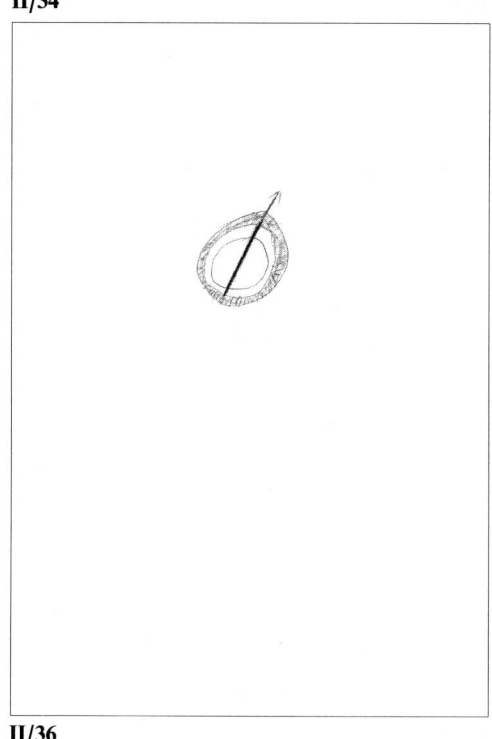

II/36

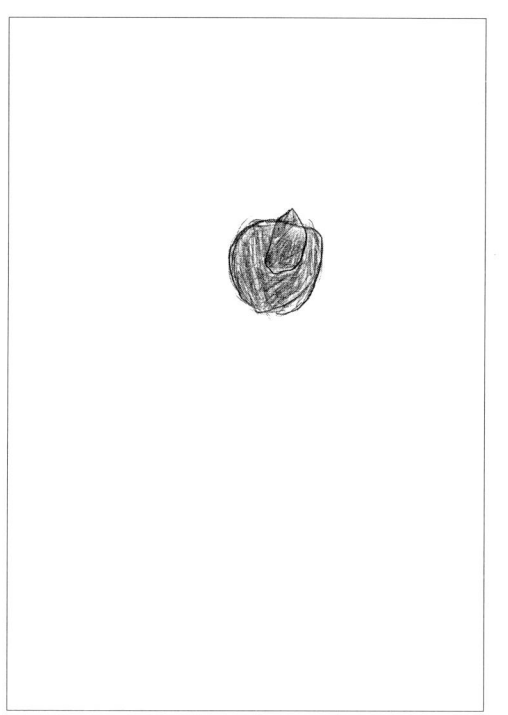

II/37

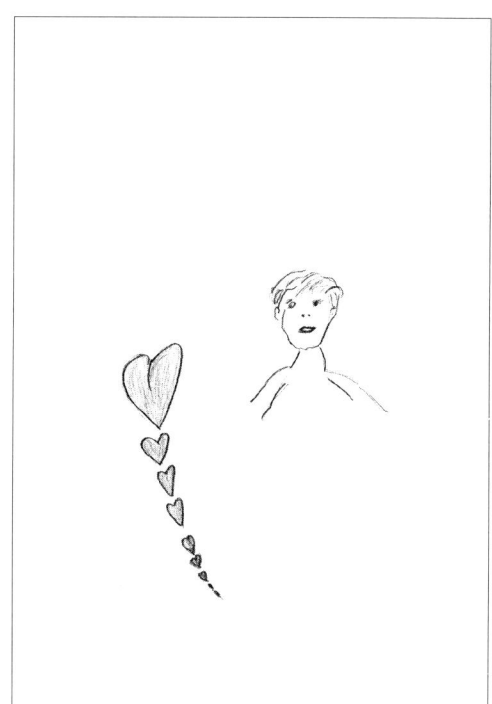

II/38

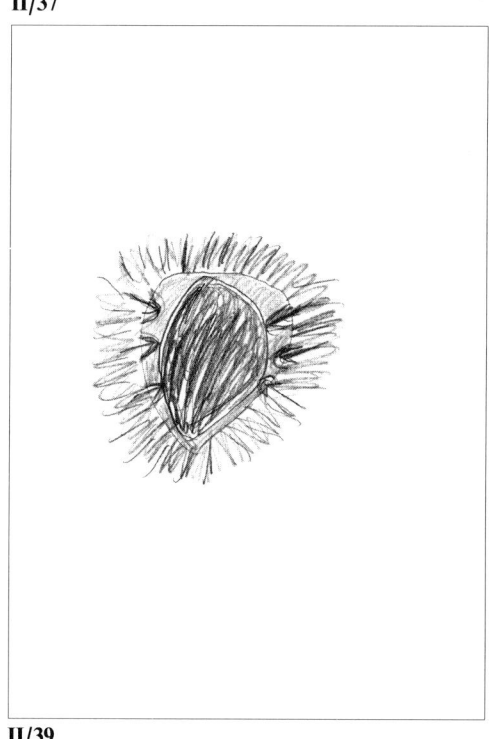

II/39

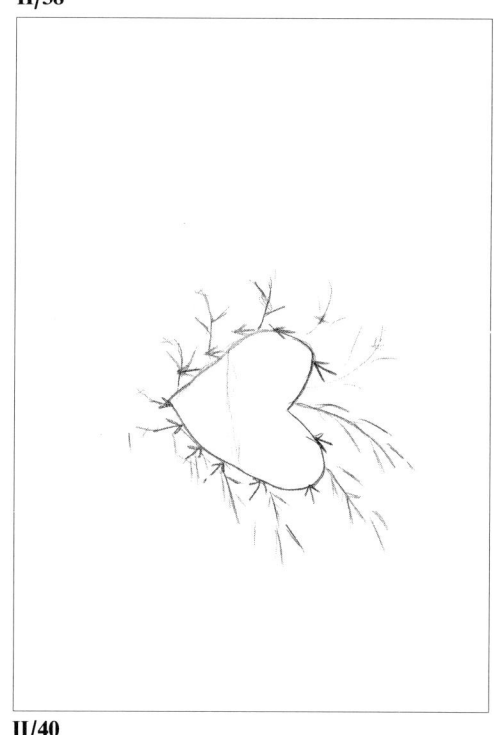

II/40

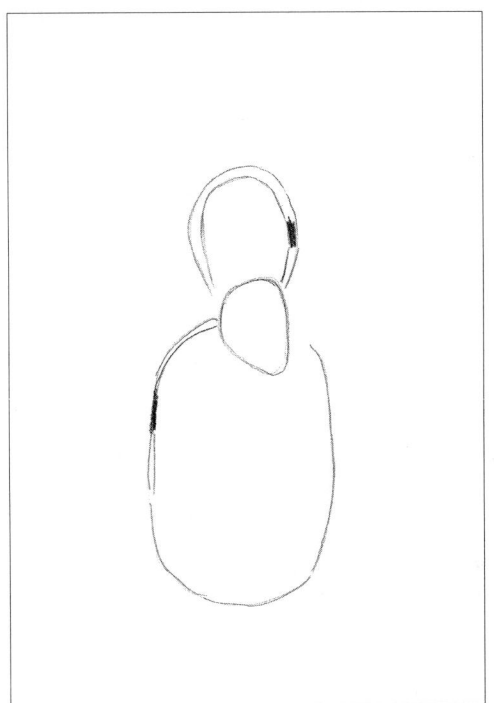

II/41

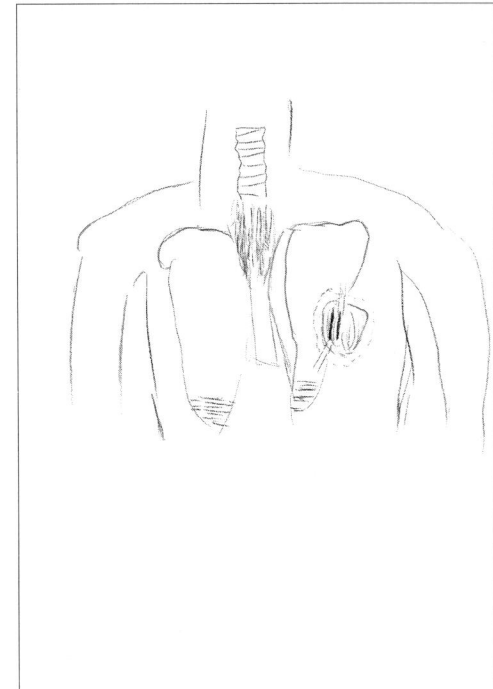

II/42

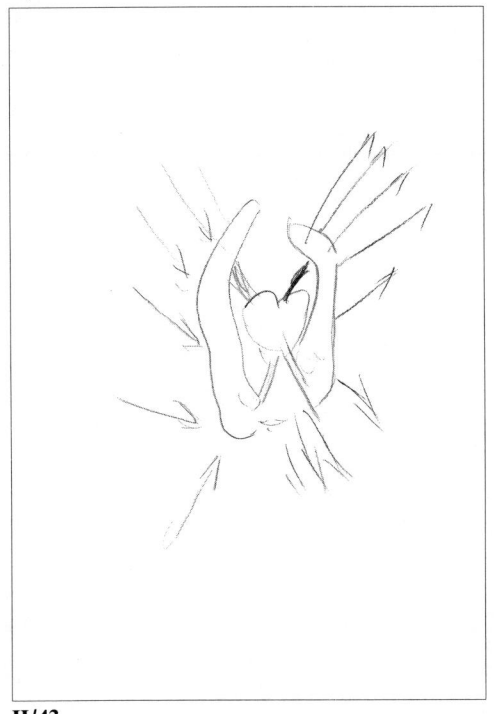

II/43

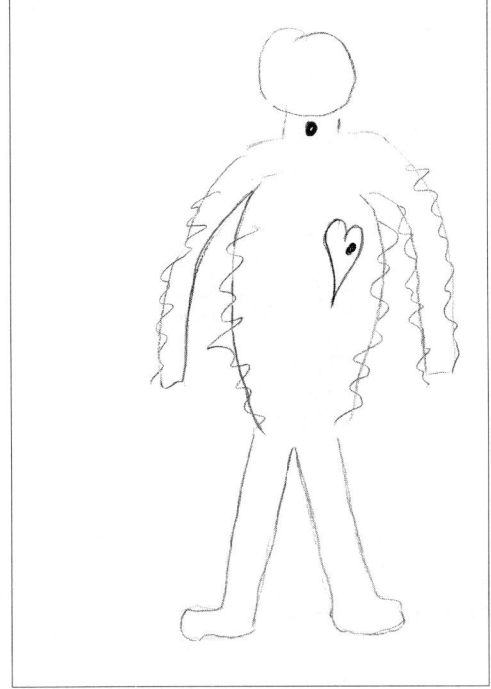

II/44

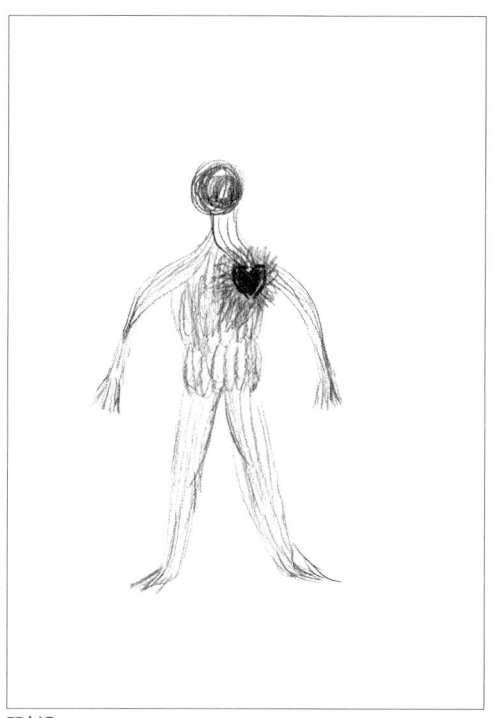

II/45

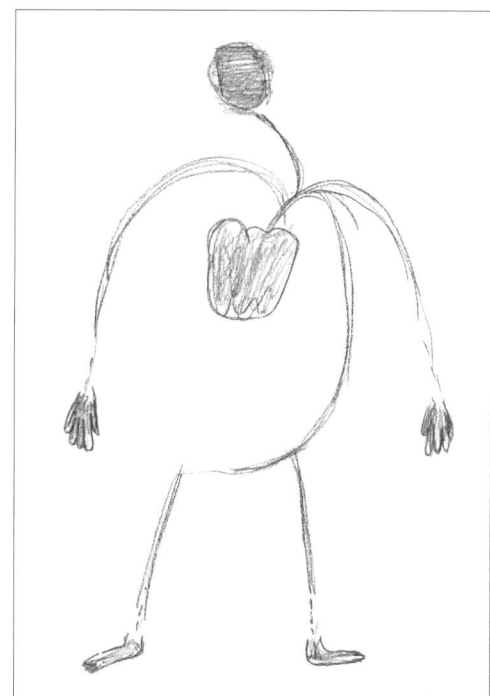

II/46

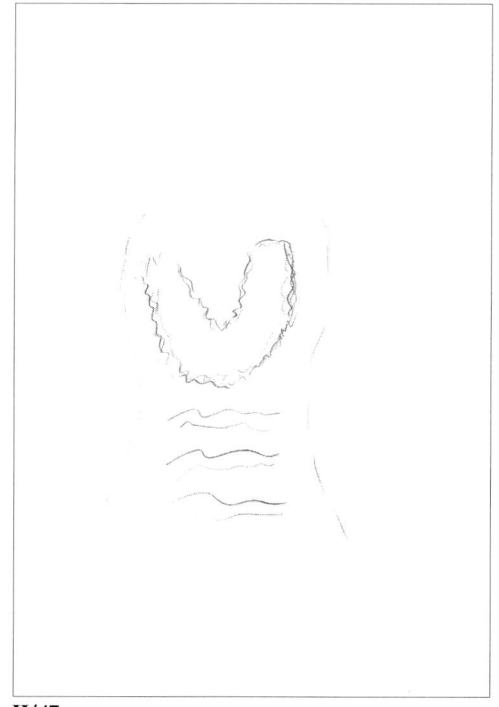

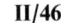

II/47

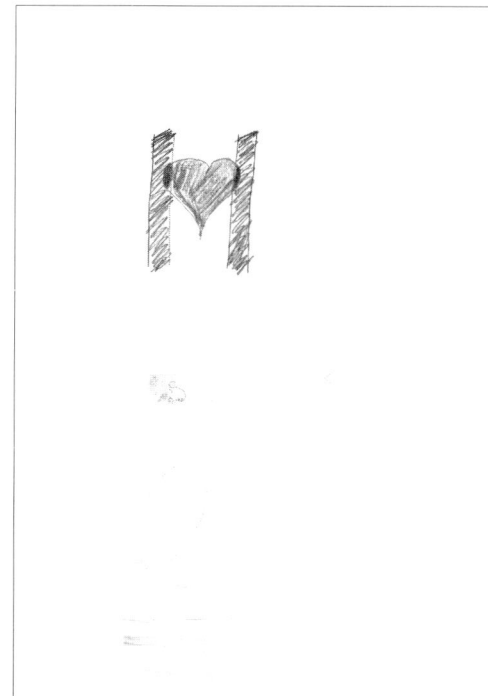

II/48

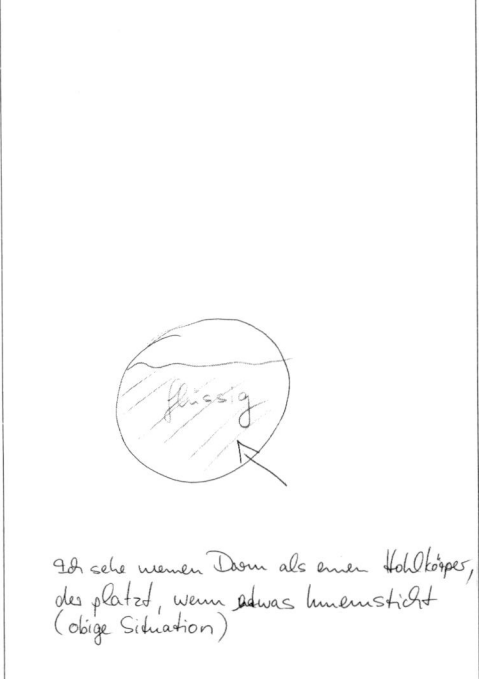

Ich sehe meinen Darm als einen Hohlkörper,
der platzt, wenn etwas hineinsticht
(obige Situation)

III/1

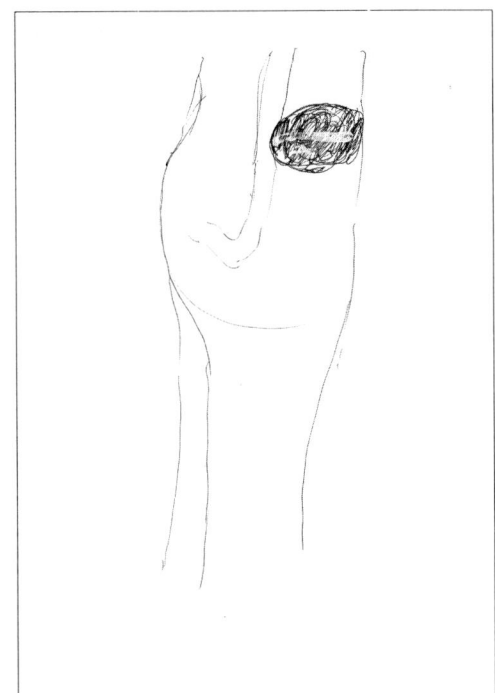

III/2

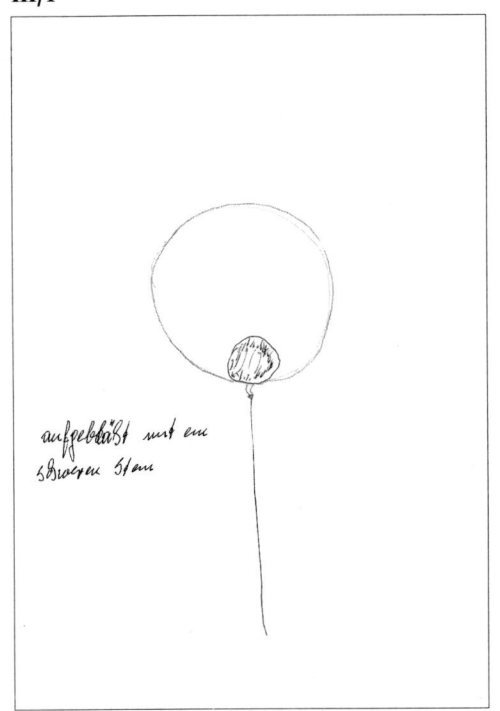

aufgebläht mit ein
schweren Stein

III/3

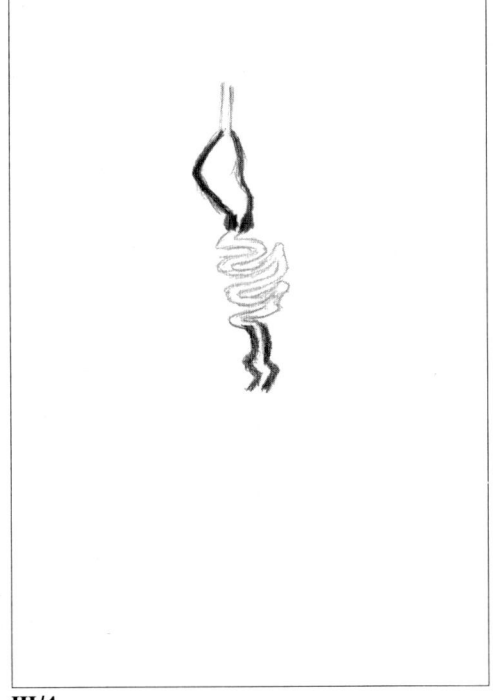

III/4

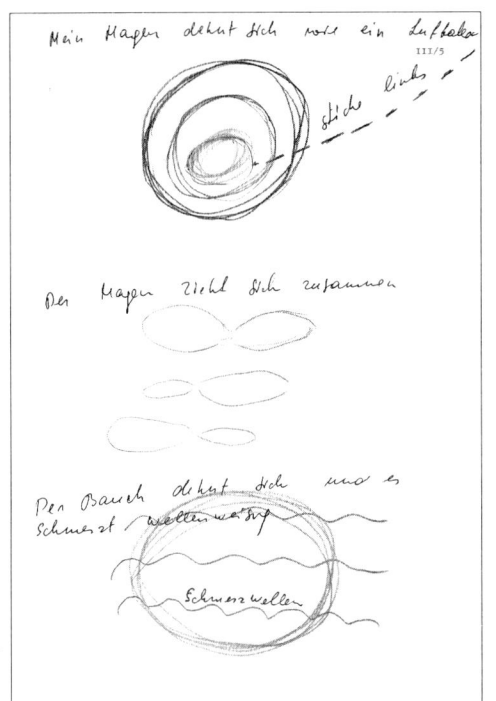

III/5

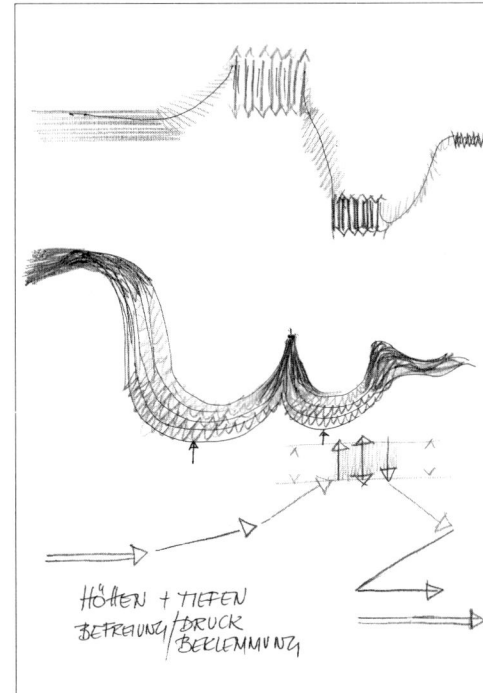

III/6

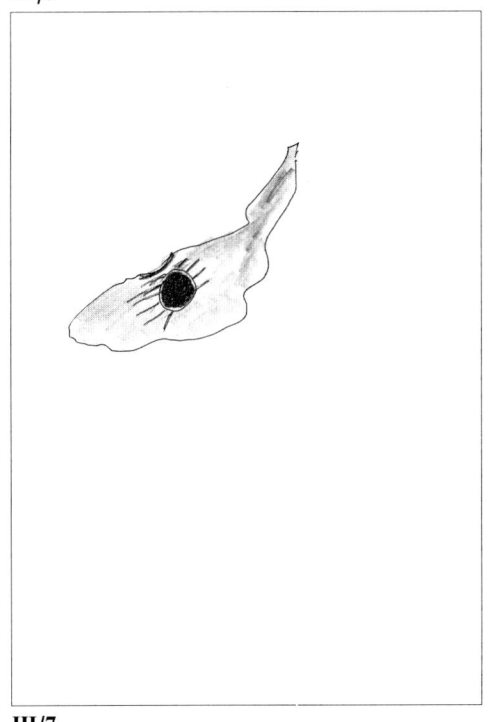

III/7

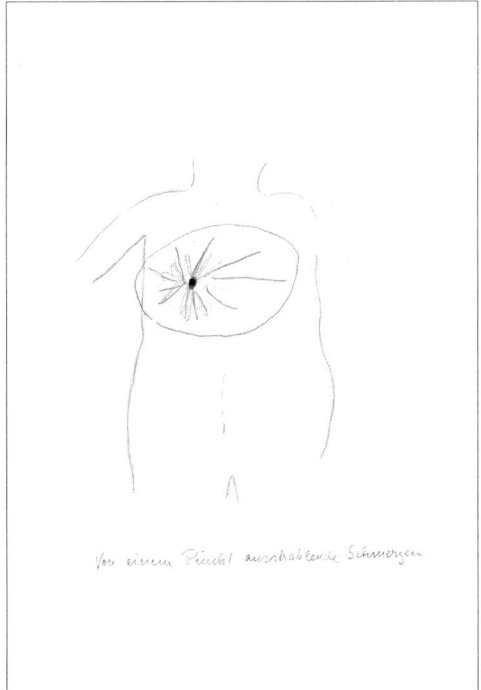

III/8

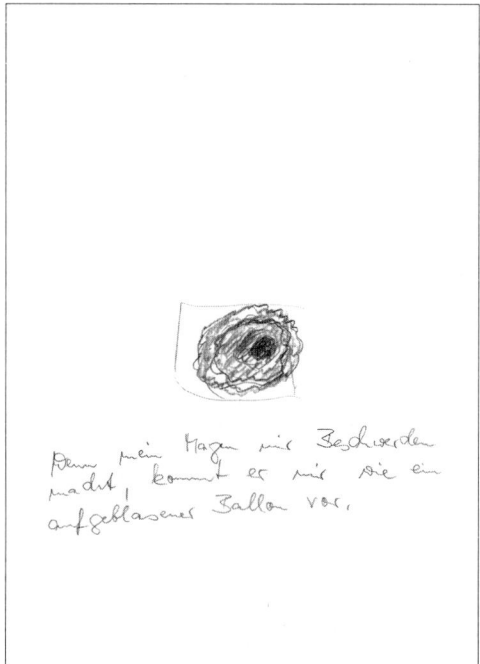

Denn wenn mein Magen mir Beschwerden macht, kommt es mir wie wie ein aufgeblasener Ballon vor.

III/9

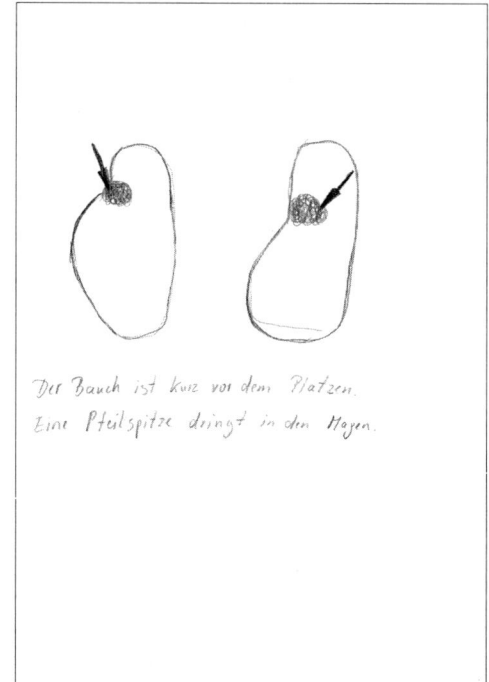

Der Bauch ist kurz vor dem Platzen. Eine Pfeilspitze dringt in den Magen.

III/10

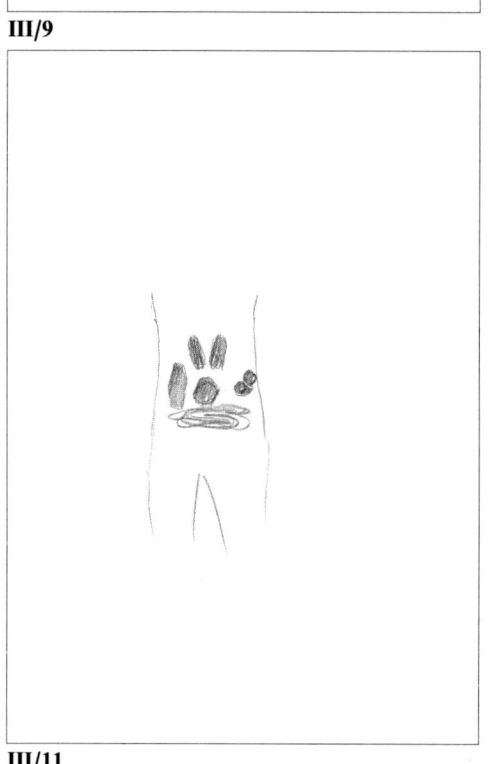

III/11

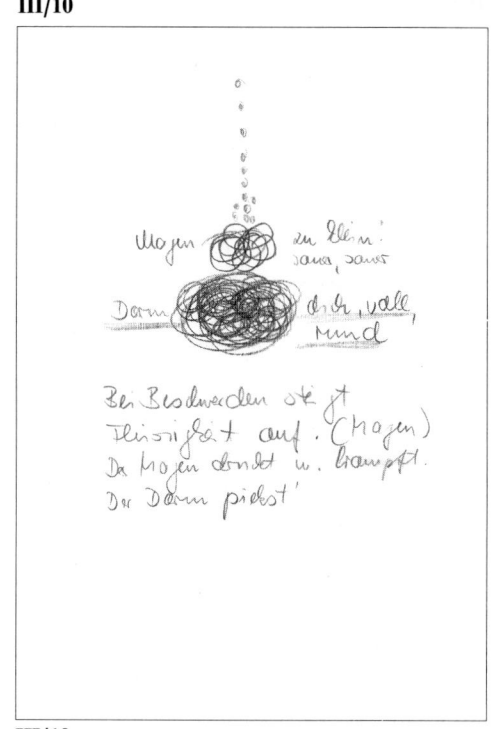

Magen zu klein: saus, saus
Darm dick, voll, rund

Bei Beschwerden steigt Flüssigkeit auf. (Magen) Da Magen dehnt u. krampft. Der Darm piekst!

III/12

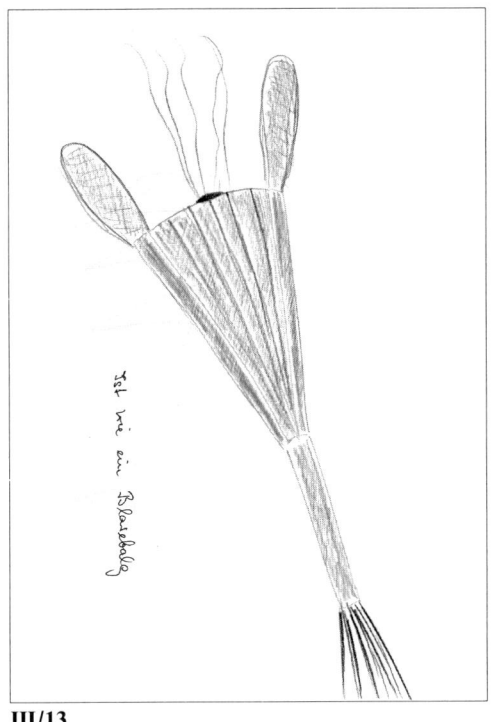

Ist wie ein Blasebalg

III/13

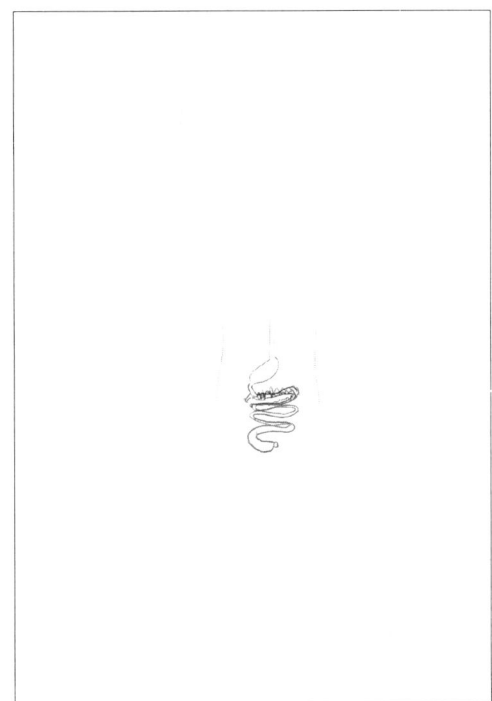

III/14

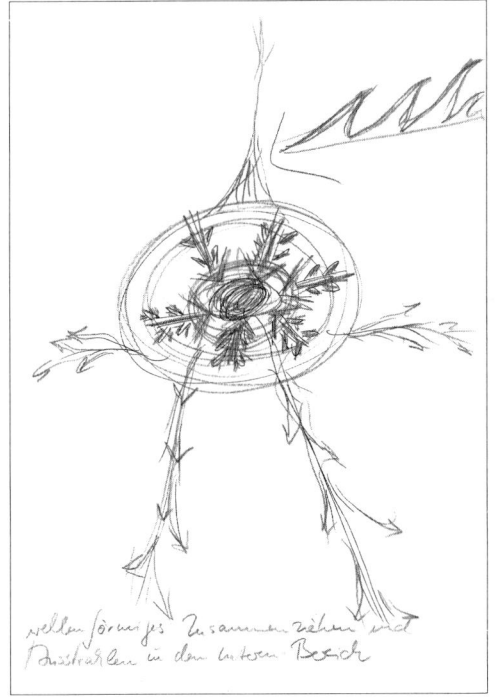

wellenförmiges Zusammenziehen und
Ausstrahlen in den unteren Bauch

III/15

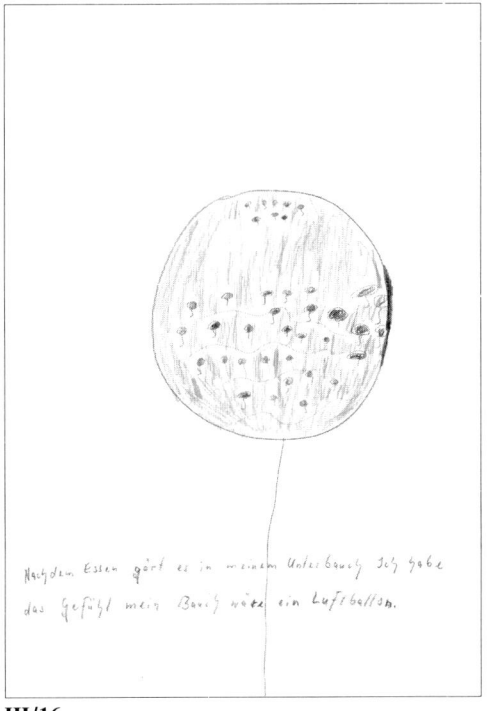

Nachdem Essen gärt es in meinem Unterbauch. Ich habe
das Gefühl mein Bauch wäre ein Luftballon.

III/16

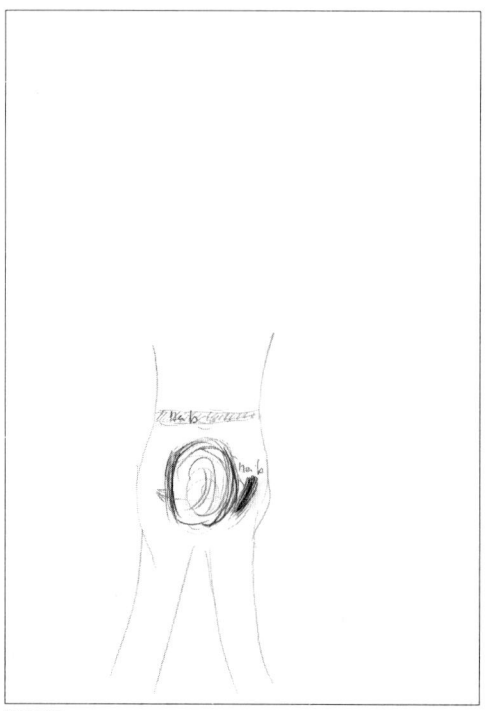

III/17

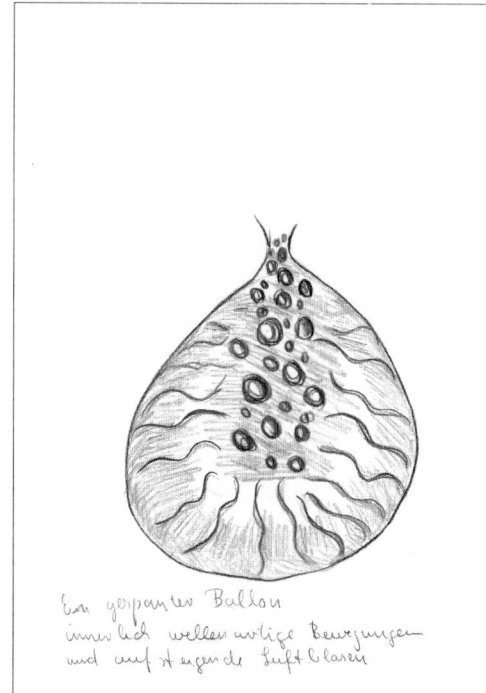

Ein gespannter Ballon
innerlich wellenartige Bewegungen
und aufsteigende Luftblasen

III/18

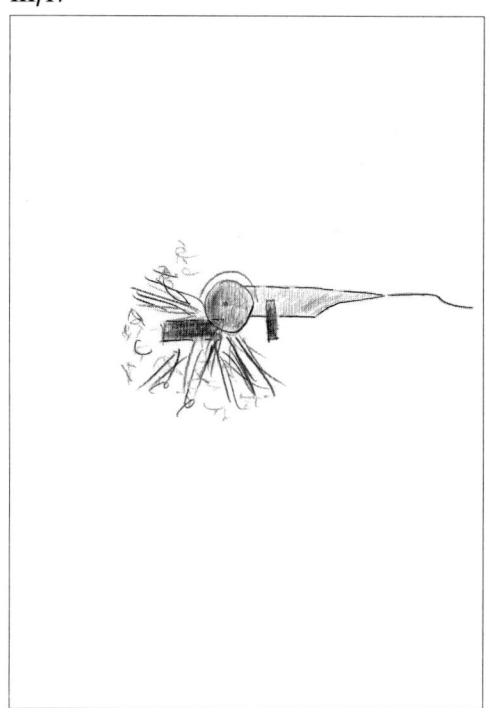

III/19

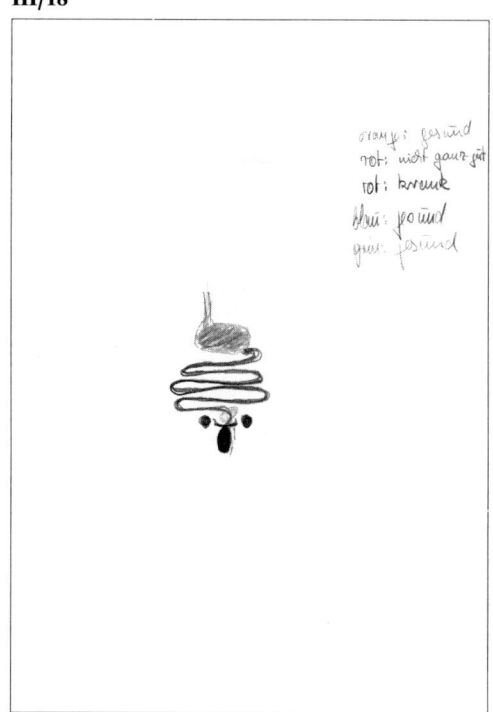

orange: gesund
rot: nicht ganz gut
rot: krank
blau: gesund
grau: gesund

III/20

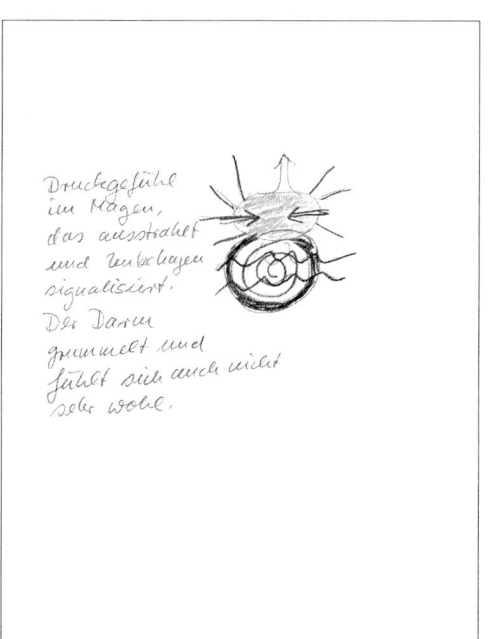

Druckgefühle
im Magen,
das ausstrahlt
und Verbschlagen
signalisiert.
Der Darm
grummelt und
fühlt sich auch nicht
sehr wohle.

III/21

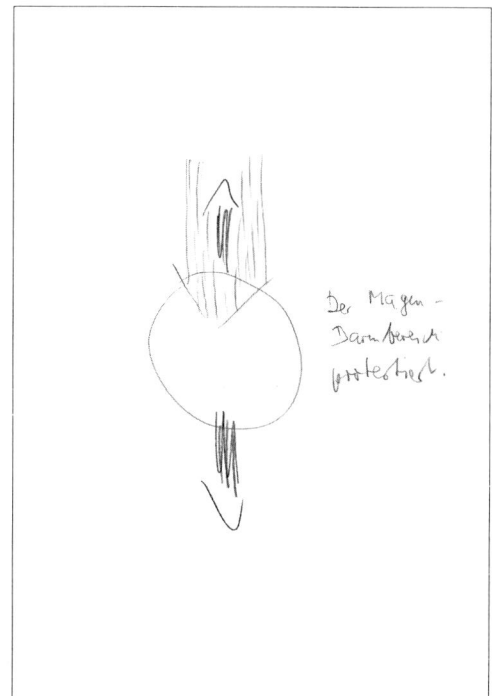

Der Magen-
Darmbereich
protestiert.

III/22

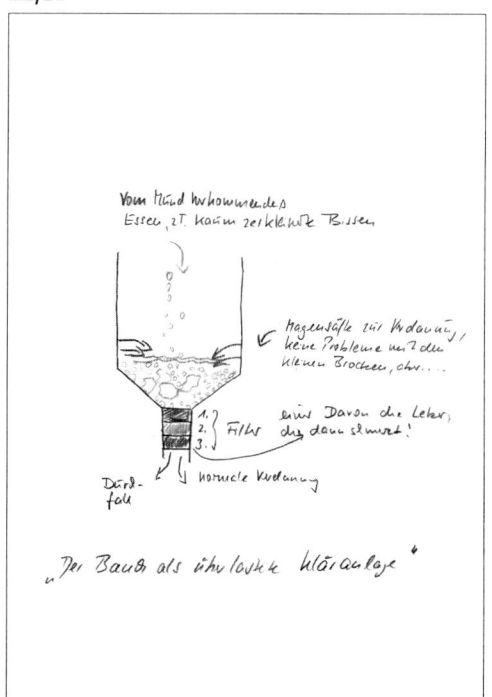

Vom Mund herkommendes
Essen, zT. kaum zerkleinerte Bissen

Magensäfte zur Verdauung,
keine Probleme mit den
kleinen Brocken, aber...

eine Davon die Leber,
1.⎫
2.⎬ Filter die dann schmerzt!
3.⎭

normale Verdauung

Durch-
fall

„Der Bauch als biologische Kläranlage"

III/23

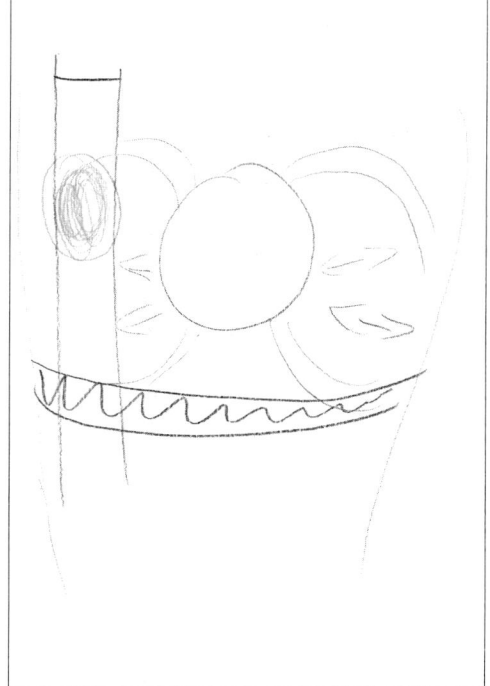

III/24

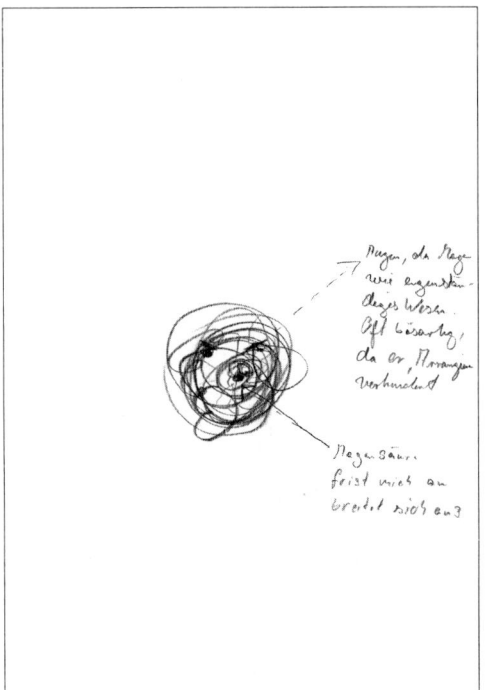

III/25

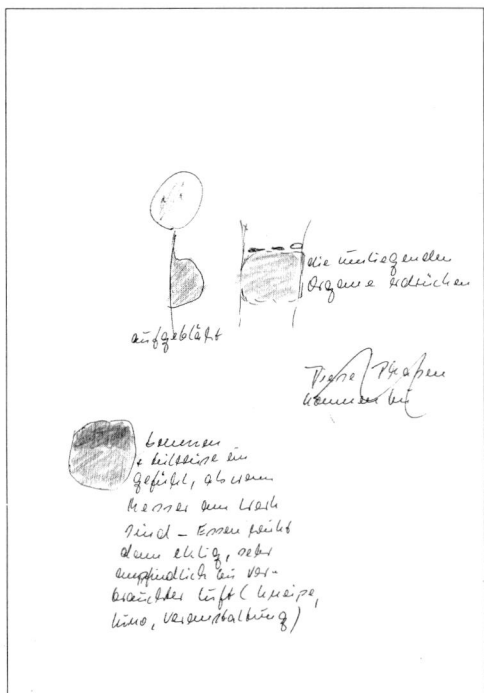

III/26

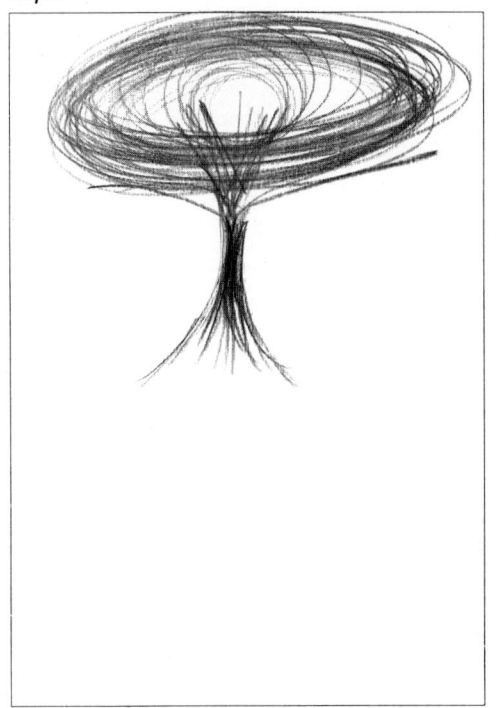

III/27

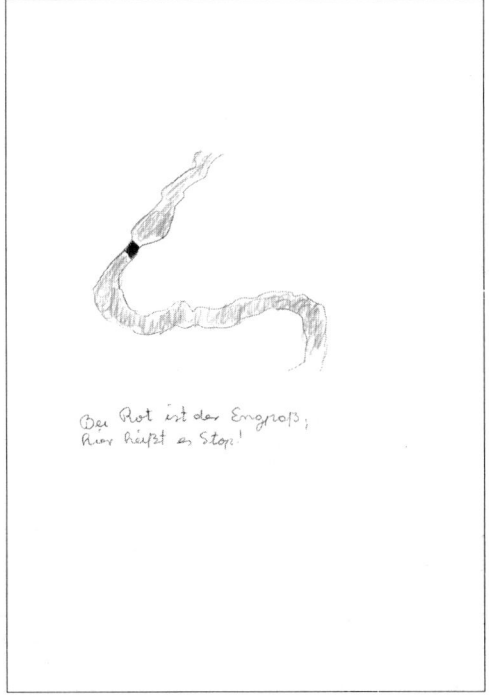

III/28

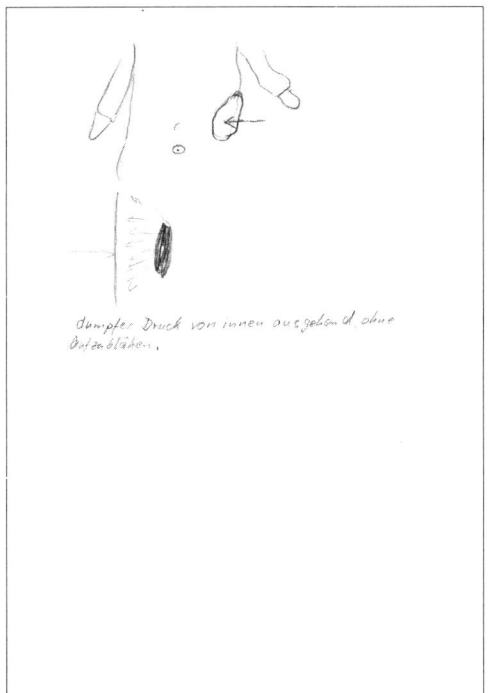

dumpfer Druck von innen ausgehend ohne
Aufzublähen.

III/29

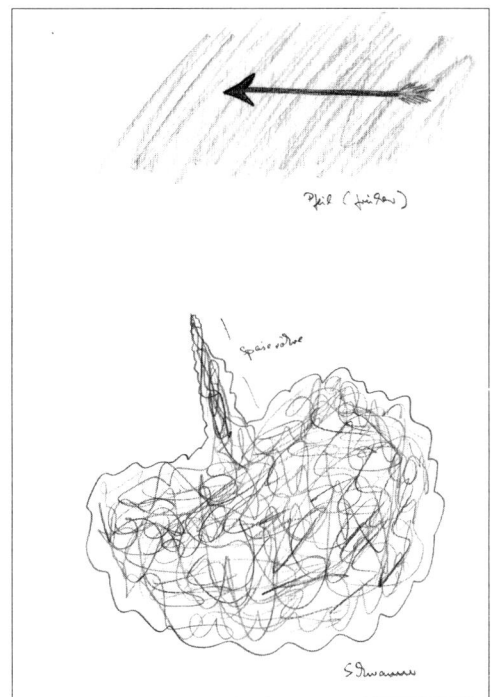

Pfeil (fliegen)

Speiseröhre

III/30

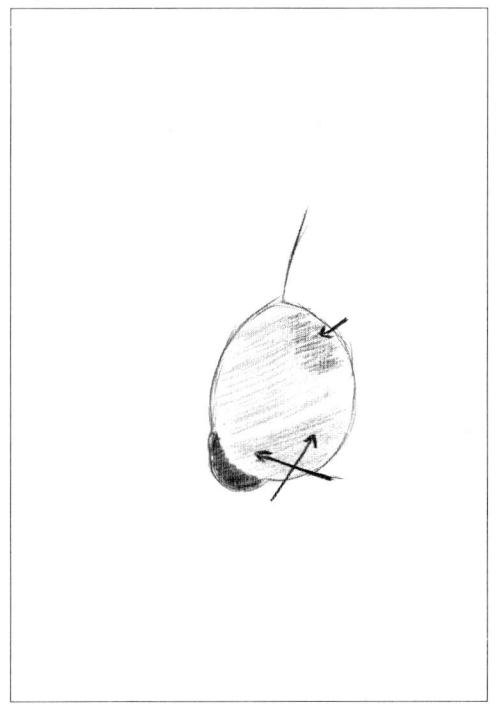

III/31

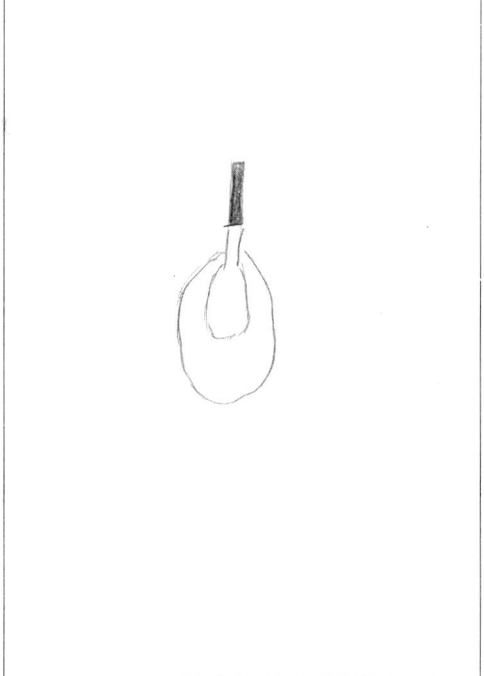

III/32

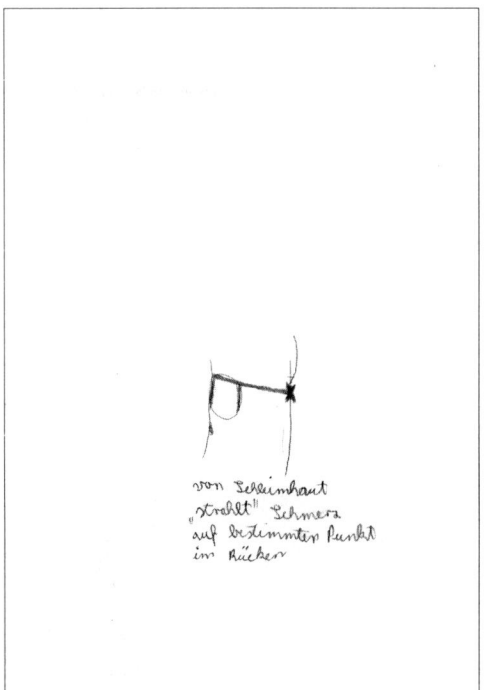

III/33

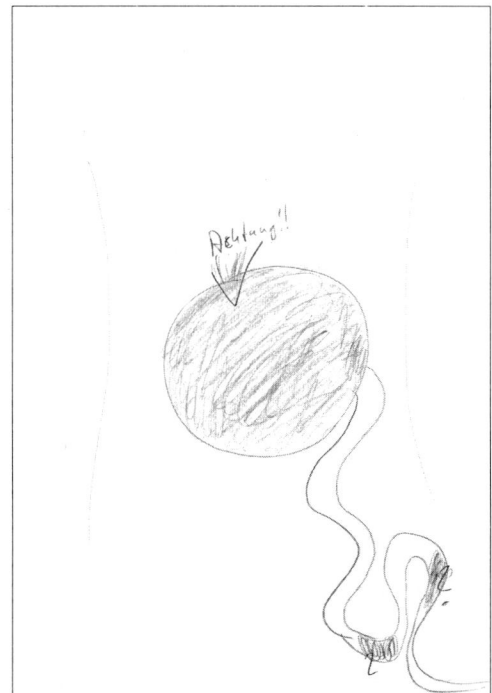

III/34

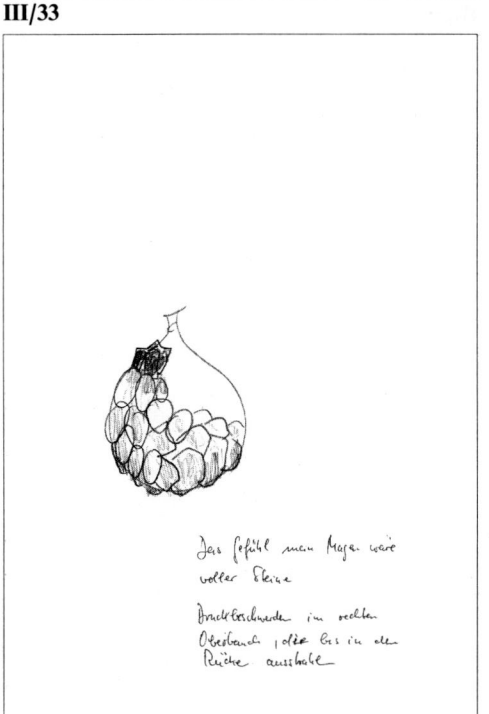

III/35

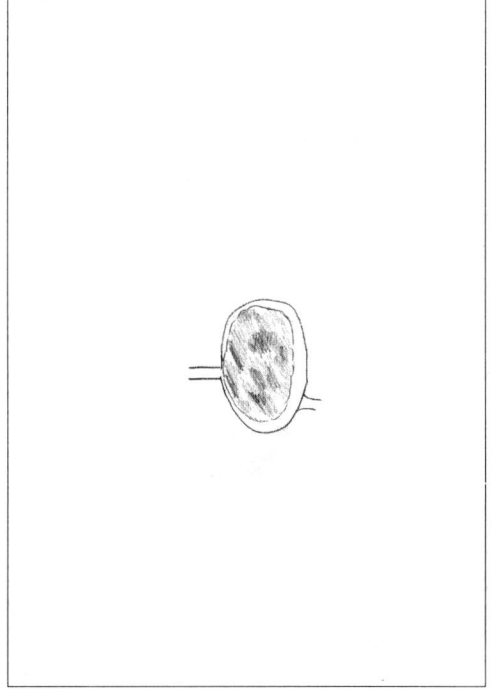

III/36

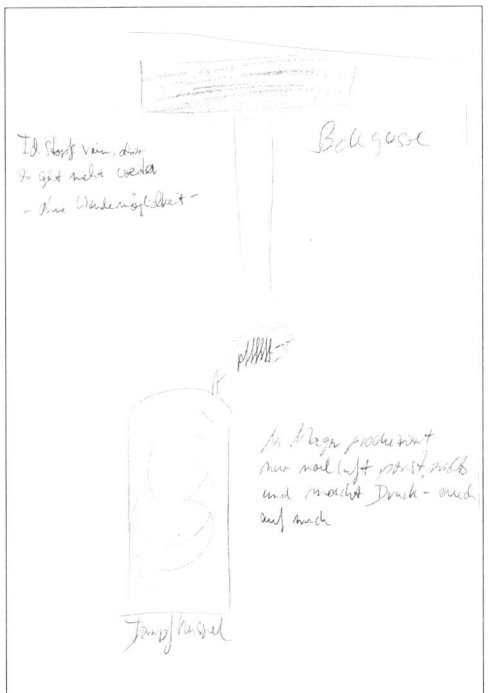

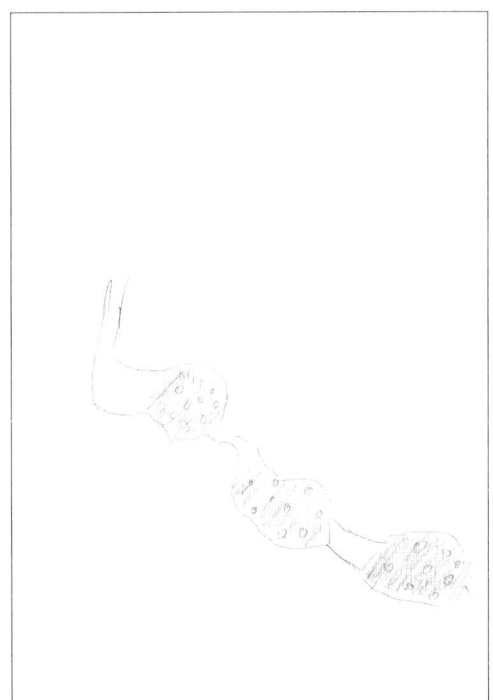

III/37

III/38

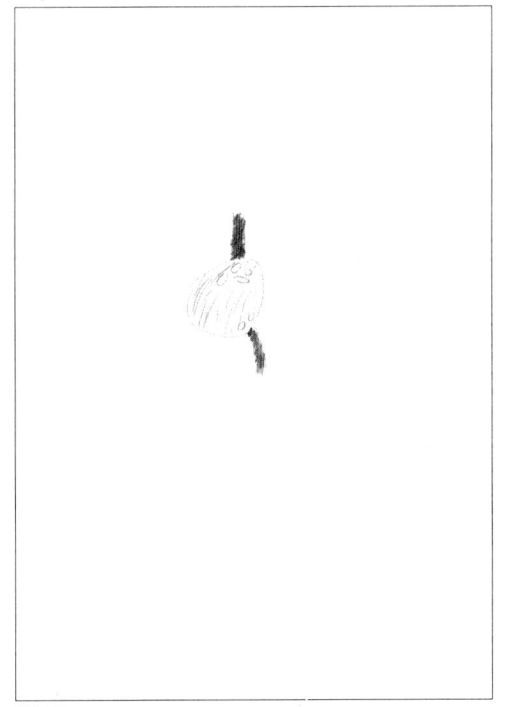

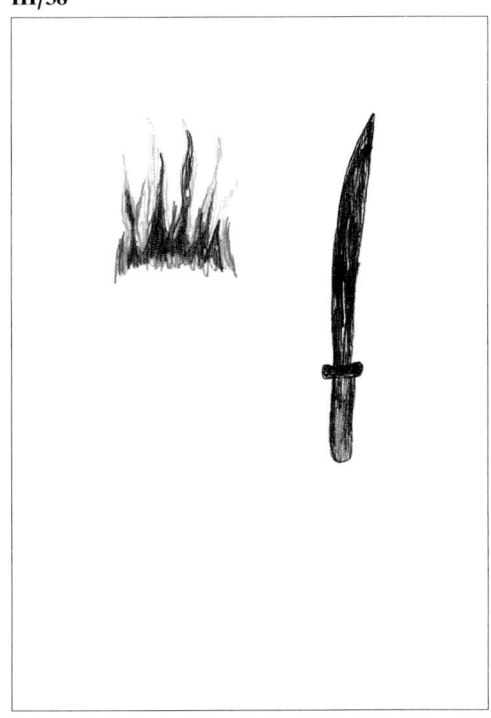

III/39

III/40

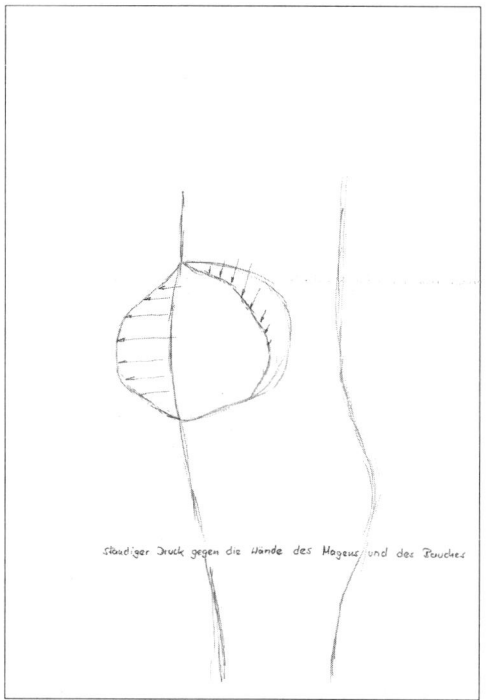

ständiger Druck gegen die Wände des Magens und des Bauches

III/41

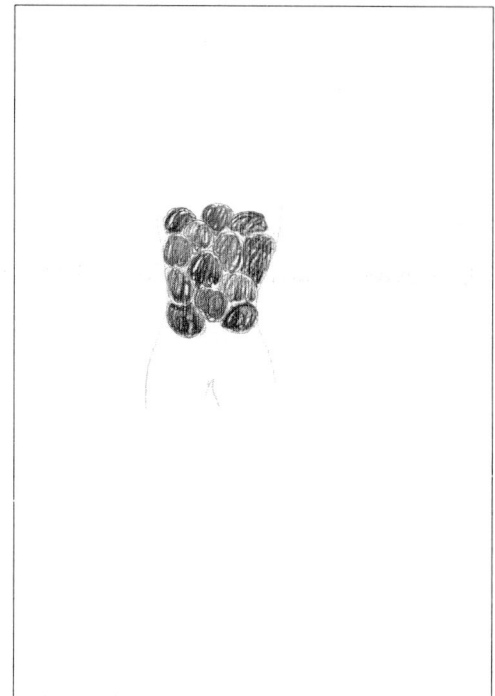

III/42

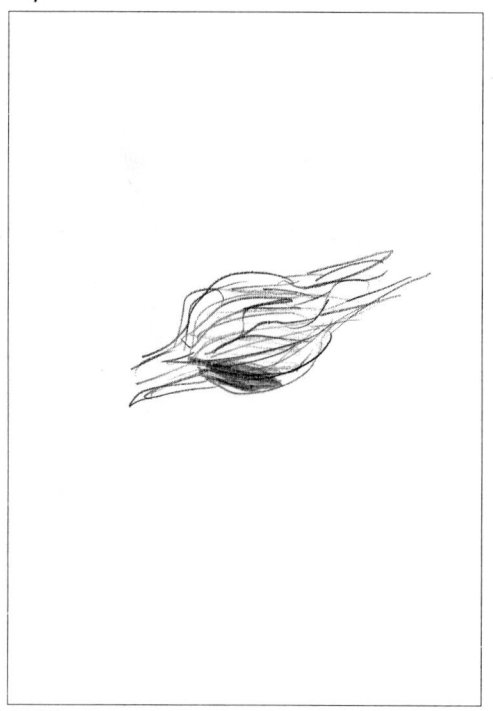

III/43

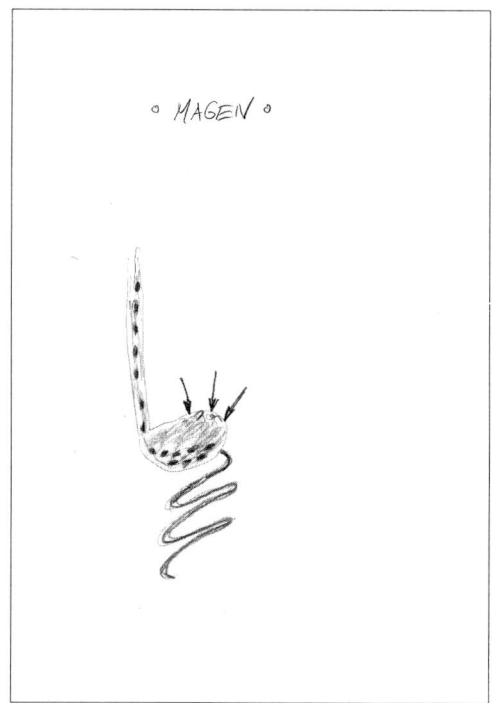

° MAGEN °

III/44

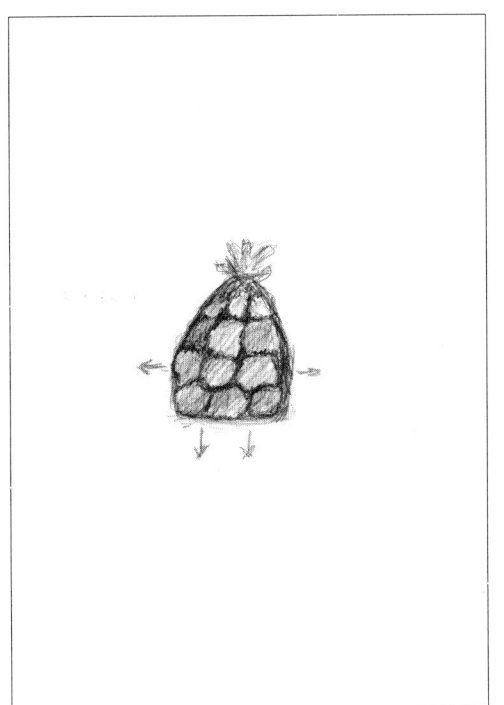

III/45

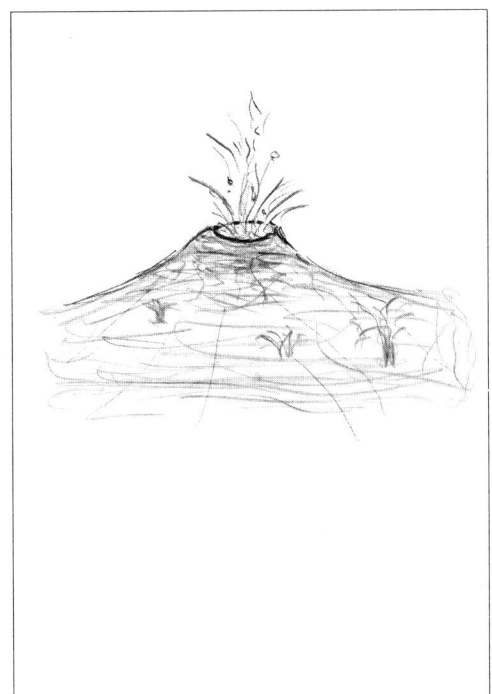

III/46

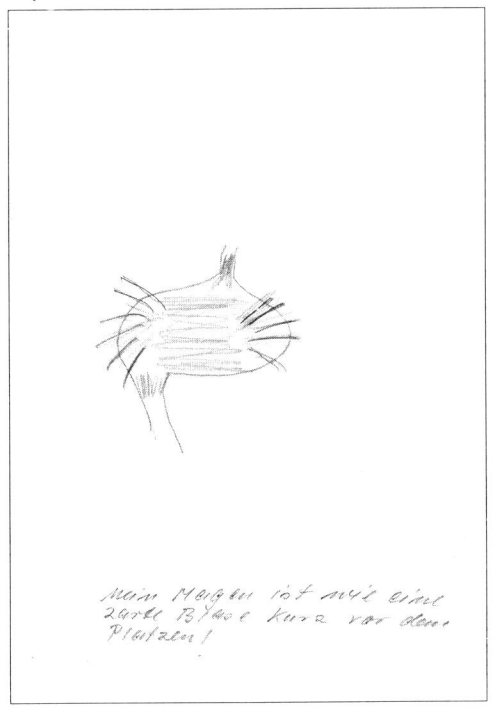

Mein Magen ist wie eine
zarte Blase kurz vor dem
Platzen!

III/47

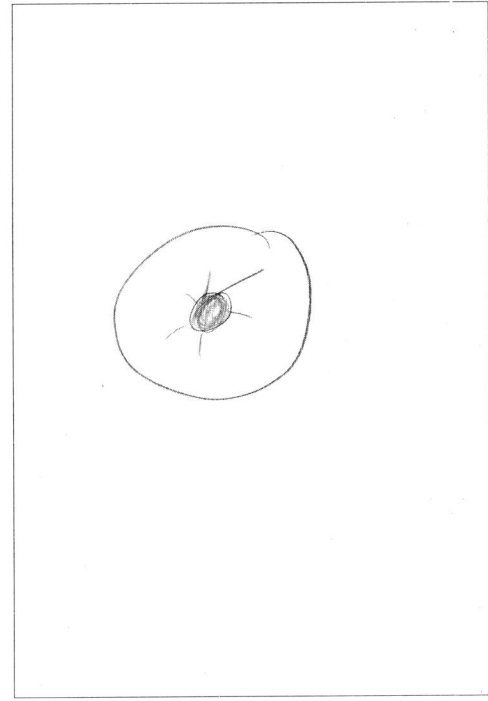

III/48

7.2 Aussagen der Patienten zu ihren Zeichnungen

Um einen Überblick zu erhalten über die Antworten zum Item 1 („Könnten Sie einen erklärenden Satz zu Ihrer Zeichnung sagen?"), wurden die Sätze nach Patientengruppen und nach männlich/weiblich geordnet.

Die oft stichwortartigen Erläuterungen ihrer Zeichnungen wurden von den Patienten spontan während des Betrachtens der Bilder abgegeben. Es fällt auf, daß die Magen-Darm-Patienten erklärende Worte auf ihren Zeichnungen vermerken; sie geben damit ihrem Wunsch Ausdruck, „genau verstanden" zu werden.

Herz-Kreislauf-Gruppe

a) Männliche Patienten (n = 26)

Zeichnung Nr.	Erklärende Sätze des Patienten zur Zeichnung
II/1	Überdruck, Pfeil bedeutet Schmerzen.
II/2	Ein Gewicht lastet auf meinem Herzen.
II/3	Pfeil bedeutet: stechender Schmerz.
II/4	Druck, Stiche unter den Rippen, das Herz ist verstopft, manchmal auch die Adern.
II/10	Ein Ziegelstein liegt auf meiner Brust.
II/12	Verstopfte Herzkranzgefäße, Pfeil heißt: Schmerz.
II/13	Verschluß des Herzens.
II/16	Da sind Blitze, die aus meinem Herzen schießen.
II/20	Es fließt kein Blut mehr.
II/21	Ich möchte mich damit nicht auseinandersetzen.
II/27	Es gibt Probleme zwischen Kopf und Herz. Die Durchblutung ist blockiert, ich habe Angst.
II/28	Ziehen und Enge sind in der Brust, schwarz bedeutet: Druck.
II/29	Ein Ring drückt auf mein Herz.
II/31	Mein Herz wird von zwei Steinplatten zusammengedrückt, das macht das Atmen schwer.
II/32	In der linken Herzseite ist Druck.
II/33	Ein Stein liegt an der Hinterwand des Herzens und an der Herzspitze.
II/34	Da ist ein Druck aufs Herz, vom Brustbein ausgehend, wie von einem spitzen Ellbogen.
II/35	Die Herzkranzgefäße sind verengt — ein Pfropfen sitzt davor.
II/36	Ich sehe mein Herz als einen Ball, der sich aufpumpt bei bestimmten Situationen und der dann gegen einen zu engen Rahmen drückt.
II/41	Der Durchfluß des Blutes wird behindert.
II/42	Der Herzmuskel ist zu dick — das Atmen ist schwer.
II/43	Mein Herz nimmt alles auf.
II/44	Da ist ein Kloß im Hals und ein Zittern im ganzen Körper.
II/46	Es kommen Hitzewallungen vom Herzen.
II/47	Beim Luftholen spüre ich den Herzschlag. Mein Herz ist ein Gefahrenherd.
II/48	Mein Herz wird durch Betonwände eingeengt, es braucht mehr Raum.

b) Patientinnen (n = 22)

Zeichnung Nr.	Erklärende Sätze des Patienten zur Zeichnung
II/5	Alles Blut ist im unteren Teil meines Körpers — oben ist völlige Leere.
II/6	Alles ist überall verengt — am wichtigsten ist für mich das Herz, weil es die größten Beschwerden macht.
II/7	Der Ring, der das Herz zusammenpreßt, ist bedrohlich; der Ring geht nicht ganz herum.
II/8	Ein eiserner Ring hält das Herz umschlossen. Da sind ganz in das Herz stechende Nadeln. Die Adern sind unterbrochen.
II/9	Brauner Strich bedeutet Schmerz an der Vorderspitze. Der Punkt bedeutet Pochen an der Halsschlagader. Da sind lauter Nadeln im Herzen.
II/11	Eine Kartoffel steckt im Hals, um die Brust ist ein Eisengürtel. Ich bekomme keine Luft.
II/14	Ich merke, daß ein Eisenring mein Herz einengt.
II/15	Der Herzmuskel ist nicht mehr durchblutet, die Gefäße sind abgestorben.
II/17	Ich beobachte angstvoll mein Herz.
II/18	Vom Herzen gehen Unregelmäßigkeiten aus, es ist unkalkulierbar.
II/19	Mein Herz sieht schwarz aus — verstopfte Adern.
II/22	Ich habe Herzklopfen und Angst, wenn Gedanken kommen.
II/23	(Keine Angaben.)
II/24	Der Blutkreislauf in Armen, Beinen und Kopf ist unterbrochen (Stauungen).
II/25	Der Weg vom Herzen zum Hals ist gestört.
II/26	Das Blut fließt nicht gleichmäßig, es gibt eine Unterbrechung des Flusses.
II/30	Da ist etwas Belastendes, ich weiß nicht, was.
II/37	Ein Stein lastet bei Beschwerden auf dem Herzen, ein harter Ring quetscht das Herz zusammen.
II/38	Mein Herz stolpert — das beobachte ich gleichgültig.
II/39	Mein Herz wird eingeengt von außen her, Pfeile bedeuten: Druck.
II/40	Ein Zittern läuft durch meinen Körper, das beeinträchtigt mein Herz.
II/45	Unruhe und Enge gehen vom Herzen aus.

Magen-Darm-Gruppe

a) Männliche Patienten (n = 26)

Zeichnung Nr.	Erklärende Sätze des Patienten zur Zeichnung
III/2	Da ist ein schwerer Stein im Bauch.
III/3	Der Bauch ist mit einem schweren Stein aufgeblasen.
III/6	Da sind Höhen und Tiefen — Befreiung, Druck und Beklemmung.
III/7	Mein Magen ist wie ein Feuerball, außerdem ist er eine aufgespannte Blase.
III/11	Mein Bauch ist voller Steine.
III/13	Mein Bauch ist wie ein Blasebalg.
III/15	Da ist ein wellenförmiges Zusammenziehen und ein Ausstrahlen in den unteren Bereich.
III/19	Meinen Darmbereich empfinde ich wie eine Asbestplatte, die durch eine Flex getrennt wird.
III/22	Der Magen-Darm-Bereich protestiert.

Zeichnung Nr.	Erklärende Sätze des Patienten zur Zeichnung
III/23	Der Bauch als überlastete Kläranlage.
III/25	Den Magen empfinde ich als ein eigenständiges Wesen, oft bösartig, da er Arrangieren verhindert. Magensäure frißt mich an, breitet sich aus.
III/27	Mein Magen schluckt(e) zuviel.
III/29	Ich empfinde dumpfen Druck, von innen ausgehend, ohne aufzublähen.
III/30	Mein Magen ist wie ein Seismograph — sammelt Unsicherheit.
III/32	Mein Magen ist wie etwas Rundes, Weiches, das verstopft ist.
III/33	Von der Schleimhaut strahlt Schmerz auf bestimmte Punkte im Rücken aus. Es fühlt sich an wie ein harter Kern.
III/34	Da ist ein Kloß im Innern, der ausstrahlt, ich kann meinen Ärger nicht ausdrücken.
III/35	Ich habe das Gefühl, mein Magen wäre voller Steine.
III/37	Der Magen produziert nur noch Luft, sonst nichts, und macht Druck — auch auf mich.
III/38	Mein Magen ist ein Schlauch mit vielen Luftblasen.
III/41	Da ist ein ständiger Druck gegen die Wände des Magens und des Bauches.
III/43	Der Bauch ist gefüllt mit Baumwurzeln, Geflecht und Wurzeln, die ineinander verwoben und hart sind.
III/44	Spitzen von außen dringen in den Magen.
III/46	Etwas in mir rebelliert und ist manchmal kurz vor dem Ausbruch.
III/47	Mein Magen ist wie eine zarte Blase, kurz vor dem Platzen.
III/48	Mir liegt ein Kloß im Magen.

b) Patientinnen (n = 22)

III/1	Ich sehe meinen Darm als Hohlkörper, der platzt, wenn etwas hineinsticht.
III/4	Mein Magen und die Wände sind gefährdet.
III/5	Der Magen dehnt sich wie ein Luftballon, zieht sich zusammen. Der Bauch dehnt sich; es schmerzt.
III/8	Da sind von einem Punkt ausstrahlende Schmerzen.
III/9	Der Bauch ist bei Beschwerden wie ein aufgeblasener Ballon.
III/10	Der Bauch ist kurz vor dem Platzen. Eine Pfeilspitze dringt in den Magen.
III/12	Bei Beschwerden steigt Flüssigkeit auf. Der Magen drückt und krampft, der Darm piekst.
III/14	Der Darm gibt nichts her.
III/16	Nach dem Essen gärt es in meinem Unterbauch. Ich habe das Gefühl, mein Bauch wäre ein Luftballon.
III/17	Mein Bauch ist wie etwas Weiches, in das etwas hineinsticht.
III/18	Mein Bauch ist wie ein gespannter Ballon, innerlich sind wellenförmige Bewegungen und aufsteigende Luftblasen.
III/20	Der Darm ist krank.
III/21	Ich habe ein Druckgefühl im Magen, das ausstrahlt und Unbehagen signalisiert. Der Darm grummelt und fühlt sich auch nicht sehr wohl.
III/24	Vom Mittelpunkt strahlen Schmerzen aus.
III/26	Mein Bauch ist aufgebläht, erdrückt die umliegenden Organe. Da ist ein Brennen und teilweise ein Gefühl, als wenn Messer am Werk sind.

Zeichnung Nr.	Erklärende Sätze des Patienten zur Zeichnung
III/28	Bei Rot ist ein Engpaß.
III/31	Mein Bauch ist ein aufgeblasener Ballon mit Ausbeulung, nimmt allen Ärger auf.
III/36	Im Magen ist ein Stein, der ihn ausfüllt, der Magen hat eine poröse Oberfläche (Belastung).
III/39	Der Magen ist ganz zugeschlossen.
III/40	Das Feuer drückt den „brennenden" Schmerz aus, das Messer den „stechenden".
III/42	Mein Bauch ist voller Steine.
III/45	Der Magen ist schwer, wie mit Steinen vollgepackt.

Die „erklärenden Sätze" sollten die zeichnerische Darstellung zum kranken Organbereich eindeutiger machen; sie sollten zum Ausdruck bringen, wie der Patient seine Darstellung verstanden wissen wollte. Fehldeutungen aus der Sicht eines Betrachters sollten so vermieden werden. Da die Patienten keine Übung mit dem Ausdrucksmittel „Zeichnung" hatten, wären solche Fehldeutungen leicht vorstellbar, da die zeichnerische Umsetzung des Gedachten und des Empfundenen aus diesem Mangel an Übung schwierig war.

In den Sätzen tauchen die folgenden Aussagen bzw. Leitbegriffe am häufigsten auf:

Herz-Kreislauf-Patienten		**Magen-Darm-Patienten**	
a) Männliche Patienten (n = 26)		*a) Männliche Patienten* (n = 26)	
— Druck (Last, Gewicht) und Enge auf dem Herzen	12	— Last, Druck im Magen-Darm-Bereich	11
— Stauungen (Blockade)	6	— Zartes, Weiches, Empfindliches Organ (Blase, Ballon, Seismograph)	5
— Andere Nennungen	8	— Andere Nennungen	10
b) Patientinnen (n = 22)		*b) Patientinnen* (n = 22)	
— Enge, Druck, Last	10	— Hohlkörper, Weiches, Empfindliches	10
— Stauungen	5	— Stein — Härte im Magen-Darm-Bereich	4
— Andere Nennungen	7	— Andere Nennungen	8

Die genannten Aussagen machen deutlich, daß die Gruppe der Herz-Kreislauf-Patienten Empfindungen wie Druck, Enge, Stauung anspricht, während von der Gruppe der Magen-Darm-Patienten auch die Beschaffenheit des erkrankten Körperteils mit Hilfe von Begriffen wie etwas „Zartes", „Empfindliches" (Blase, Ballon) beschrieben wird.

Bei der Herz-Kreislauf-Gruppe gibt es keine geschlechtsspezifischen Unterschiede in den Worten, die zur Beschreibung der Beschwerden gewählt werden, d. h. männliche wie weibliche Patienten drücken ihr Empfinden mehrheitlich mit „Druck, Last, Gewicht, Enge" und am zweithäufigsten mit „Stauungen" (Blockierungen) aus.

Fast gleichviele männliche Patienten mit Magen-Darm-Beschwerden (11) wie männliche Herz-Kreislauf-Patienten (12) beschreiben ihre Schmerzempfindungen mit „Last" und „Druck". Interessant ist hier jedoch die Lokalisation:

Die Herz-Kreislauf-Patienten fühlen sich von *außen* belastet, die Magen-Darm-Patienten von *innen* heraus, d. h. der Druck liegt *auf* dem Herzen, aber *im* Magen.

Innerhalb der Gruppe der Magen-Darm-Patienten gibt es Unterschiede im männlichen und weiblichen Empfinden zur Beschaffenheit des Organs oder zur Art der Beschwerden. Während 11 männliche Patienten dieser Gruppe Last und Druck, Härte („Steine liegen im Magen") schildern, sind es bei den Patientinnen nur 4 von 22. Bei der Wortwahl zur Organbeschaffenheit nehmen 5 Männer von 26 den kranken Körperteil als etwas „Zartes", „Empfindliches" (Blase, Ballon) wahr, bei den Frauen ist es fast die Hälfte (10 von 22), die sich dafür ausspricht.

Ein Vergleich zwischen beiden Gruppen zeigt, daß bei den Patientinnen etwa die Hälfte (10) im erklärenden Satz ihre innere Einstellung zu den Herz-Kreislauf-Beschwerden wiedergibt (Enge, Druck, Last), während eine gleichhohe Anzahl der Magen-Darm-Patientinnen die Beschaffenheit des kranken Organs anspricht (Hohlkörper, etwas Weiches, Empfindliches).

Bei der Frage nach der Bedeutung der gewählten Farben (Antworten zum Item 2 des Fragebogens) ergibt sich folgendes Bild:

Insgesamt wählen nur 3 von 48 Magen-Darm-Patienten die Farbe Rot zur Darstellung des gestörten Körperteils, aber 24 von 48 Herz-Kreislauf-Patienten verwenden diese Farbe zur „anatomischen" Darstellung des Herz-Kreislauf-Systems. Von 48 Magen-Darm-Patienten drücken 30 Patienten ihr subjektives Empfinden, also die Darstellung des Schmerzzustandes, mit der Farbe Rot aus, während nur 10 der Herz-Kreislauf-Patienten diese Farbe für den Schmerzzustand wählen und 16 die Farbe Schwarz dafür verwenden.

Die Magen-Darm-Patienten verwenden und interpretieren mehr Farben für die Darstellungen als die Herz-Kreislauf-Patienten.

Als mögliche Begründung für die fehlende Interpretation der Farbauswahl in der Gruppe der Herz-Kreislauf-Patienten könnte die Zurückhaltung der Versuchsleiter (Psychologiestudenten ab 10. Semester) beim Nachfragen zu diesem Punkt herangezogen werden. Diese Patientengruppe, die vorwiegend in Kurkliniken interviewt wurde, mag als „schonungsbedürftiger" wahrgenommen, also als mit einem Interview weniger belastbar erlebt worden sein als die Magen-Darm-Patienten. Es ist möglich, daß die Interviewer diesen Patienten die Auseinandersetzung mit der Interpretation der Farbwahl „ersparen" wollte.

Den Farben wurden folgende Bedeutungen zugeschrieben:

Rötlich:	— empfindlich
		(z. B. empfindliche Magenschleimhaut);
Rot:		— Schmerz und

— brennender Schmerz,
— Signal für Hektik,
— Blutansammlung,
— fressende Magensäure,
— Engpaß (Gefahr),
— wund.

Die Herz-Kreislauf-Patienten drücken ihre innere Einstellung zu den körperlichen Beschwerden eher mit der Farbe Schwarz aus, die auch am häufigsten in ihrer Bedeutung für den einzelnen interpretiert wird.

Schwarz wird gleichgesetzt mit:
— Gewicht, Angst,
— düster, leblos,
— Herzverengung,
— Ring, der einengt,
— Verstopfung (der Adern).

Die Farbe Blau wird bei den Magen-Darm-Patienten am zweithäufigsten zur Darstellung des Empfindens gewählt; als Bedeutungen werden vermerkt:

Blau: — ziehender Schmerz,
            — Schwere, Gewicht,
            — Luft — ständiger Druck.

Auch die Farbe Grün wird verwendet:

Grün: ruhig; aber auch:
            — Krämpfe,
            — Schmerzausstrahlung (Galle).

Die Farben *Grau* (alter Schmerz), *Gelb* (weich, angenehm) und *Braun* (Schmerzausstrahlung) werden seltener benutzt; bei den Herz-Kreislauf-Patienten zählen die Farben *Blau* (Störung) und *Violett* (Angst) zu den seltenen Farben.

Für eine somatische Diagnostik könnten Hinweise aus den Zeichnungen der Magen-Darm-Patienten zur Lokalisation der Beschwerden (z. B. dunkler Stein am Magenausgang oder poröse, entzündete Magenwände, Engpaß im Darm), aber auch zur Intensität der Störung (*Rot:* z. B. brennender Schmerz) aufschlußreich sein. Wahrscheinlich geht hier Wissen der Patienten über die eigene gestörte Somatik ein.

Bei den Herz-Kreislauf-Patienten ergeben sich Hinweise auf die Lokalisation (z. B. verstopfter Schlauch, Druckstelle am Herzen) und auf die Intensität (Verengung, „bekomme keine Luft mehr").

Generell läßt sich feststellen, daß die Magen-Darm-Patienten zur Darstellung ihres Empfindens der Beschwerden überwiegend eine „vitale" Farbe *(Rot)* verwenden, die etwas über Impulsivität und Intensität des Schmerzes oder über eine drohende Gefahr aussagt, während die Herz-Kreislauf-Patienten am häufigsten die Farbe Schwarz zur Erläuterung heranziehen, da sie in ihrer Leblosigkeit und „Düsternis" einen Bezug zur Angst, zur psychischen Begleitsymptomatik erkennen läßt.

Es fällt auf, daß die Herz-Kreislauf-Patienten mit ihren erklärenden Sätzen zu den Zeichnungen oft im anatomisch/medizinisch geprägten Bereich „steckenbleiben", d.h. Sätze aus dem Arzt-Patient-Kontakt wiedergeben und so den Gehalt der Zeichnung schmälern; z.B.:

„Der Herzmuskel ist nicht durchblutet". Oder: „verstopfte Herzkranzgefäße".

Bei den Magen-Darm-Patienten werden überwiegend Sätze herangezogen, die die individuelle Auffassung zur Störung zeigen, wie z.B.:

„Mein Magen ist ein Seismograph." Oder: „Der Magen-Darm-Bereich protestiert; etwas in mir rebelliert und ist manchmal kurz vor dem Ausbruch."

Hinweise zur Individualität der Symptomatik sind auch aus einigen Sätzen der Herz-Kreislauf-Patienten zu erkennen, z.B.:

„Mein Herz nimmt alles auf." Oder: „Mein Herz wird von zwei Steinplatten zusammengedrückt."

Fast alle Patienten mit chronischen Störungen im Magen-Darm-Bereich erleben den kranken Körperteil als „störend" oder sogar als „feindlich". Mehr als die Hälfte wünscht sich einen „Austausch" des „nicht funktionierenden" Körperteils. Insgesamt wird deutlich, daß die Magen-Darm-Patienten sich nicht mit der Störung identifizieren, sondern sie abwehren, im Gegensatz zu den Herz-Kreislauf-Patienten, die ihre Beschwerden annehmen und als Bestandteil ihrer Person erleben.

Im Item 4 des Fragebogens war danach gefragt worden, mit welchem Material oder Bild der Patient seine Darstellung am besten vergleichen könnte.

Im Gegensatz zum Sinn der „erklärenden Sätze", nämlich Fehldeutungen der Zeichnungen (z.B. aus einem Mangel an zeichnerischem Darstellungsvermögen des Patienten) zu vermeiden, sollte die Frage nach der Material- oder Bildwahl eher Aufschlüsse über den Eindruck des Patienten von der fertiggestellten Darstellung geben („Sieht aus wie ...").

Ziel war es, zu erfahren, welche Analogien die Patienten wählen, um den kranken Körperbereich darzustellen, und welche Hinweise auf die Störung daraus gewonnen werden können.

Die Aussagen der Herz-Kreislauf-Patienten zum Ausdrucksmittel, welches in der Darstellung des kranken Körperteils verwendet wurde, könnte man grob in 2 Bedeutungen einteilen:

a) etwas Aktives, das behindert (unterbrochen) wird,

b) etwas, das sich durch sein Vorhandensein auswirkt.

Zu a) — insgesamt 14 Aussagen —:
— verstopfter Schlauch,
— undichte Schläuche,
— Einengung von außen,
— durch Betonwände eingeengt,
— Ball, der von engem Rahmen gedrückt wird.

Zu b) — insgesamt 19 Aussagen —:
— Magnetfeld,
— Ziegelstein,
— Gewicht lastet auf dem Herzen,
— (Eisen)ring, der das Herz zusammenpreßt,
— Nadeln,
— Blitzableiter,
— Mobile (fragil),
— zitternder Hohlkörper,
— Explosion,
— Gefahrenherd.

Keine Nennungen bzw. anatomische Darstellungen des Herz-Kreislauf-Systems von 13 Patienten.

Andere Nennungen (z. B. „Jemand, der sein Herz beobachtet" und „Sieht aus wie ein Schneemann") von 2 Patienten.

Bei den *Magen-Darm-Patienten* könnte man die Aussagen zur Wahl des Ausdrucksmittels für die Darstellung des gestörten Körperbereichs in 2 Komplexe unterteilen:

a) etwas Empfindliches, das angegriffen wird bzw. Beschwerden macht,

b) etwas, das sich durch sein Vorhandensein auswirkt.

Zu a) — insgesamt 19 Aussagen —:
— Pfeilspitze dringt in den Magen,
— Spitzen dringen von außen ein,
— empfindlicher Hohlkörper,
— aufgeblasener Ballon,
— zarte Blase,
— Seismograph,
— etwas Weiches,
— Knäuel.

Zu b) — insgesamt 20 Aussagen —:
— Steine im Bauch,
— Ballon mit Stein,
— Feuerball in zarter Blase,
— Asbestplatte (Darm) von Flex durchtrennt,
— explodierender Krater,
— harter Kern,
— Pfropf im Schlauch (Darm),
— Kloß im Innern,
— eigenständiges Wesen (Magen),
— harte Baumwurzeln.

Keine Nennungen bzw. anatomische Darstellungen von 6 Patienten.

Andere Nennungen („technische Anlage", „Kläranlage", „wellenförmiges Gebilde") von 3 Patienten.

**7.2.1 Ergänzungen zu den Aussagen der Patienten
am Beispiel von je 4 ausgewählten Zeichnungen**

Aus jeder der beiden Patientengruppen wurden je 4 Zeichnungen (Abb. 22–29; s. S. 120–123) zum gestörten Körperbereich ausgewählt, um dem Leser einen Eindruck von der Prägnanz der Darstellungen zu geben.

Insgesamt fällt bei den Zeichnungen der Magen-Darm-Patienten auf, daß sie expressiver und vielfältiger in der Wahl ihrer Ausdrucksmittel sind als die Herz-Kreislauf-Patienten, die in ihren Darstellungen eher medizinisch, organisch orientiert bleiben.

Das individuelle Leiden an der Störung wird eindrucksvoll vermittelt; die empfundene und dargestellte Beeinträchtigung für den Patienten ist oft weitaus gravierender, als der ärztliche Befund es erwarten lassen würde; vgl. z.B. Zeichnung II/10; (funktionelle Herz-Kreislauf-Störung) und Zeichnung III/19 (funktionelle Magen-Darm-Beschwerden).

Bei der Durchsicht aller Zeichnungen der Patienten (n = 96) wird deutlich, daß 16 von 48 Herz-Kreislauf-Patienten ($\sim$ 33%) einen Bezug zwischen Person/ Gesamtkörper und krankem Körperbereich in der Zeichnung herstellen oder andeuten, daß aber nur 7 von 48 Magen-Darm-Patienten ($\sim$ 14%) einen solchen Bezug aus der Zeichnung erkennen lassen.

7.3 Zusammenfassung der Ergebnisse und Interpretation

Welche Hinweise ergeben sich nun aus Zeichnungen und Deutungen der Patienten?

Aus den erklärenden Sätzen der Patienten zu den Darstellungen geht hervor, daß die Mehrzahl der Herz-Kreislauf-Patienten *Empfindungen* wie z.B. Druck, Last und Enge wiedergeben. Bei der Mehrzahl der Magen-Darm-Patienten sind die Angaben geteilt. Es werden zum einen ebenfalls Empfindungen wie Last und Druck im Zusammenhang mit den Beschwerden genannt, zum anderen aber *Beschreibungen* des erkrankten Körperbereichs gegeben, d.h. Aussagen zur Beschaffenheit des kranken Organbereichs („zart", „weich", „empfindlich") gemacht.

Während die Herz-Kreislauf-Patienten den Druck, die Last von außen kommend erleben (die Last wird *auf* dem Herzen lokalisiert), erlebt der Magen-Darm-Patient die Last, den Druck innerhalb des Organs (etwas lastet *im* Bauchbereich.

Die Zeichnungen dieser Patienten (15) machen anschaulich, daß ein Mißverhältnis besteht zwischen dem Inneren des erkrankten Organbereichs (Stein, Last, Druck) und der Hülle des Organs bzw. dem Organ selbst, das mit dieser Last fertig werden muß (etwas Zartes, Weiches, Empfindliches).

Hieraus könnte man Schlüsse auf erlebte Inkongruenzen des betroffenen Individuums ziehen: In der Person spielt sich vieles ab, was äußerlich nicht sichtbar wird. Das Zarte, Weiche, Empfindliche (Organbeschreibung = Ich) ist überfordert von äußeren Einflüssen, die als Belastung (unverarbeitet und nun von innen heraus) die Person bedrohen. Diese Überforderung ist den Betroffenen anscheinend bewußt.

Bei den Herz-Kreislauf-Patienten scheint diese Belastung von außen zu kommen und für sie bedrohlicher, auswegloser zu wirken. Das kommt auch durch die Wortwahl zum Ausdruck, die funktioneller, technischer ist (Blockierung, Stauung, Enge). Die Hilflosigkeit gegenüber dem Dilemma scheint im Vordergrund zu stehen.

Die Farbwahl gibt Aufschlüsse über die individuell erlebte Belastung durch die Störung. Die Mehrzahl der Magen-Darm-Patienten (30 von 48) wählt die Farbe *Rot* zur Darstellung des Schmerzempfindens; diese Farbe wird von den Patienten als Kennzeichnung von aggressiven, bedrohlichen Zuständen, wie brennender Schmerz, Gefahr, Wunde, fressende Magensäure, verwandt (eigene Deutungen der Patienten). Die Vitalität des Schmerzempfindens, die Aggression des Angriffs, den das betroffene Organ aushalten muß, wird damit klar herausgestellt. Die ausgewählten 4 Zeichnungen veranschaulichen diesen Eindruck.

Bei den Herz-Kreislauf-Patienten wird *Schwarz* als vorherrschende Farbe für den Ausdruck des Empfindens der Belastung verwendet. Mit dieser Farbwahl werden Belastung, Angst, Leblosigkeit von den Patienten assoziiert. Der Unterschied zur Magen-Darm-Patientengruppe wird sichtbar: aggressiv, vital in der Auseinandersetzung mit der Symptomatik die Magen-Darm-Patienten, hilflos, ängstlich, lebloser die Herz-Kreislauf-Patienten. Die Farbe Rot wird von den letzteren eher zur anatomischen Darstellung des Herz-Kreislauf-Systems verwendet; wenn sie zur Darstellung des Schmerzzustandes herangezogen wird, so wird sie nicht als wesentlich genug für die Deutung der Farbwahl angesehen.

Die ausgewählten 4 Zeichnungen aus der Herz-Kreislauf-Gruppe machen die Hilflosigkeit der Betroffenen hinsichtlich der Störung deutlich.

Gibt es geschlechtsspezifische Unterschiede in Darstellung und Deutung des gestörten Körperbereichs?

Innerhalb der Gruppe der Herz-Kreislauf-Patienten gibt es keine gravierenden geschlechtsspezifischen Unterschiede in der Deutung des Dargestellten. Männliche wie weibliche Patienten geben Empfindungen zur Symptomatik, wie Druck, Last, Gewicht *auf* dem Herzen bzw. Blockierungen und Stauungen, an.

In der Gruppe der Magen-Darm-Patienten gibt es jedoch geschlechtsspezifische Unterschiede. Während die männlichen Patienten eher von Druck und Last *im* Magen sprechen, geben die Patientinnen dieser Gruppe eher Beschreibungen vom kranken Organbereich, die mit „weich" und „empfindlich" assoziiert werden können. Man könnte daraus folgern, daß etwa die Hälfte der Frauen aus dieser Patientengruppe die Schwäche des Organs (ihrer Person) in den Vordergrund der Auseinandersetzung mit der Symptomatik stellt.

Vergleicht man die Aussagen der männlichen Patienten beider Gruppen miteinander, so ist das dargestellte und gedeutete Empfinden „Gewicht" und „Druck" fast gleich verteilt, lediglich die Lokalisation ist unterschiedlich (*auf* dem Herzen, aber *im* Magen).

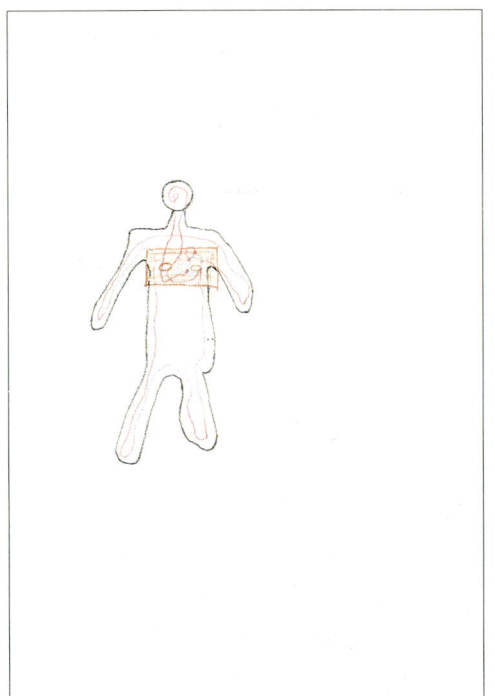

Abb. 22

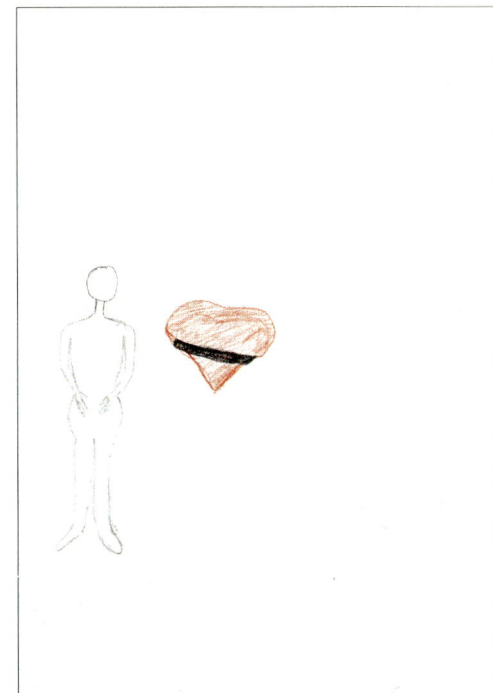

Abb. 23

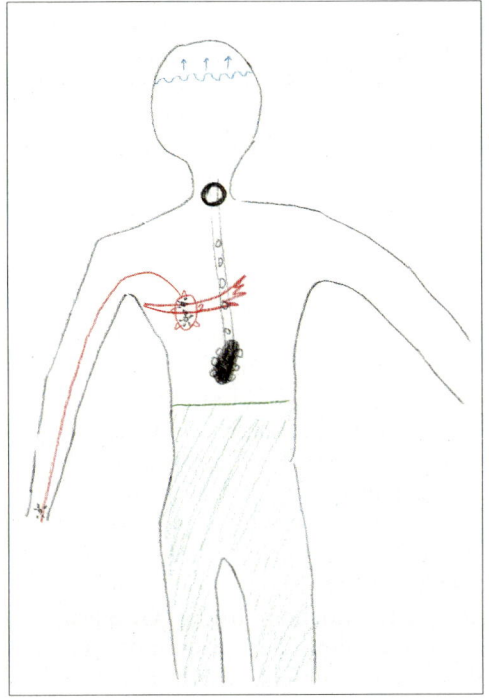

Abb. 24

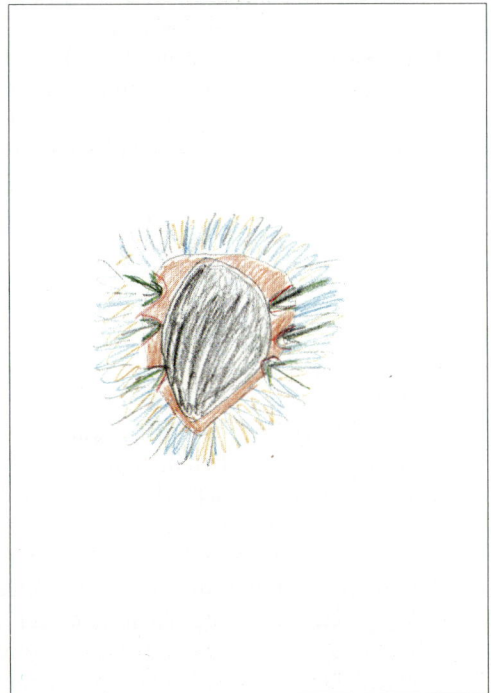

Abb. 25

Abb. 22 Patient: 34 Jahre, leitender Angestellter
Beschwerden wöchentlich mehrmals, schwer;
Dauer: ca. 5 Jahre.
Ärztliche Diagnose: Herzrhythmusstörungen (paroxysmale supraventrikuläre Tachykardie).

Die Figur ist mit Bleistift gezeichnet, das Herz-Kreislauf-System wird farbig hervorgehoben. Die Extremitäten der Figur werden nicht dargestellt, scheinen unwesentlich zu sein.
Auf dem Brustkorb lagert breit ein Gewicht, eine Platte. Teile der Brust sind nicht an den Kreislauf angeschlossen *(rot)*, sondern sind ausgegrenzt oder blockiert *(blauer Kreis)*. Der Kopf ist verbunden mit den Abläufen im belasteten Brustkorb.

Gesamteindruck
Die Darstellung bleibt auf das Funktionelle beschränkt. Durch die farbige Hervorhebung des Störungsbereichs wird die Wichtigkeit der Störung betont: die Figur (die Persönlichkeit) wird der Symptomatik nachgeordnet.
Die Belastung scheint von außen zu kommen: „Da lastet etwas schwer auf meiner Brust." Der Brustkorb scheint von der Platte zusammengedrückt zu werden. Angst und Beklemmung werden durch die Darstellung nachvollziehbar.

Abb. 23 Patientin: 40 Jahre, Angestellte
Beschwerden wöchentlich mehrmals, mittelschwer;
Dauer: ca. 8 Jahre.
Ärztliche Diagnose: funktionelle Herz-Kreislauf-Störungen.

Die Figur wird als leere Hülle dargestellt. Die Hände wirken schlaff, verkümmert, tatenlos, die Füße ruhen nicht fest auf dem Boden.
Der ganze Körper wirkt wie ein toter Gegenstand, der Brustbereich erscheint etwas ausdrucksvoller als der übrige Körper.
Die Figur scheint das überdimensionale Herz zu beobachten. Das Herz wird — objektiviert — dem leblosen (entleerten) Körper als prägnante zweite Figur gegenübergestellt. Der Druck, der auf dem Herzen lagert (Einschnürung durch einen „eisernen" Ring), wird für den Betrachter deutlich nachvollziehbar.

Gesamteindruck
Der Körper wird neben das Herz gestellt. Die Kopfhaltung deutet an, daß das Herz mit seiner Beengung beobachtet wird. Der Körper ist eine leere Hülle, der nur die Funktion hat, das beengte Herz zu beobachten. Die Figur scheint nur für das „belastende" Herz da zu sein.

Abb. 24 Patient: 37 Jahre, Angestellter
Beschwerden täglich mehrmals, schwer;
Dauer: ca. 4 Jahre.
Ärztliche Diagnose: hyperkinetisches Herzsyndrom.

Die Störung wird mit den Farben *Schwarz* und *Rot* hervorgehoben. Die Extremitäten fehlen. Der Schmerz oder die Störung wird jeweils in 2 Polen, die miteinander verbunden sind, dargestellt. Die *schwarze* Farbe scheint die Blockierung zu markieren, die *rote* könnte das Schmerzempfinden (Stiche) andeuten. Im Herzen scheint sich etwas zu entzünden, was bis in das Handgelenk ausstrahlt. Der angedeutete Pfeil in der Herzgegend wirkt schneidend.
Im Kopf scheint Leere angedeutet zu sein.

Gesamteindruck
Die Zeichnung wirkt „medizinisch", „organisch". Das Innenleben wird „konkretisiert", deutlich wird auch der Druck, unter dem die Person steht: die Belastung durch die Blockade im Hals, im Magen lastet Schweres. Der Kopf scheint leer, die Störung nicht kontrollierbar durch den Kopf; es gibt keine Beziehung zwischen krankem Körperbereich und Kopf.

Abb. 25 Patientin: 39 Jahre, Angestellte
Beschwerden wöchentlich mehrmals, mittelschwer;
Dauer: ca. 3 Jahre.
Ärztliche Diagnose: Herzrhythmusstörungen (Zustand nach Myokarditis).

Es wird keine Figur, sondern nur das gestörte Organ dargestellt. Im Herzen spielt sich ein Prozeß ab, von außen scheint etwas gegen einen inneren Widerstand einzuwirken.
Auf dem Herzen liegt ein massiver Fremdkörper (Stein), der es fast ganz vereinnahmt. Das intakte Restherz scheint sich gegen diesen Fremdkörper zu wehren. Die Pfeile weisen auf äußere (spitze, unangenehme) Einflüsse hin.
Die Ausstrahlungen deuten den Kampf an, den das Herz führen muß.

Gesamteindruck
Die Darstellung wirkt schematisch. Es wird der Kampf gegen den Fremdkörper, der auf dem Herzen lastet, ausgedrückt. Das Herz scheint von äußeren Einflüssen attackiert zu sein, die das restliche intakte Herz kaum bewältigen kann.

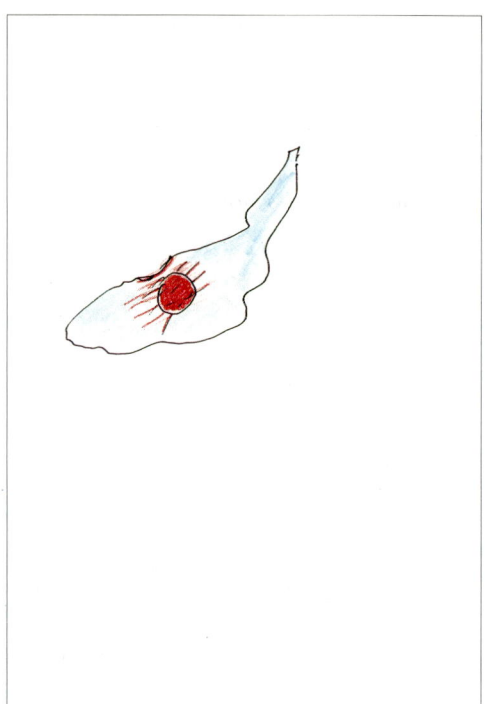

Abb. 26

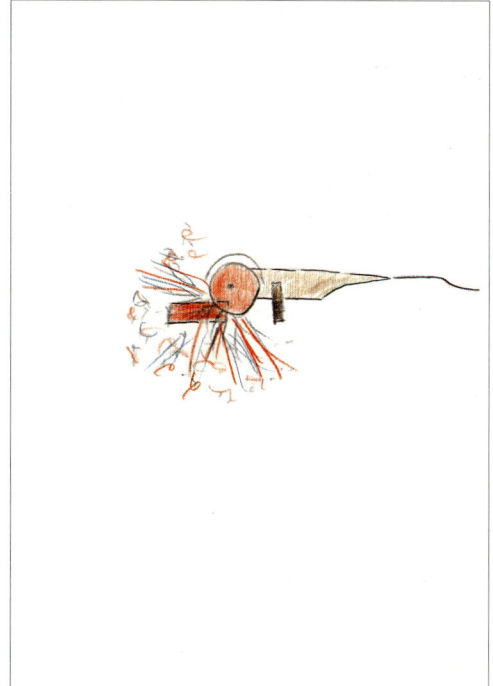

Abb. 27

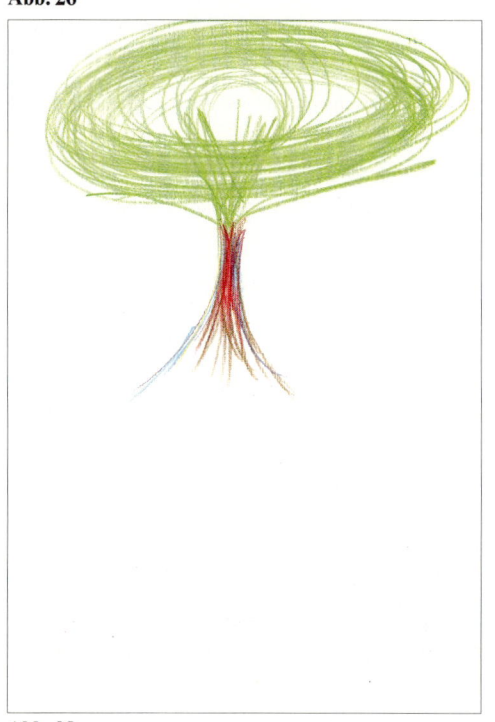

Abb. 28

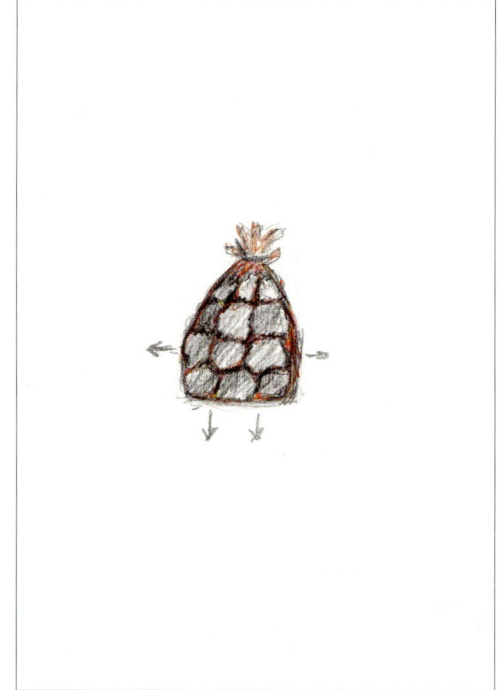

Abb. 29

Abb. 26 Patient: 60 Jahre, Rentner
Beschwerden täglich mehrmals, schwer;
Dauer: ca. 20 Jahre.
Ärztliche Diagnose: Reizmagen.
Mit sicherer, klarer Strichführung wird der Magen als geschlossene Einheit dargestellt. Die zarte Blase (Magen) enthält einen feurigen (wunden) Kern. Oberhalb des roten Kerns scheint die (Schleim)haut verletzt, angegriffen zu sein. Der Schmerz wird klar lokalisiert im sonst intakten Inneren.

Gesamteindruck
Das Dilemma wird mit einem Minimum an Aufwand klar und prägnant herausgestellt. Dem Betrachter wird der aggressive Schmerz im Mageninneren durch die gegensätzliche Farbwahl (grelles *Rot* in zartem *Blau*) deutlich vermittelt. Der Gedanke an ein vorhandenes Ulkus oder an ein Karzinom drängt sich auf.

Abb. 27 Patient: 40 Jahre, kaufmännischer Angestellter
Beschwerden wöchentlich mehrmals, schwer;
Dauer: ca. 15 Jahre.
Ärztliche Diagnose: funktionelle Magen-Darm-Beschwerden.
Die Zeichnung drückt Unruhe und konzentrierte Anspannung aus. Der Schmerz wird durch den Zusammenprall zweier kontrastierender Formen, Kreis und Viereck, aggressiv verdeutlicht. Die Farben sind eher zurückhaltend gewählt. Der Darm wird isoliert als Platte (Stein) gezeichnet. Die „Flex" drückt anschaulich das Schmerzempfinden aus. Das Bild wirkt aggressiv durch die Wahl der Farben und der Ausdrucksmittel (Steinplatte und Bohrmaschine). Die „Härte" dieser Mittel (körperfremde Materialien) ist beeindruckend. Die Farben lassen Assoziationen an Blut und Verletzung aufkommen.
Jemand hat Angst, zeigt jedoch eher Aggressivität. Die körperfremden Bildelemente könnten auf Ablehnung (Ausschluß) dieses Bereichs vom übrigen Körper schließen lassen.

Gesamteindruck
Der Schmerz scheint eine Zuleitung zu haben (auslaufender Strich) und sich am Übergang von Magen und Darm (am Duodenum) „explosiv" bemerkbar zu machen. Die Darstellung wirkt insgesamt beunruhigend, spannungsgeladen. Das Schmerzempfinden scheint „grell" zu sein.

Abb. 28 Patientin: 30 Jahre, Beamtin
Beschwerden wöchentlich mehrmals, leicht;
Dauer: ca. 8 Jahre.
Ärztliche Diagnose: Reizmagen.
Der Magen wird isoliert dargestellt. Das Dilemma scheint sich am Mageneingang abzuspielen; dieser kann die Menge der (giftigen) Einflüsse kaum aufnehmen. Der *rot* dargestellte Mageneingang deutet Verletzungen (Entzündungen) an.

Gesamteindruck
Die Zeichnerin wählt eine einfache, prägnante Form, um ihr Schmerzempfinden und den Ort der Störung darzustellen.
Die Zeichnung wirkt spannungsgeladen, explosiv. Der Magen scheint zu viele Außenreize verarbeiten zu müssen; offenbar geht die Verarbeitung zu Lasten des Organs.

Abb. 29 Patientin: 49 Jahre, leitende Angestellte
Beschwerden täglich mehrmals, mittelschwer;
Dauer: ca. 20 Jahre.
Ärztliche Diagnose: Gastritis.
Die Zeichnung drückt aus, daß sich im Inneren des Magens etwas ereignet. Der Magen wird isoliert dargestellt, ohne Bezug zum Darm und zum übrigen Körper. Das Belastende steht im Vordergrund: „Etwas Schweres liegt mir im Magen." Die Last wirkt sich nach allen Seiten aus (Pfeile). Es gibt keinen Magenausgang, der Mageneingang ist verschlossen. Jedes Gewicht (Stein) ist klar umgrenzt, die rötliche Farbe gibt die Verletzung der Umgebung (Magenschleimhaut) wieder. Der ganze Magen ist mit Belastendem angefüllt.

Gesamteindruck
Die Patientin wählt eine Metapher für ihre Darstellung, die recht sachlich wirkt. Die Empfindung wird in etwas Gegenständliches übersetzt: „ein Sack voller Steine".

Die Patientinnen der beiden Gruppen unterscheiden sich deutlich voneinander. Die Magen-Darm-Patientinnen stellen das zarte, empfindliche Organ, das den Beschwerden nicht gewachsen ist, in den Vordergrund, während die Herz-Kreislauf-Patientinnen bei der „Last" der Symptomatik bleiben.

Für die Folgerung, die Äußerungen der Magen-Darm-Patientinnen seien eine „typische weibliche Selbstschilderung", reicht dieses Ergebnis jedoch nicht aus.

Im Zusammenhang mit der Interpretation der Zeichnungen zum gestörten Körperbereich sollte auch geklärt werden, inwieweit der Patient zu einer Auseinandersetzung mit dem „kranken" Körperbereich bereit ist, d.h. auch „nichtfunktionierende" Teile seines Körpers akzeptieren kann, oder nicht zu einer solchen Auseinandersetzung neigt.

Es zeigen sich deutliche Unterschiede zwischen den beiden Patientengruppen. Fast alle Magen-Darm-Patienten (41 von 48) empfinden den kranken Körperbereich als „störend" und „feindlich"; sie würden den nichtfunktionierenden Körperteil gern ändern oder austauschen. In den Zeichnungen wird dieser Bereich isoliert und ohne Andeutung oder Bezug zum übrigen Körper dargestellt (ebenfalls 41 von 48).

Die Mehrheit der Herz-Kreislauf-Patienten, wenngleich deutlich weniger als die Magen-Darm-Patienten (30 von 48), empfinden den gestörten Körperbereich ebenfalls als störend und feindlich; es wird jedoch mehrheitlich kein Austausch bzw. keine Änderung des erkrankten Bereichs gewünscht. Es gibt in dieser Gruppe auch deutlich mehr Darstellungen (16), die einen Bezug zum Gesamtkörper andeuten, als bei den Magen-Darm-Patienten (7).

Der Herz-Kreislauf-Patient scheint die Störung eher als seiner Person zugehörig oder als Teil derselben zu akzeptieren, die möglicherweise Schutz vor äußeren Belastungen bietet und Schonung ermöglicht: er (der Patient) *ist* die Krankheit.

Der Magen-Darm-Patient erlebt im Gegensatz dazu seine Beschwerden als feindlich, als nicht zum übrigen Körper gehörig; der Wunsch nach Abstoßung des nicht funktionierenden Körperteils besteht. Der Umgang mit sich und der Krankheit ist eher unnachgiebig und hart.

Während sich die Herz-Kreislauf-Patienten insgesamt mit der Krankheit identifizieren, sie akzeptieren, scheint der Magen-Darm-Patient die Störung zu *haben,* er kann sie nicht leugnen, grenzt sie aber aus, integriert sie nicht.

Wenn man nach „typischen" Darstellungen und Deutungen dieser Zeichnungen sucht, könnte man zu folgenden kennzeichnenden Sätzen kommen:

„Ich bin sehr empfindlich, zeige es aber nicht!" für die Magen-Darm-Patienten und „Ich bin hilflos" für die Herz-Kreislauf-Patienten.

Nachfolgend werden alle Aussagen noch einmal tabellarisch zusammengefaßt:

Tabelle 5

	Herz-Kreislauf-Gruppe (n = 48)	Magen-Darm-Gruppe (n = 48)
Inhalt der erklärenden Sätze der Patienten zu den Zeichnungen des kranken Körperbereichs nach Häufigkeit	18 von 26	16 von 26

	Herz-Kreislauf-Gruppe (n = 48)	Magen-Darm-Gruppe (n = 48)

a) Männliche Patienten	Empfinden:
	— Druck, Last, Gewicht
	  auf dem Herzen (Enge)
	  n = 12
	— Stauungen
	  (Blockierung)
	
	  n = 6
		Empfinden:
		— Druck, Last
		  im Magen
		  n = 11
		— Organbeschreibung:
		— zart, weich,
		  empfindlich
		  (Blase, Hohlkörper)
		  n = 5

b) Patientinnen	15 von 22
	Empfinden:
	— Druck, Last, Enge
	
	  n = 10
	Empfinden:
	— Stauungen
	  (Blockierung)
	  n = 5
		14 von 22
		Organbeschreibung:
		— weich, empfindlich
		  (Blase, Hohlkörper)
		  n = 10
		Empfinden:
		— Druck, Last
		  im Magen
		  n = 4

Farbwahl der Patienten (Hauptfarben)
Darstellung des kranken Körperbereichs Verwendung von:
	— Rot:
	  n = 24
		— Rot:
		  n = 3

Darstellung des Schmerzzustandes Verwendung von:	— Schwarz:
	  n = 16
	— Rot:
	  n = 10
		— Rot:
		  n = 30

Aussagen der Patienten zur Farbwahl	Insgesamt kaum Aussagen zur Farbwahl	Insgesamt häufig Aussagen zur Farbwahl
Schwarz als Darstellung des Schmerzempfindens	Bedeutung: Gewicht, Angst, düster, leblos, Einengung	
Rot, rötlich als Darstellung des Schmerzempfindens	Nicht interpretiert	Rötlich: empfindlich; Schmerz, brennender Schmerz, Signal für Hektik, Gefahr, Engpaß, wunde- bzw. wundfressende Magensäure

Gefühl bezüglich dargestelltem Körperbereich	— störend, feindlich
	  n = 30
		— störend, feindlich
		  n = 41

	Herz-Kreislauf-Gruppe (n = 48)	Magen-Darm-Gruppe (n = 48)
Austausch, Abstoßung des kranken Körperteiles gewünscht?	— „Nein" n = 29	— „Ja" n = 28
Material- bzw. Bildwahl für die Darstellung des kranken Körperbereichs (Analogien)	a) etwas Aktives, das behindert (unterbrochen) wird, z. B. — verstopfter Schlauch, — undichte Schläuche, — Einengung n = 14	a) etwas Empfindliches, das angegriffen wird bzw. Beschwerden macht — zarte Blase, — Ballon, — empfindlicher Hohlkörper n = 19
	b) etwas, das sich durch Vorhandensein auswirkt, z. B. — Magnetfeld, — (Eisen)ring, der das Herz zusammenpreßt, — Gewicht lastet auf dem Herzen n = 19	b) etwas, das sich durch Vorhandensein auswirkt, z. B. — Steine im Bauch, — harter Kern, — Feuerball in zarter Blase n = 20
Andere Nennungen	n = 2	n = 3
Keine Aussage bzw. nur anatomische Darstellung	n = 13	n = 6
Isolierte Darstellung des kranken Körperbereichs	n = 32	n = 41
Bezug zum Gesamtkörper hergestellt oder angedeutet	n = 16	n = 7

8 Tabellarische Zusammenfassung dieser Untersuchung

Der Übersicht halber werden nachfolgend alle Ergebnisse dieser Untersuchung in tabellarischer Form zusammengestellt.

Tabelle 6

Fragebogen, Variable	*Beide* Patienten-gruppen zeigen Unterschiede zur Kontrollgruppe	*Eine* Patientengruppe zeigt Abweichungen von den anderen Gruppen	Kontrollgruppe
1) Erziehungs-stil	– eher lieblos – starker mütterlicher Einfluß – körperfeindlich (vorwiegend ohne körperliche Kontakte)		– eher liebevoll – schwacher mütterlicher Einfluß – eher körperfreundlich (vorwiegend mit körperlichen Kontakten)
2) Umgang mit Konflikten (Modell-lernaspekt)	– verdecktes Austragen von elterlichen Konflikten bei belastender Atmosphäre	Magen-Darm-Patienten – Konflikte zwischen Eltern und Kind wurden verdeckt ausgetragen (spezifisch für diese Gruppe)	Kontroll-Gruppe und Herz-Kreislauf-Gruppe – deutlich mehr Nennungen bei offenem Austragen von elterlichen Konflikten als die Magen-Darm-Gruppe – offenes Austragen von Konflikten zwischen Eltern und Kind (Kontrollgruppe und Herz-Kreislauf-Patienten etwa vergleichbar)
3) Entwicklung des sozialen Kontakts		Magen-Darm-Patienten – Geschwisterkontakt früher eher distanziert	Geschwisterkontakt – eher eng (Vergleichbar mit Herz-Kreislauf-Patienten

Fragebogen, Variable	*Beide* Patienten-gruppen zeigen Unterschiede zur Kontrollgruppe	*Eine* Patientengruppe zeigt Abweichungen von den anderen Gruppen	Kontrollgruppe
		Herz-Kreislauf-Patienten – Partnerbezug heute: deutlich mehr Nennungen als *Kontrollgruppe* zu einem positiven Partnerbezug Magen-Darm-Patienten – eher unbefriedigend	– Partnerbezug positiv
		Magen-Darm-Patienten Gute Freunde heute: – deutlich mehr „Nein"-Angaben als Kontrollgruppe	Gute Freunde heute: – überwiegend „Ja"-Angaben (vergleichbar mit Herz-Kreislauf-Patienten)
4) Diagnostik zum Persön-lichkeits-profil			
a) Persön-lichkeits-fragebogen		(Magen-Darm-Patienten: – 29% Mangel an „Offenheit" Skala 9 – Tendenzen: Soziale Gehemmt-heit, irritierbar, zögernd)	Herz-Kreislauf-Patienten und Magen-Darm-Patienten (keine wesentlichen Unterschiede zur Kontrollgruppe)
b) Phobien (gesamt)		Herz-Kreislauf-Patienten	
Teilbereich BVK-Phobie		Herz-Kreislauf-Patienten	

Fragebogen, Variable	*Beide* Patienten-gruppen zeigen Unterschiede zur Kontrollgruppe	*Eine* Patientengruppe zeigt Abweichungen von den anderen Gruppen	Kontrollgruppe
Teilbereich Agoraphobie		Herz-Kreislauf-Patienten (im Vergleich mit klinischer Stichprobe nur Tendenzen sichtbar)	
c) Soziale Ängste		Magen-Darm-Patienten (im Vergleich mit klinischer Stichprobe nur Tendenzen sichtbar)	
d) Depression	Herz-Kreislauf-Patienten und Magen-Darm-Patienten (die Werte bleiben unter denen einer klinischen Stichprobe „Depressiver")		
5) Körperschema/ Selbstbild (Haltung)	– eher starr		– eher beweglich
6) Körperschema/ Selbstbild (Eigenschaft)		Magen-Darm-Patienten – verschlossen – Seitenansicht bzw. nur Kopf und Profil dargestellt (wesentlich häufi-ger als bei Herz-Kreislauf-Patien-ten)	– eher offen (vergleichbar mit Herz-Kreislauf-Patienten), En-face-Zeichnungen
7) Körper-empfinden	– eher angenehm etwa zwei Drittel – eher unangenehm etwa ein Drittel		– eher angenehm
Körperschema-störungen erkennbar	– Magen-Darm-Patienten ∼ 10% – Herz-Kreislauf-Patienten ∼ 6%		

Fragebogen	Herz-Kreislauf-Patienten	Magen-Darm-Patienten
8) *Erfassung der Beschwerden*		
Dauer der Störung (Jahre im Mittel)	> 7	> 9
Dauer des Arztkontaktes (Jahre im Mittel)	> 6	> 7
Krankschreibungen und Arbeitsausfall (Tage)	bis 20 (n = 11) bis 30 (n = 6) > 30 (n = 15)	bis 20 (n = 5) bis 30 (n = 4 > 30 (n = 3)
Keine Krankschreibungen, kein Arbeitsausfall	n = 16	n = 36
Medikamenteneinnahme – täglich	n = 26	n = 16
– nur manchmal bei Beschwerden bzw. keine Medikamente	n = 22	n = 32
Häufigkeit der Symptomatik täglich (1mal bis mehrmals)	n = 13	n = 30
wöchentlich (1mal bis mehrmals)	n = 35	n = 18
Intensität, mit der die Störung auftritt – leicht bis mittelschwer	n = 39	n = 36
– schwer	n = 9	n = 12
„Beschwerdebogen" (GBB)		
Skala 1: Erschöpfung	– Mehr Nennungen als Magen-Darm-Patienten	
Skala 3: Gliederschmerzen	– etwa gleich stark belastet wie Magen-Darm-Patienten	
Skala 5: allgemeine Klagsamkeit	– etwa gleich stark belastet wie Magen-Darm-Patienten (die Werte liegen wesentlich *über* dem Vergleichswert einer Patientengruppe mit organischen Beschwerden)	
Behinderung im Tagesablauf	– etwa gleich stark belastet wie Magen-Darm-Patienten	

Fragebogen	Herz-Kreislauf-Patienten	Magen-Darm-Patienten
Einschätzung zur körperlichen oder seelischen Bedingtheit der Beschwerden	– eher seelisch bedingt	– eher seelisch bedingt
Sicht zum Zusammenhang zwischen Auftreten der Beschwerden und individueller Lebensweise (Eigenanteil) – „Ja" und „könnte möglich sein"	n = 39 (davon 19 w., 20 m.)	n = 47 (davon 23 w., 24 m,)
Familiäres Auftreten der Symptomatik	„Ja": n = 33 ($\sim$ 68%) „Nein": n = 15	„Ja": n = 29 ($\sim$ 60%) „Nein": n = 19
9) Attribution zu den körperlichen Beschwerden	– eher external: nervöse Übererregbarkeit/ Allg. Hektik d. Alltags	– eher internal: Ängste in bestimmten Situationen
10) Körperschemazeichnungen/ Beschwerdebereich		
Aussagen der Patienten zu den Zeichnungen		
1. Nennung: „Empfinden"	1. Druck, Last auf dem Herzen	Druck, Last im Magen/Darm
2. Nennung: „Organbeschreibung"	2. Empfinden: Stauung, Blockierung	zart, weich, empfindlich
Farbwahl zur Darstellung des Schmerzzustandes	schwarz, grau	rot, rötlich
Interpretation der Farbwahl	Gewicht, Angst, düster, leblos	empfindlich Signal, Gefahr, Wunde, Verletzung
Gefühl zum kranken Körperbereich	– störend, feindlich (deutlich weniger Nennungen als Magen-Darm-Patienten) Akzeptanz des kranken Bereichs	– störend, feindlich Austausch des kranken Bereichs erwünscht
Material/Bildwahl für die Darstellung des kranken Bereichs (Analogien)	– etwas Aktives, das behindert bzw. unterbrochen wird	– etwas Empfindliches, das angegriffen wird bzw. Beschwerden macht

Fragebogen	Herz-Kreislauf-Patienten	Magen-Darm-Patienten
	– etwas, was sich durch sein Vorhandensein belastend auswirkt	– etwas, was sich durch sein Vorhandensein belastend auswirkt
Darstellung des kranken Bereichs	– ohne Bezug zum Gesamt-körper (n = 32), jedoch etwa doppelt so häufig angedeutet wie Magen-Darm-Gruppe (n = 16)	– ohne Bezug zum Gesamtkörper (n = 31)
11) Sicht bezüglich Eigenanteil an der Störung	„Ja" (mit 9 Ausnahmen)	„Ja" (mit 1 Ausnahme)

9 Diskussion

9.1 Ergebnisse zum strukturierten Interview

Zander (1977), der eine Gruppe von 77 Patienten mit ulcus-Symptomatik etwa gleicher Altersgruppe untersuchte, fand eine zu „79% aller Fälle recht strenge Erziehung". Auch er spricht von einer Meidung aggressiver Auseinandersetzungen im Entwicklungsverlauf. Die Kinder seien in der Schilderung ihrer Kindheit „deutlich mit den Erwachsenen identifiziert", und „erstaunlich wenige Patienten erinnerten sich an frühe Zärtlichkeiten".

Zander spricht in diesem Zusammenhang von einer „speziellen Erlebnislücke", die mit den Ergebnissen dieser Untersuchung bestätigt werden kann: Beide Patientengruppen geben eine eher lieblose Erziehung an, in der es an Zärtlichkeit und körperlichen Kontakten gefehlt hat.

Jores (1973) stellt die „Spezifität" von Patienten mit Herzsymptomatiken als „Verlangen nach der bergenden Liebe" und als „Angst vor dem Verlust einer wesentlichen Person" dar, als „Angst vor dem In-der-Welt-Sein". Die Entwicklung dieser Patienten sieht er bedingt durch eine überfürsorgliche Mutterliebe; diese Kinder fallen früh durch Ängstlichkeit auf. Er sieht die Krankheit auch als ein „Faszinosum" für die Betroffenen, „die alles, was mit der Krankheit zusammenhängt, sehr sorgfältig verfolgen", die durch die Krankheit Liebe und Fürsorge von der Umwelt erfahren.

Diese Erkenntnisse können durch die hier gewonnenen diagnostischen Daten bestätigt werden: „Das Verlangen nach der bergenden Liebe" und die „Angst vor dem Verlust einer wesentlichen Person" kann indirekt aus der geschilderten Überanpassung in sozialen Kontakten abgeleitet werden. „Schonhaltung" und „Ängstlichkeit" zeigen sich auch in dieser Untersuchung als wesentliche Merkmale dieser Patientengruppe.

Schwarz (1982) führt den Aspekt des Modellernens ein, der gerade bei diesen Störungen eine große Rolle zu spielen scheint. Familiäre Fälle von kardiovaskulärer Symptomatik, die aus der Entwicklung der Patienten geschildert wurden, bilden etwa 45% aller von ihm untersuchten Fälle. Zwei Drittel der Patienten aus beiden Stichproben geben an, ihre eigenen Beschwerden bereits an einem Familienmitglied „erlebt" zu haben.

Stern und Higgins (1969) weisen einen Zusammenhang zwischen familiären Bedingungen und psychosomatischen Erkrankungen an 617 Familien nach. Langenmayr (1980) kommt zu dem Schluß, daß „Krankheit eines Familienmitgliedes nie dessen alleiniges Problem ist, sondern es sind alle Familienangehörigen verursachend und reagierend daran beteiligt."

Die beiden von mir untersuchten Patientengruppen unterscheiden sich in der

Attribution der Symptomatik: während die Magen-Darm-Patienten mehrheitlich internal attribuieren, die Ursache zur Störung in „Sozialen Ängsten" („Ängsten in bestimmten Situationen") sehen, attribuieren die Herz-Kreislauf-Patienten external („Nervöse Übererregbarkeit" – „Allgemeine Hetze des Alltags").

Dieser Befund deckt sich mit dem von Schwarz (1982), der bei der von ihm untersuchten Stichprobe von Patienten mit funktionellen Herzbeschwerden in 70% aller Fälle „eine eindeutig organische Attribution" fand. Diese Attribution war gekoppelt an die Erwartung passiver Hilfeleistung.

9.2 Ergebnisse zum Körperschema

Beim Körperschema der Ganzbilder hat sich gezeigt, daß sich beide Gruppen der psychosomatischen Patienten als „starr" und „bewegungslos" wahrnehmen. Die Gruppe der Gesunden sieht sich hingegen als „beweglich". Diesen Eindruck wird auch der unvoreingenommene Betrachter der Zeichnungen bestätigen.

Die Eigenschaften der dargestellten Personen (Selbstbilder) werden von der Gruppe der Magen-Darm-Patienten signifikant häufig als „verschlossen" interpretiert, während sich die Gruppe der Herz-Kreislauf-Patienten und die Gruppe der Kontrollpersonen als „offen" sehen. Dieses Moment kommt auch in den Zeichnungen zum Ausdruck.

Beide Patientengruppen berichten von wenig Körperkontakt in der Erziehung; sie stehen damit im Gegensatz zur Normgruppe.

Machover (1949) konnte ihre Hypothese, daß die gezeichnete Figur so typisch für den Zeichner ist wie seine Handschrift oder seine Körpersprache, in einer großangelegten Untersuchung an klinischen Patienten belegen; diese Hypothese kann auch durch die Ergebnisse dieser Arbeit belegt werden.

Machover führt weiter aus, daß die Zeichnungen Aussagen über Ängste und Aggressionen erlauben, die nicht zufälligen oder kontingenten Impressionen gleichzusetzen sind: bezogen auf strukturelle und formale Aspekte läßt sich die Konstanz der zeichnerischen Merkmale über Jahre hinweg feststellen.

Auch wir konnten — zu unserem Erstaunen — die 144 Zeichnungen, an der Spezifität des zeichnerischen Ausdrucks gemessen, den 3 Gruppen klar zuordnen.

Fisher u. Cleveland (1958) sehen eine Beziehung zwischen der Wahrnehmung der Körpergrenzen und der inneren oder äußeren Organwahl. Sie kommen zu dem Schluß, daß bei inneren Beschwerden der Körper als wenig schutzbietend gegen die Außenwelt erlebt wird und seine Befindlichkeit durch äußere (negative) Einflüsse leicht beeinträchtigt werden kann. Zumindest für die Gruppe der Magen-Darm-Patienten wird dieser Aspekt anhand der Spontanzeichnungen zum gestörten Körperbereich deutlich. Patienten mit Störungen an „äußeren Organen", wie z.B. der Haut, erleben ihren Körper eher als schützenden Wall gegen äußere Einflüsse.

Die Autoren sehen in der Wahrnehmung der Körpergrenzen einen ätiologischen Ansatz zur Organwahl wie auch einen wesentlichen Bereich für das Verhalten. Die meisten Untersuchungen zu diesem Bereich wurden an projektiven

Tests (wie TAT und Rorschach) vorgenommen; es gibt kaum Belege zu Selbstdarstellungen psychosomatisch erkrankter Erwachsener.

Nach Zepf (1976), aber auch nach der Auffassung vieler anderer Autoren, werden Psychosomatiker „als weitgehend emotionslos und angepaßt an die Verhaltensnormen referiert". Diese Meinung wird auch von den Vertretern des Alexithymiekonzepts vertreten. Zepf spricht von „entemotionalisierter Sprache" und führt weiter aus: „In keiner Arbeit, die dem Autor im Original verfügbar war, wurden ferner eine ausgesprochene Kreativität, eine rege, differenzierte und ausgestaltete Phantasietätigkeit oder differenzierte und abgewogene Gefühlsäußerungen konstatiert".

Diese Feststellung scheint typisch zu sein für die gerade in neuerer Zeit sich festigende Annahme eines „verdeckten" Persönlichkeitsprofils dieser psychosomatischen Stichproben (vgl. auch das Alexithymiekonzept).

Ich möchte diesem Ansatz widersprechen und vielmehr dafür eintreten, daß das Medium Zeichnung in die Diagnostik speziell dieser Patientengruppen eingeführt wird. Denn Phantasie und Kreativität müssen sich nicht nur verbal äußern. Liegt der vermeintliche Mangel an Phantasie und Kreativität nicht vielleicht an den eingeschränkten Möglichkeiten der üblichen Diagnostik? Wenn wir auch eine „entemotionalisierte Sprache", genauer einen emotionalen Bezug zu Erlebnisinhalten und Körperlichkeit in der Schilderung dieser Patienten vermissen, so geben die Zeichnungen jedenfalls ein auffälliges Maß sowohl an Phantasie als auch an Kreativität wieder. Außerdem wurde anhand der eigenen Interpretationen der Zeichnungen zum gestörten Körperbereich eine tiefere Auseinandersetzung mit der Störung möglich, die in einem üblichen diagnostischen Interview so sicher nicht möglich gewesen wäre. Auch Patienten mit geringerer verbaler Ausdrucksmöglichkeit konnten sich über das Medium der Zeichnung gut und „emotional" ausdrücken.

Es fällt auf, daß die Gruppe der Patienten mit Störungen im Gastrointestinalbereich diese Region als nicht zum Körper gehörend erlebt; sie akzeptiert die Störung nicht. Die Gruppe der Herz-Kreislauf-Patienten hingegen faßt die Störung als zu sich bzw. ihrem Körper zugehörig auf.

Die Magen-Darm-Patienten erleben sich selbst als im Innersten empfindsam, verletzlich. Diese Erkenntnis ergibt sich aus den Interpretationen der Patienten zu ihren Zeichnungen, wobei die Schilderungen zum „verletzten, gestörten" Körperbereich („Mein Magen, mein Darm ist ...") analog zum Selbst aufgefaßt wird („Ich bin ...").

An dieser Stelle sollen noch einmal Fisher u. Cleveland (1958) zitiert werden, die die Wahrnehmung dieser Patientengruppe in bezug auf die Körpergrenzen mit den Worten „äußeren Einflüssen keinen Schutz bietend" wiedergeben. Bei der Gruppe der Patienten mit Störungen im gastrointestinalen Bereich wird die Inkongruenz zwischen äußerem Verhalten („Härte, Stärke") und innerem Erleben („verletzbar, empfindlich") sichtbar. Insofern können die Erkenntnisse von Fisher u. Cleveland als zutreffend bezeichnet werden.

Die Gruppe der Herz-Kreislauf-Patienten zeigt ihre Ängste und Schutzbedürftigkeit offen; während die Magen-Darm-Patienten einen „harten, unnachgiebigen" Umgang mit sich selbst zeigen, gehen diese Patienten eher schonend mit sich um; die Symptomatik wird akzeptiert. Die Wahrnehmung der Herz-Kreislauf-

Patienten ist bestimmt von einer ängstlich-beobachtenden Aufmerksamkeit gegenüber dem Störungsbereich. Der Aspekt von Hilflosigkeit und Ohnmacht tritt in den Vordergrund.

Meermann u. Fichter (1982) referieren 18 Untersuchungen zum Körperschema von Anorexia-nervosa-Patienten. Die Ergebnisse sind uneinheitlich, sie wurden mit unterschiedlichen Instrumenten erhoben. Da sie keine Spontanzeichnungen für den Befund zum Körperschema beinhalten, kann hier kein Vergleich gezogen werden.

Wie können nun die Zeichnungen zum Körperschema und zum Empfinden der Beschwerden im Rahmen einer psychotherapeutischen Behandlung sinnvoll genutzt werden?

Es gibt verschiedene Ansätze, von denen ich einige nennen will. Gerade bei diesen, oft „unemotional" wirkenden Patienten, ist die Zeichnung zum Empfinden der Beschwerden ein wirksames Mittel, um Kontakt zur Störung und zum gestörten Organbereich herzustellen. Form der Darstellung, Lokalisation der Beschwerden und Farbwahl bieten einen emotionalen Ansatz, um dem „Dilemma" näherzutreten. So wird auch das Nachvollziehen der Beschwerden durch den Therapeuten mittels zeichnerischer Darstellung leichter möglich, so daß er seinen Eindruck verbalisieren und auch auf diesem Weg eine Beziehung zum Patienten herstellen kann.

Die Störung wird für Patienten und Therapeuten erlebbarer. Fragen wie „Was trägt der gestörte Bereich für mich aus?", „Was macht mir Schwierigkeiten?", „Was kann ich nicht äußern?" sind auf dieser Basis eher möglich. Oft ist der verborgene Konflikt leicht aus der Darstellung zu ersehen (z.B. Zeichnungen zum gestörten Körperbereich III/19 und III/25), so daß sich der Patient der Auseinandersetzung und Bearbeitung stellen kann.

Bei medizinisch-anatomischen Darstellungen, wie sie häufiger unter den Zeichnungen der Herz-Kreislauf-Patienten zu finden sind, kann der „Fremdanteil" (ärztliche Diagnostik, medizinische, funktionelle Sicht der Störung) herausgestellt und der Patient zu einer eigenen Auseinandersetzung mit der Störung angeregt werden. Hierbei können weitere Zeichnungen hilfreich sein, um den jeweiligen Stand der Klärung sichtbar zu machen.

Die Zeichnungen zum Körperschema geben dem Patienten wie dem Therapeuten Hinweise zur gesamten Persönlichkeit, zur Sicht des Selbstbildes. Die Darstellungen können Fragen zum Gesamteindruck anregen, wie z.B. „Wie sehe ich mich selbst?", „Gibt es Behinderungen, Beeinträchtigungen, die anhand der Darstellung sichtbar werden?"

Das Medium Zeichnung kann auch zur Dokumentation von Veränderungen während der Therapie (als Prä-/Postmessungsinstrument) eingesetzt werden.

Insgesamt kann aus den vorliegenden Zeichnungen zum Körperschema gefolgert werden, daß die Einbeziehung des Körperlichen in die Therapie (z.B. durch körpertherapeutische Behandlungsmethoden) sinnvoll und hilfreich ist.

9.3 Ergebnisse zum Persönlichkeitsprofil

Bei den von mir untersuchten Patientengruppen (n = 96) ließ sich im Vergleich mit einer Kontrollgruppe (n = 48) kein etwa für Psychosomatikergruppen spezifisches Persönlichkeitsprofil nachweisen. Es zeigten sich eher Hinweise für spezifische, situationsabhängige Persönlichkeitsmerkmale bei *beiden* Patientengruppen.

Hellhammer (1983) spricht in seiner Untersuchung über 185 endoskopierte Patienten von „differenzierbaren Persönlichkeitsprofilen". Er meint, „hohe Werte" in den Skalen „Introversion" und „Ungeselligkeit" im FPI herausgefunden zu haben. Bei einer Überprüfung dieser Werte fällt auf, daß es sich hierbei lediglich um leicht unterdurchschnittliche Werte handelt, die alle im erweiterten Normbereich der Skalen liegen. Hellhammer schränkt außerdem selbst die Repräsentativität seiner Stichprobe ein. Die Werte sprechen eher gegen die Annahme eines „Persönlichkeitsprofils" als dafür.

Freyberger (1981) meint, daß über ein „Vorliegen gleichartiger Persönlichkeitsprofile bei Ulkuspatienten kein Zweifel bestehen kann". Er schränkt diese Feststellung jedoch wieder ein mit dem Satz: „Es ist aber nicht erlaubt, von einer spezifischen Ulkuspersönlichkeit zu sprechen, da die dazugehörigen seelischen Gestörtheiten bei solchen neurotischen Patientengruppen vorkommen können, die niemals an einem Ulkus erkranken."

Diese Erkenntnis wird auch von Götze (1977) bestätigt, wenn er feststellt, daß etwa 20% seiner Patienten mit Ulkussymptomatik kein Ulkus ausweisen.

Bei der kardiovaskulären Symptomatik soll auf die Diskussion zum Typ-A- und Typ-B-Verhalten nicht eingegangen werden (Rosenmann u. Friedman 1977), da andere diagnostische Methoden zur Untersuchung herangezogen wurden als in dieser Arbeit. Es soll hier nur festgehalten werden, daß es in der Fachliteratur Kritik zu diesem Ansatz gibt.

So stellten z. B. Dimsdale et al. (1979) bei 103 untersuchten männlichen Patienten kein Typ-A-Verhalten und keine Beziehung zur koronaren Erkrankung fest. Für meine Untersuchung könnte lediglich die aggressive Komponente, die ein typischer Faktor für das Typ-A-Verhalten sein soll, interessant sein (Glass 1977). Zu dieser Komponente haben sich im Persönlichkeitstest (FPI) keine Abweichungen außerhalb des Normbereichs ergeben.

Meine Ergebnisse decken sich eher mit denen von Schonecke u. Herrmann (1986), die eine allgemeine Ängstlichkeit, Schonhaltung und depressive Stimmungslage bei diesen Patienten feststellen.

Scheppokat et al. (1981) fanden bei 79% von 95 untersuchten Patienten mit kardiovaskulären Funktionsstörungen Ängste und Phobien. Auch meine Untersuchung gibt hier signifikante Werte für diese Stichprobe wieder.

Eine nachweisbare „neurotische Symptomatik" läßt sich weder bei der Gruppe der Magen-Darm-Patienten noch bei der Gruppe der Herz-Kreislauf-Patienten feststellen (s. auch Kipnowski u. Kipnowski 1982) zu den biografischen und testpsychologischen Ergebnissen bei Patienten mit chronisch rezidivierender Colitis ulcerosa). Wohl aber zeigt sich eine „situations- und objektbezogene Angstproblematik", wie sie von Uexküll (1986) beschrieben wurde.

Nach Schonecke u. Herrmann (1986) soll einer der prädisponierenden Faktoren in der Pathogenese des kardiovaskulären Syndroms ein bestimmter Typ der

Objektbeziehung in der frühen Kindheit sein, der als Modell für spätere Objektbeziehungen gelten soll. Dabei soll ein symbiotisches Verhältnis zur Mutter, die das Kind aufgrund eigener Unsicherheit und mehr oder minder erfolglosen Dominanzstrebens zu sehr an sich bindet, ein wesentliches Charakteristikum für diese Patienten darstellen.

Nach den Befunden dieser Untersuchung liegen sowohl für die Patienten mit gastrointestinaler als auch für Patienten mit kardiovaskulärer Symptomatik vergleichbare Erfahrungen im Hinblick auf eine mütterliche Dominanz in der Entwicklung vor, so daß sich kein Aspekt zur spezifischen Organwahl an diesem Punkt ergeben hat.

Frank u. Vaitl (1983) nehmen mit ihrer Untersuchung zum Alexithymiekonzept Stellung. Auch sie fanden keinen überzeugenden Hinweis zur „kategorialen" Abgrenzbarkeit von Psychosomatikern, Somatikern und Neurotikern auf der Basis von alexithymen Merkmalen im Hinblick auf Selbstexplorationsfähigkeit und kognitive Strukturiertheit.

Amelang u. Ahrens (1984) stellen fest:

> Begreift man Eigenschaften als situations- und zeitgeneralisierte Verhaltensdispositionen, so qualifizieren sie sich unter den entsprechenden methodischen Voraussetzungen durchaus als zuverlässige und valide Konstrukte zur Beschreibung der Unterschiedlichkeit des Modalverhaltens von Personen.

Dagegen spricht Gigerenzer (1981) von der „Wende von einer ‚trait'orientierten Theorie der Persönlichkeit zu einer ‚kognitiven' Theorie der Persönlichkeit". Diesem Ansatz möchte ich mich anschließen. Mir scheint die Aufgabe eines undifferenzierten Dispositionskonzepts der Persönlichkeit (globale Verhaltenstendenzen) zugunsten eines kognitiven Konzepts (Fähigkeiten zum Handeln aufgrund kognitiver Pläne bzw. Attribuierungen internal versus external), das zum angemessenen Umgang mit problematischen Situationen befähigt, sinnvoller zu sein.

Skatsche et al. (1982) unterstützen diese Auffassung mit ihrer Hypothese am Beispiel des Konstrukts „Assertivität", das

> weder durch eine ‚Trait'theorie noch durch eine situationistische Perspektive zu begreifen ist, sondern am ehesten wohl durch die Interaktion von spezifischen Verhaltensklassen mit spezifischen Situationsklassen zu erfassen sein dürfte. In der Interaktion zwischen Verhaltens- und Situationsklassen spielen vermutlich kognitive Konstrukte, wie die individuelle Eigenart der Selbstwahrnehmung, Verhaltenspläne, Situationsinterpretation und Risikoabschätzung der Konsequenzen selbstsicheren Verhaltens, eine entscheidende Rolle.

Costa u. McCrae (1980) nehmen wie folgt Stellung:

> Eigenschaften sind inhärent interaktiv ... Eigenschaften sind weder statisch noch ausschließlich reaktiv. Sie beinhalten dynamische, motivierende Tendenzen zur Auswahl von Situationen, die die Äußerung von bestimmten Verhaltensweisen erlauben.

10 Literatur

Adler A (1929) Menschenkenntnis. Hirzel, Leipzig

Adler A (1977) Studie über Minderwertigkeit von Organen. Fischer, Frankfurt (Fischer Taschenbuch, Nr. 6349)

Ahrens S (1983) Zur Affektverarbeitung von Ulcus-Patienten — ein Beitrag zur „Alexithymie"-Diskussion. In: Studt HH (Hrsg) Psychosomatik in Forschung und Praxis. Urban & Schwarzenberg, München,

Alexander F (1951) Psychosomatische Medizin. De Gruyter, Berlin

Amelang M, Ahrens HJ (1984) Brennpunkte der Persönlichkeitsforschung, Bd. 1. Hogrefe, Göttingen

Arlow JA, Brenner C (1976) Grundbegriffe der Psychoanalyse. Rowohlt, Reinbek

Arrindell WA (1980) Dimensional structure and psychopathology correltates of the fear survey schedule (FSS III) in a phobic population: A factorial definition of agoraphobia. Behav Res Ther 18: 229–242

Bach SR (1975) Spontaneous pictures of leukemic children as an expression of the total personality, mind and body. Acta Paedopsychiatr (Basel) 41: 86–104

Baldwin JT (1964) The head-body ratio in human figure drawings of schizophrenic and normal adults. Journal of Projective Techniques 28: 393–396

Bandura A (1976) Lernen am Modell. Klett, Stuttgart

Bartling G, Fiegenbaum W, Krause R (1980) Reizüberflutung. Kohlhammer, Stuttgart

Basler HD, Otte H, Schneller T, Schwoon D (1979) Verhaltenstherapie bei psychosomatischen Erkrankungen. Kohlhammer, Stuttgart

Bauer M (1979) Verhaltensmodifikation durch Modellernen. Kohlhammer, Stuttgart

Baumann U, Berbalk H, Seidenstücker G (Hrsg) (1978) Klinische Psychologie, Trends in Forschung und Praxis, Bd. 1. Huber, Bern,

Bay E (1983) Werkstattgespräche zum Thema Körperbild. Mater Psychoanal 9

Beck AT (1979) Wahrnehmung der Wirklichkeit und Neurose. Pfeiffer, München

Beck D (1967) Die auslösende Situation beim Reizmagen. Schweiz Med Wochenschr 97: 739–750

Benedetti G (1980) Beitrag zum Problem der Alexithymie. Nervenarzt 51: 534–541

Benninghaus H (Hrsg) (1976) Statistik für Soziologen. Teubner, Stuttgart

Berger D, Maack N, Nolte D (1979) Persönlichkeitsstrukturen bei verschiedenen Formen des Asthma Bronchiale. Med Klin 74: 15–20

Biermann-Ratjen EM, Exkert J, Schwartz HJ (1981) Gesprächspsychotherapie. Kohlhammer, Stuttgart

Birbaumer N (1974) Genese und Therapie von „Zwangsverhalten" in der Sicht der experimentellen Lernpsychologie. In: Hahn P, Stolze H (Hrsg) Zwangssyndrome und Zwangskrankheit. Lehmann, München

Birbaumer N (1977) Psychophysiologie der Angst. Urban & Schwarzenberg, München (Fortschritte der klinischen Psychologie, Bd 3)

Blum AL, Siewert JR (Hrsg) (1978) Ulcus-Therapie. Springer, Berlin Heidelberg New York

Bommert H, Dahlhoff HD (Hrsg) (1978) Das Selbsterleben (Experiencing) in der Psychotherapie. Urban & Schwarzenberg, München

Brähler E (1978) Der Gießener Beschwerdebogen (GBB). Habilitationsschrift, Universität Gießen

Bräutigam W, Christian P (1975) Psychosomatische Medizin. Thieme, Stuttgart

Brengelmann JC (1982) Streßdiagnostik. Bericht zur 4. Fortbildungstagung „Wissenschaftlich fundierte psychologische Behandlung" (8. Verhaltenstherapiewoche in Bad Lauterberg/Harz am 16. 4. 1982)

Broich J (1980) Rollenspiele mit Erwachsenen. Rowohlt, Reinbek
Bruchon-Schweitzer M (1979) Dimensionality of body perception and personality. Percept Mot Skills 48: 840–842
Bruker MO (1979) Schicksal aus der Küche. Schnitzer, St. Georgen
Brumback RA, Bertorini T, Liberman J (1978) Inside-of-the-body test drawings performed by patients with neuromuscular diseases: A. Preliminary report. Percept Mot Skills 47: 155–160
Butcher JN, Koss MP (1978) Research on brief and crisis-oriented therapies. In: Handbook of psychotherapy and behavior change. Wiley, New York
Carpentier J (1979) Aufwiegelung zur Gesundheit. Rotbuch, Berlin
Carter, JL (1973) Human figure drawing of mentally retarded, brain injured, and normal children. Art Psychother 1: 307–308
Casper R (1979) Disturbances in body image estimation as related to other characteristics and outcome in anorexia nervosa. Br J Psychiatry 134: 60–66
Cermak I (1983) Ich klage nicht. Begegnungen mit der Krankheit in Selbstzeugnissen schöpferischer Menschen. Diogenes , Zürich
Clauss G, Ebner H (1975) Grundlagen der Statistik. Deutsch, Frankfurt
Condrau G (1976) Angst und Schuld als Grundprobleme der Psychotherapie. Suhrkamp Frankfurt
Conolly J, Hallam RS, Marks JM (1976) Selective association of fainting with blood–injury–illness–fear. Behav Ther 7
Costa PT, McCrae RR (1980) Still stable after all these years: Personality as a key to some issues in adulthood and old age. In: Baltes PB, Brim OG (eds) Life-span development and behavior, vol 3. Academic/Jovanovich, New York
Cremerius J (1978) Zur Theorie und Praxis der psychosomatischen Medizin. Suhrkamp, Frankfurt
Cronin SM, Werblowsky JH (1979) Early signs of organicity in art work. Art Psychother 6: 103–108
Defrenne J, Mertens C (1979) Validation of a psychological questionnaire meant to differentiate patients with hypertension, tachycardia or angina pectoris from normal subjects: II. Trial for an emperical validation. Acta Psychiatr. Belg 79: 48–55
Demuth W (1981) Klinische Praxis der Verhaltenstherapie. Enke, Stuttgart
Dimsdale JE, Hackett TP, Catanzano DM, White PJ (1979) The relationship between diverse measures for type A personality and coronary angiographic findings. J Psychosom Res 23: 289–293
Dunbar HF (1954) Emotions and bodily changes. Columbia University Press, New York
Fahrenberg J, Hampel R, Selg G (1978) Freiburger Persönlichkeitsinventar (FPI). Hogrefe, Göttingen
Fisher S (1978) Body experience before and after surgery. Percept Mot Skills 46: 699–702
Fisher S, Cleveland SE (1958) Body image and personality. Van Nostrand, Princeton
Frank R, Vaitl D(1983) Alexithymie: Differential-diagnostische Analyse aus verhaltenstheoretischer Sicht. In: Studt HH (Hrsg) Psychosomatik in Forschung und Praxis. Urban & Schwarzenberg, München
Franke A (1981) Bericht über ein Projekt zur Diagnostik und Verhaltenstherapie bei psychosomatischen Störungen. Mitteilungen der dgvt 1
Frese M (1977) Psychische Störungen bei Arbeitern. Müller, Salzburg
Freund S (1971) Hysterie und Angst. Fischer, Frankfurt (Studienausgabe, Bd VI)
Freyberger H (1976) Das Unvermögen, Gefühle zu beschreiben. Ärztl Prax 39: 1660–1662
Freyberger H (1978) Psychosomatische Aspekte bei Magenstörungen. Therapiewoche 28: 38–40
Freyberger H (1981) Gibt es eine Ulcuspersönlichkeit? Therapiewoche 31: 3427–3430
Fromm E (1980) Die Kranken sind die Gesündesten. Die Zeit 13
Furrer W (1953) Die Farbe in der Persönlichkeitsdiagnostik. Test-Verlag, Basel
Fürstenau P, Mahler E, Morgenstern H, Müller-Braunschweig H, Richter HE (1964) Untersuchungen über Herzneurose. Psyche (Stuttg) 18: 177–190
Garfield SL (1982) Bewertung von Kurzpsychotherapien. In: Neue Konzepte der Klinischen Psychologie und Psychotherapie. GwG, Tübingen
Garfinkel PE (1978) Body awareness in anorexia nervosa: Disturbances in body image and satiety. Psychosom Med 40: 487–498

Geiger A (1978) The role of body image boundary in the symptomatology of juvenile obesity. Magy Pszichol Szemle 35: 33–44

Gigerenzer G (1980) Messung und Modellbildung in der Psychologie. Reinhardt, München

Ginzburg C (1980) Spurensicherung. In: Freibeuter 3, 4 und 5. Wagenbach, Berlin

Glass DC (1977) Behavior patterns, stress and coronary disease. Erlbaum, Hillsdale, New York

Goldfried MR, Goldfried AP (1977) Kognitive Methoden der Verhaltensänderung. In: Kanfer FH, Goldstein AP (Hrsg) Möglichkeiten der Verhaltensänderung. Urban & Schwarzenberg, München

Götz E (1981) Streßläsionen im Magen-Darm-Trakt. Thieme, Stuttgart (INA, Bd 23)

Götze KJ (1977) Ulkussymptomatik ohne Ulkus. Therapiewoche 27: 6426–6430

Grawe K (Hrsg) (1980) Verhaltenstherapie in Gruppen. Urban & Schwarzenberg, München (Fortschritte der klinischen Psychologie, Bd 22)

Gray DN, Pepitone A (1964) Effects of selfesteem on drawings of the human figure. J Consult Psychol 28: 452–455

Grossarth-Maticeck R (1979) Krankheit als Biographie. Kiepenheuer & Witsch, Köln

Haas J (1980) Therapeutische Anwendung meditativer Verfahren. Therapiewoche 25: 4381–4385

Hahn P, Herdieckerhoff E (Hrsg) (1983) Materialien zur Psychoanalyse und analytisch orientierten Psychotherapie (Sonderdruck), Bd IX/1. Vandenhoeck & Ruprecht, Göttingen Zürich

Hahn P, Michisch R (1977) Kardiologische Psychosomatik. Med Welt 28: 679–684

Haley J (1978) Gemeinsamer Nenner Interaktion. Pfeiffer, München

Hallam RS, Hafner RJ (1978) Fears of phobic patients: Factor analyses of self-report data. Behav Res Ther 16: 1–6

Hammers AJ (1984) Ein kognitiv-integrativer Ansatz der Psychotherapie. (Bericht zum 6. Symposium der GwG vom 30.3.–1.4.1984 in Leverkusen)

Hand I, Schröder G (1980) Die vago-vasale Ohnmacht bei der Blut-Verletzungs-Katastrophen(BVK)-Phobie und ihre verhaltenstherapeutische Behandlung. Therapiewoche 30: 923–932

Harris JE (1967) Elucidation of body imagery in chronic schizophrenia. Archives of General Psychiatry 16: 679–684

Hautzinger M, Schulz W (Hrsg) (1980) Klinische Psychologie, Bd 1, 2, 3. DGVT-Geschäftsstelle, Tübingen

Hays WL (1963) Statistics for psychologists. Holt Rinehart & Winston, New York

Head, Sensation and Cerebral Cortex, Brain 41 (1918) zit. nach Uexküll T von, Materialien 2, Psychoanalyse, Sonderdruck Band IX (1983)

Hehlmann W (1968) Wörterbuch der Psychologie. Kröner, Stuttgart

Hellhammer DH (im Druck) Psychodiagnostische Ergebnisse und subjektive Beschwerden bei 185 endoskopierten Patienten. (Vortrag auf dem Internistenkongreß in Wiesbaden 1983)

Henseler H (1974) Narzißtische Krisen. Rowohlt, Reinbek

Herkner W (1981) Einführung in die Sozialpsychologie. Huber, Bern

Howe J (Hrsg) (1982) Integratives Handeln in der Gesprächspsychotherapie. Beltz, Weinheim

Internationale Gesellschaft für Kardiologie, Ausschuß für Rehabilitation (1976) Psychologische Probleme bei der Rehabilitation von Herzkranken. (Tagungsbericht, Zürich)

Johannsen A, Vogt KH (1980) Entwicklung und Erprobung einer Serie von Übungseinheiten zur Verringerung der Beschwerdenhäufigkeit und -intensität bei Patienten mit funktionellen Bauchbeschwerden. (Unveröffentlichte Diplomarbeit, Hamburg)

Jores A (1973) Der Kranke mit psychovegetativen Störungen. Verlag für Medizinische Psychologie.

Kahn, MW, Johnes NF (1965) Human figure drawings as predictors of admission to a psychiatric hospital. J Project Tech 29: 319–332

Kajitsuka T (1979) A qualitative analysis of body image boundary responses in Rorschacht records of anthropophobics and borderline cases. Tohoku Psychol. Folia 38: 120–129

Kaminer I, Munitz H, Tyano S, Wijsenbeek H (1978) The heart image as a model to internal-organ-body image. Psychother Psychosom 30: 187–192

Kanfer FH, Goldstein AP (1977) Möglichkeiten der Verhaltensänderung. Urban & Schwarzenberg, München

Kant I (1852) Von der Macht des Gemüthes, durch den bloßen Vorsatz seiner krankhaften Gefühle Meister zu werden. Geibel, Leipzig

Kasper H (1982) Bedeutung der Ballaststoffe für die Behandlung gastroenterologischer Erkrankungen. Dtsch Ärztebl 79/12: 47–57

Keithly LJ, Samples SJ, Strupp HH (1980) Patient motivation as a predictor of process and outcome in psychotherapy. Psychoter Psychosom 33: 87–97

Kipnowski J, Kipnowski A (1982) Biografische und testpsychologische Ergebnisse bei Patienten mit chronischer, rezidivierender Colitis ulcerosa. Psychoter Psychosom Med. Psychol 32: 31–34

Kleinsorge H, Klumbies G (1959) Psychotherapie in Klinik und Praxis. Urban & Schwarzenberg, München

Köhle K (Hrsg) (1982) Zur Psychosomatik von Herz-Kreislauf-Erkrankungen. Springer, Berlin Heidelberg New York (Forum Galenus Mannheim 8)

Köhler T (1985) Psychosomatische Krankheiten. Kohlhammer Stuttgart

Kokonis ND (1972) Body image disturbance in schizophrenia: A study of arms and feet. Journal of Personality assessment 36: 573–575

Kraiker C (Hrsg) (1974) Handbuch der Verhaltenstherapie. Kindler, München

Kramer K (1980) Vegetative Physiologie, Bd 1 und 2. Urban & Schwarzenberg, München

Kurtsin JT (1976) Theoretical principles of psychosomatic medicine. Wiley, New York

Kurtz R, Prestera H (1979) Botschaften des Körpers. Kösel, München

Kutter P (1984) Psychoanalyse in der Bewährung. Fischer, Frankfurt am Main

Langemayr A (1980) Krankheit als psychosoziales Phänomen. Hogrefe, Göttingen

Lazarus A (1978) Multimodale Verhaltenstherapie. Fachbuchhandlung für Psychologie, Frankfurt

Leichner R (1979) Psychologische Diagnostik. Beltz, Weinheim

Leontjew, AN (1973) Probleme der Entwicklung des Psychischen. Athenäum, Frankfurt

Liebhart EH (1974) Attributionstherapie. Beeinflussung herzneurotischer Beschwerden durch Externalisierung kausaler Zuschreibungen. Klin Psychol 3: 71–94

Liebhart EH (1977) Therapie als kognitiver Prozeß. In: Pongratz LJ (Hrsg) Klinische Psychologie, Handbuch Bd 8. Hogrefe, Göttingen

Linden M, Hautzinger M (Hrsg) (1981) Psychotherapie-Manual. Springer, Berlin Heidelberg New York

Linden M, Manns M (1977) Psychopharmakologie für Psychologen. Müller, Salzburg

Lutz R (1978) Das verhaltensdiagnostische Interview. Kohlhammer, Stuttgart

Machover KA (1949) Personality projection in the drawing of the human figure. Thomas, Springfield

Mahoney M (1977) Kognitive Verhaltens-Therapie. Pfeiffer, München

Marcuse H (1976) Der eindimensionale Mensch. Luchterhand, Neuwied

Marks, JM (1970) Agoraphobic Syndrome (Phobic Anxiety State). Arch Gen Psychiatry 23

Marty P, de M'Uzan M (1963) Pensée opératoire. Rev Fr Psycholanal Suppl 27: 345–356

Marty P, de M'Uzan M (1978) Das operative Denken. Psyche 32/2: 974–984

Meermann R, Fichter MM (1982) Störungen des Körperschemas (Body Image) bei psychischen Krankheiten — Methodik und experimentelle Ergebnisse bei Anorexia nervosa. Psychother Med Psychol 32: 162–169

Meichenbaum D, Butler L (1980) Cognitive ethology. Assessing the streams of cognition and emotion. In: Blankstein K, Pliner P, Polivy J (eds) Advances in the study of communication and affect. Assessment and modification of emotional behavior, vol 6. Plenum, New York

Minuchin S, Rosman BL, Baker L (1981) Psychosomatische Krankheiten in der Familie. Klett-Cotta, Stuttgart

Mitscherlich A (1981) Krankheit als Konflikt. Suhrkamp, Frankfurt

Mohr F (1906/1907) Über Zeichnungen von Geisteskranken und ihre diagnostische Verwertbarkeit. J Psychol Neurol 8: 3, 4

Nathan S (1973) Body image in chronically obese children as reflected in figure drawings. J Pers Assess 37: 456–463

Nikelly AG (Hrsg) (1971) Neurose ist eine Fiktion. Kindler, München

Pawlik K (Hrsg) (1976) Diagnose der Diagnostik. Klett, Stuttgart

Petzold H (Hrsg) (1980) Die Rolle des Therapeuten und die therapeutische Beziehung. Jungfermann, Paderborn

Pflanz M (1982) Sozialer Wandel und Krankheit. Enke, Stuttgart

Pick A (1908) Über Störungen der Orientierung am eigenen Körper. In: Pick A (Hrsg) Arbeiten aus der deutschen psychiatrischen Universitätsklinik zu Prag. Karger, Berlin

Pieper-Räther M (1978) Entwicklung und Evaluation eines Therapieprogrammes zur Behandlung von Patienten mit psychosomatischen Störungen. Dissertation, Universität Hamburg

Pierloot RA, Houben ME (1978) Estimation of body dimensions in anorexia nervosa. Psychol Med. 8: 317–324

Pinkus L (1980) Depression: Ein defensiver Mechanismus? Dyn Psychiatr 13: 97–105

Plessner H (1976) Die Frage nach der Conditio Humana. Suhrkamp, Frankfurt

Plutchik R, Conte HR, Weiner MB, Teresi J (1978) Studies of body image: IV. Figure drawings in normal and abnormal geriatric and nongeriatric groups. J. Gerontol 33: 68–75

Popper KR, Eccles JC (1982) Das Ich und sein Gehirn. Piper, München

Poser EG (1978) Verhaltenstherapie in der klinischen Praxis. Urban & Schwarzenberg, München

Preuss HG (Hrsg) (1972) Analytische Gruppenpsychotherapie. Rowohlt, Reinbek

Prinzhorn H (1923) Bildnerei der Geisteskranken. Springer, Berlin

Psychologische Probleme bei der Rehabilitation von Herzkranken (1976) Tagungsbericht des Ausschusses für Rehabilitation der Internationalen Gesellschaft für Kardiologie, Zürich

Rad M von (1980) Psychoanalytische Konzepte psychosomatischer Symptombildungen. Nervenarzt 51: 512–518

Rahe RH, Holmes TH (1964) Social, psychologic and psychophysiologic aspects of inguinal hernia. J Psychosom Res 8: 487–491

Reiss M, Fiedler P, Krause R, Zimmer D (1976) Verhaltenstherapie in der Praxis. Kohlhammer, Stuttgart

Renner M (1953) Der Wartegg-Zeichentest. Reinhardt, München

Richter HE, Beckmann D (1973) Herzneurose. Thieme, Stuttgart

Rohrmeier F (1982) Langzeiterfolge psychosomatischer Therapien. Springer, Berlin Heidelberg New York

Rosenmann RH, Friedman M (1977) Modifying type A behavior pattern. J Psychosom Res 21: 323–331

Sahner H (1971) Schließende Statistik. Teubner, Stuttgart

Schachter SS, Singer JE (1962) Cognitive, social and physiological determinants of emotional state. Psychol Rev 69: 379–399

Scharfetter C (1979) Über Meditation. Psychother Med Psychol 29: 78–95

Scheppokat KD, Mahler E, Christl HL (1981) Über kardiovaskuläre Funktionsbefunde, Anamnese und Befunddaten von Patienten mit funktionell bedingten Beschwerden. Therapiewoche 31: 913–925

Schilder P (1923) Das Körperschema. Springer, Berlin

Schmidbauer W (1982) Im Körper zuhause. Fischer-Taschenbuch-Verlag, Frankfurt

Schmidt RF (1979) Bio-Maschine Mensch. Piper, München

Schonecke O, Hermann JM (1986) Das funktionelle kardiovaskuläre Syndrom. In: Uexküll T von (Hrsg) Lehrbuch der psychosomatischen Medizin. Urban & Schwarzenberg, München

Schwäbisch-Siems M (1978) Selbstentfaltung durch Meditation. Rowohlt, Reinbek

Schwarz D (1982) Funktionelle Herzbeschwerden. In: Köhle K (Hrsg) Zur Psychosomatik von Herz- und Kreislauf-Erkrankungen. Springer, Berlin Heidelberg New York (Forum Galenus Mannheim 8)

Sehringer W (1983) Zeichnen und Spielen als Instrumente der psychologischen Diagnostik. Schindele, Heidelberg

Seligman M (1979) Erlernte Hilflosigkeit. Urban & Schwarzenberg, München

Sifneos PE (1973) The prevalence of ‚alexithymic‘ characteristics in psychosomatic patients. Boston Group, topics of psychosomatic research. 9th Eur. Conf. Psychosom. Res., Vienna 1972. Psychother Psychosom 22: 255–262

Silberfarb PM, Phelps PJ, Hauri P, Solow C (1978) Effects of intestinal bypass surgery on body concept. J Consult Clin Psychol 46: 1415–1418

Simonton OC, Matthews-Simonton S, Creighton J (1982) Wieder gesund werden. Rowohlt, Reinbek

Skatsche R, Brandau J, Ruch W (1982) Die Entwicklung einer multidimensionalen Testbatterie zur diagnostischen Erfassung des Konstruktes „Selbstsicherheit (Assertivität)". Klin Psychol 11

Spitz R (1972) Eine genetische Feldtheorie der Ichbildung. Fischer, Frankfurt

Sporr KH, Schenk J (1980) Validitätsproblematik klinischer Skalen: Klinische Persönlichkeitsskalen als methodische Verkürzung sozialer Prozesse. Z Klin Psychol 9

Sroka K (1980) Zur Dialektik des Herzinfarktes. Syndikat, Frankfurt

Stern, RM, Higgins JD (1969) Perceived somatic reactions to stress: sex, age and familial occurence. J Psychosom Res 13: 77–82

Stevens J (1975) Kunst der Wahrnehmung. Kaiser, München

Stocksmeier U (1977) Methode und Möglichkeiten des „muskulären Tiefentrainings" (MTT). Therapiewoche 31: 5538–5542

Strober H, Goldenberg I, Green J, Saxon J (1979) Body image disturbance in anorexia nervosa during the acute and recuperative phase. Psychol Med 9: 695–701

Studt HH (Hrsg) (1983) Psychosomatik in Forschung und Praxis. Urban & Schwarzenberg, München

Swensen CH (1968) Empirical evaluations of human figure drawings. Psychol Bull 70: 20–44

Teegen F (1983) Ganzheitliche Gesundheit. Rowohlt, Reinbek

Triandis HC (1975) Einstellungen und Einstellungsveränderungen. Beltz, Weinheim

Tubert OJ (1978) The perception of ones own body: A psychoanalytic focus. Neurol Neurochir 19: 32–39

Tulku T (1978) Selbstheilung durch Entspannung. Scherz, München

Uexküll J von (1973) Theoretische Biologie. Suhrkamp, Frankfurt

Uexküll T von (1963) Grundfragen der psychosomatischen Medizin. Rowohlt, Reinbek

Uexküll T von (Hrsg) (^{3}1986) Lehrbuch der psychosomatischen Medizin. Urban & Schwarzenberg, München

Uexküll T von (1979) Signs, symbols and systems. (Sonderdruck eines Vortrags), Springer, New York

Uexküll T von (1983) Körperschemakonzepte und Definitionen. In: Hahn P, Herdieckerhoff E (Hrsg) Materialien zur Psychoanalyse und analytisch orientierten Psychotherapie (Sonderdruck), Bd IX/1. Vandenhoeck & Ruprecht, Göttingen, Zürich

Ullrich de Muynck R, Ullrich R (1976) Einübung von Selbstvertrauen und soziale Kompetenz, Teil I und II. Pfeiffer, München

Volkheimer, G (1981) Diagnostik funktioneller Abdominalbeschwerden. Leber Magen Darm 11: 94–96

Wadulla A (1979) Bewußt Atmen, besser leben. Irisiana, Haldenwang

Wartegg E (1939) Gestaltung und Charakter. Zeitschrift für angewandte Psychologie und Charakterkunde, Beiheft 84, Leipzig.

Wilke KH (1979) Katathymes Bilderleben bei Patienten mit colitis ulcerosa. Dissertation, Universität Lübeck

Wingate BA, Christie MJ (1978) Ego strength and body image in anorexia nervosa. J Psychosom Res 22: 201–204

Wirsching M, Stierlin H (1982) Krankheit und Familie. Klett-Cotta, Stuttgart

Wittmann L (1981) Verhaltenstherapie und Psychodynamik. Beltz, Weinheim

Zander W (1977) Psychosomatische Forschungsergebnisse beim Ulcus duodeni. Verlag für Med. Psychologie im Verlag Vandenhoeck u. Ruprecht, Göttingen

Zauner, J (1972) Psychosomatische Aspekte der Erkrankungen des Verdauungstraktes. Internist (Berlin) 13: 443–447

Zepf S (1976) Die Sozialisation des psychosomatisch Kranken. Campus, Frankfurt

Zerssen D. von (1976) Klinische Selbstbeurteilungsskalen aus dem Münchner Psychiatrischen Informationssystem. Depressivitätsskala, Parallelformen D-S. Beltz, Weinheim

Zerssen D von (1981) Körperliche und Allgemeinbeschwerden als Ausdruck seelischer Gestörtheit. Therapiewoche 31: 865–876

Sachverzeichnis